ANDREAS KÖNINGS | LISA KÖNINGS

NEUSTART FÜRS GEHIRN

Bibliografische Information der Deutschen Nationalbibliothek
Die Deutsche Nationalbibliothek verzeichnet diese Publikation in der Deutschen Nationalbibliografie. Detaillierte bibliografische Daten sind im Internet über https://dnb.de abrufbar.

Für Fragen und Anregungen
info@m-vg.de

Wichtige Hinweise
Dieses Buch ist für Lernzwecke gedacht. Es stellt keinen Ersatz für eine individuelle medizinische Beratung dar und sollte auch nicht als solcher benutzt werden. Wenn Sie medizinischen Rat einholen wollen, konsultieren Sie bitte einen qualifizierten Arzt. Der Verlag und die Autoren haften für keine nachteiligen Auswirkungen, die in einem direkten oder indirekten Zusammenhang mit den Informationen stehen, die in diesem Buch enthalten sind.
Ausschließlich zum Zweck der besseren Lesbarkeit wurde auf eine genderspezifische Schreibweise sowie eine Mehrfachbezeichnung verzichtet. Alle personenbezogenen Bezeichnungen sind somit geschlechtsneutral zu verstehen.

Originalausgabe
2. Auflage 2026

Türkenstraße 89
80799 München
Tel.: 089 651285-0

Redaktion: Susanne Schneider
Umschlaggestaltung: Maria Verdorfer, riva Verlag
Umschlagabbildung: Nils Schwarz, nilsschwarz.com
Models: Ursula Angres, Rainer Banitz von elbmodels – Agentur für Best Ager, Hamburg und München, www.elbmodels.de
Bildnachweis: alle Fotos im Innenteil von Nils Schwarz, nilsschwarz.com, außer:
AdobeStock: Aleksey: 144; Alex White: 55; amazing studio: 182; anatoliycherkas: 112; Anshuman Rath: 115; Bonsales: 140; Bulgakova Kristina: 126; designua: 193; HBS: 58; Ieremy: 14 li. o.; north100: 14 re. o.; Christos Georghiou: 14 re. u.; AlexBlogoodf: 14 li. u.; Jorm Sangsorm: 37; Kei A: 119; kulkann: 22; LIGHTFIELD STUDIOS: 10; shurkin_son: 166; VectorMine: 25, 30; vectorus: 32; WinWin: 169
Jürgen Hofmann: 217
Shutterstock: Blamb: 68; logika600: 186; NatthapongSachan: 28; PhawKStudio: 34

Layout und Satz: Daniel Förster, Belgern
Druck: Florjancic Tisk d.o.o., Slowenien
Printed in the EU

ISBN Print 978-3-7423-2770-3
ISBN E-Book (EPUB, Mobi) 978-3-7453-2550-8

Wir produzieren nachhaltig
www.m-vg.de

Weitere Informationen zum Verlag finden Sie unter
www.rivaverlag.de
Beachten Sie auch unsere weiteren Verlage unter www.m-vg.de

ANDREAS KÖNINGS | LISA KÖNINGS

NEUSTART FÜRS GEHIRN

Wie Sie mit neurozentrierten Übungen Alterserscheinungen entgegenwirken und körperlich und geistig fit bleiben

riva

Inhalt

Willkommen zu Ihrem persönlichen Neustart!

Dieses Buch ist für alle, die ihre geistige und körperliche Gesundheit bis ins hohe Alter bewahren wollen – so wie ich. Dazu möchte ich Ihnen zu Beginn eine persönliche Geschichte erzählen, die mich nachhaltig geprägt hat und die mich zu diesem Buch motiviert hat.

Einen Großteil meiner Kindheit lebte ich bei meinen Großeltern. Meine Oma, ein Kind der Kriegszeit, war eine außergewöhnliche Frau. Ihr Leben war geprägt von harter Arbeit und Hingabe zur Familie. Sie zog vier eigene Kinder groß sowie mich, ihre einzige Enkelin. Sie arbeitete unermüdlich in Haushalt und Garten und kümmerte sich liebevoll um uns alle. Für unser leibliches Wohl war immer bestens gesorgt, denn sie war auch eine phänomenale Köchin und Bäckerin. Wenn ich krank war, pflegte sie mich fürsorglich, sie fuhr mich hierhin und dorthin, egal, ob in den Turnverein oder zu Partys mit Freunden, sogar bei Liebeskummer hatte sie immer ein offenes Ohr für mich – und das alles, ohne sich jemals zu beklagen. Rückblickend möchte ich sogar behaupten, sie opferte sich für ihre Familie auf und stellte dabei ihre eigenen Interessen und Bedürfnisse hintan, wobei ich ehrlicherweise bis heute nicht genau weiß, ob und – wenn ja – welche Interessen sie eigentlich hatte. Das große braune Bücherregal blieb meinem Opa überlassen und auch die Tageszeitung oder Kreuzworträtsel fanden bei ihr wenig Anklang. Während mein Opa täglich mit dem Hund spazieren ging und alle Einkäufe erledigte, kümmerte sie sich lieber um den Haushalt.

Dieses Verhalten spiegelte sich auch in ihrem stetig steigenden Gewicht wider, das ihre Knie belastete, was wiederum zu immer weniger Bewegung führte. Eine wahre Abwärtsspirale wurde in Gang gesetzt und nahm an Fahrt auf, als zuerst die Kinder und schlussendlich auch ich aus dem Haus waren. Damit wurde nicht nur die Hausarbeit weniger, auch die soziale Abwechslung nahm ab. Die Auswirkungen von Bewegungsmangel, Übergewicht – vor allem nach den Geburten – und wenig geistiger Anregung wurden mit der Zeit immer deutlicher. Hinzu kamen zwei Armbrüche, die ihre Selbstständigkeit für eine gewisse Zeit noch einmal stark einschränkten, und auch der Tod meines Opas hinterließ Spuren. Die Medikamentendose wurde voller, ihr Gedächtnis dagegen leerer.

Heute, mit knapp 90 Jahren, verbringt sie die meiste Zeit im Bett oder auf der Couch. Selbst der Weg in den Garten ist mittlerweile zu weit und sich selbstständig zu bewegen, gleicht einem Drahtseilakt. Zu oft ist sie schon gestürzt. Telefonate sind schwierig. Sie ist sehr einsilbig, hört schlecht und ist nicht wirklich bei der Sache. Meist ist das Gespräch schon nach kurzer Zeit aus ihrer Erinnerung verschwunden. Natürlich sind 90 Jahre ein gesegnetes Alter und niemand erwartet hier noch Luftsprünge, doch es gibt genügend Seniorinnen und Senioren, die wesentlich vitaler sind, als es meine Oma jetzt ist. Sie heute so zu sehen, bricht mir das Herz. Dieses Bild hat sich tief in mein Gedächtnis eingebrannt. Dabei weiß ich eines genau: So möchte ich nicht alt werden. Meine größte Angst ist, körperlich und vor allem auch geistig nicht mehr fit zu sein und so zu enden wie meine Oma. Doch diese Angst hat auch ihre guten Seiten, denn sie treibt mich zugleich an, mit verschiedenen Strategien dafür zu sorgen, meinen Körper, mein Gehirn und meinen Geist aktiv zu halten.

Eine zentrale Strategie ist hierbei das neurozentrierte Training, das wir Ihnen mit »Neustart fürs Gehirn« näherbringen wollen. Es ist nie zu spät, etwas zu ändern. Sie haben es selbst in der Hand, wie Sie altern möchten. Aktiv und selbstbestimmt oder eingeschränkt und abhängig. Ich habe mich bereits entschieden und Sie, da Sie dieses Buch bereits in den Händen halten, wahrscheinlich auch.

Herzlichst
Ihre Lisa Könings

Was Sie in diesem Buch erwartet

Dieses Buch ist mehr als nur ein Ratgeber – es ist ein praktisches Werkzeug, das Ihnen helfen soll, Ihre geistige und körperliche Fitness zu verbessern und bis ins hohe Alter zu erhalten. Dazu nutzen wir den neurozentrierten Ansatz, der die Funktion Ihres Nervensystems in den Mittelpunkt stellt. Damit verbunden ist ein einzigartiges Prinzip: das Testprinzip. Jeder Mensch ist individuell und reagiert anders auf Reize. Es ist daher unerlässlich, die individuelle Reaktion des Körpers auf eine bestimmte Übung zu testen. Wie genau das vonstattengeht, erfahren Sie in Kapitel 3 ab Seite 41. Dieses Prinzip hilft Ihnen, gezielt die Übungen auszuwählen, die für Sie am effektivsten sind. Dabei ist jedoch wichtig zu betonen, dass dieses Buch keine individuelle Therapie ersetzen kann. Es bietet leicht verständliche und dabei hochwirksame Übungen, die Ihr Gehirn aktivieren und die Sie sofort in Ihren Alltag integrieren können.

Zu Beginn in Kapitel 1 ab Seite 11 werden wir uns anschauen, was in Ihrem Körper, vor allem aber auch in Ihrem Gehirn mit fortschreitendem Alter passiert. Hier beleuchten wir die Relevanz der Energieversorgung als essenzielle Säule für Körper und Geist. In Kapitel 2 ab Seite 23 tauchen wir in die Grundlagen des neurozentrierten Trainings ein. Hier erfahren Sie, warum diese Methode so effektiv ist und wie sie Ihnen helfen wird, Ihre geistige und körperliche Leistungsfähigkeit nicht nur zu erhalten, sondern auch zu steigern. Sie bekommen einen Überblick über die neuronalen Zusammenhänge, den Aufbau und die Funktionsweise des Gehirns und die Prinzipien, nach denen unser Oberstübchen arbeitet. Daran angeschlossen erfahren Sie in Kapitel 3 ab Seite 41, was es mit dem Testprinzip auf sich hat und wie Sie dieses im weiteren Verlauf des Buches anwenden können. In Kapitel 4 ab Seite 59 geht es schließlich mit den Übungen los. Dieses Kapitel steht ganz im Zeichen der Verbesserung von Mobilität und Kraft. Sie lernen, wie sensorische und motorische Informationen Ihr Bewegungsverhalten beeinflussen und wie Sie Ihre Bewegungssicherheit über einfache Mobilitätsübungen bis hin zu gezielten Krafttrainingsmethoden verbessern können, um Ihre Muskeln zu stärken und Ihre Beweglichkeit zu verbessern. Mit Kapitel 5 ab Seite 113 werden wir spezifischer und widmen uns speziellen Übungen zur Verbesserung Ihres Gleichgewichtssinns und zur Sturzprophylaxe. Hier erfahren Sie, wie wichtig ein gutes Gleichgewicht nicht nur für die Stabilität, sondern auch für Ihre allgemeine Gesundheit ist und wie Sie durch regelmäßiges Training Ihre Balance finden und Stürze vermeiden können. In Kapitel 6 ab Seite 141 fokussieren wir uns auf die Sehfähigkeit. Sie lernen Übungen kennen, die Ihre visuelle Wahrnehmung und Reaktionsfähigkeit stärken. Gutes Sehen ist entscheidend für viele alltägliche Aktivitäten, und dieses Kapitel zeigt Ihnen, wie Sie Ihre Augen trainieren und eine gute Sehschärfe beibehalten können. In Kapitel 7 ab Seite 167 lernen Sie Übungen kennen, die gezielt Ihr Gehör verbessern können – ein wichtiger Faktor für soziale Interaktion. In Kapitel 8 ab Seite 183 geben wir Ihnen schließlich Methoden an die Hand, um Ihre kognitiven Fähigkeiten zu fördern und Ihre Gedächtnisleistung zu steigern. Hier erwartet Sie neben Atemübungen, die Ihre Energieversorgung optimieren, eine Vielzahl von Koordinationsübungen sowie Strategien zur Gedächtnisverbesserung. So bleiben Sie geistig fit – eine wichtige Voraussetzung für ein selbstständiges Leben. Zu guter Letzt geben wir Ihnen im Nachwort noch einige Tipps mit auf den Weg, wie Sie die Übungen langfristig in Ihren Alltag integrieren, um dauerhaft von ihnen zu profitieren.

Wie Sie dieses Buch nutzen

Wir empfehlen Ihnen, das Buch tatsächlich von Anfang bis Ende chronologisch durchzuarbeiten, um sich das notwendige Hintergrundwissen anzueignen und damit bestmöglich von den Übungen zu profitieren. Dabei haben wir uns bemüht, Ihnen die äußerst komplexen Zusammenhänge im Nervensystem einfach und verständlich darzulegen. Sie müssen kein Neuroanatomieprofi werden, hier geht es vielmehr um die Umsetzung. Unser Körper besteht aus unterschiedlichen Systemen, etwa dem Lymphsystem, dem Hormonsystem oder dem Muskelsystem, die alle miteinander interagieren. Deshalb können viele Übungen auch auf vielfältige Weise helfen. Die Kapitel fokussieren zwar spezifische Themen, doch die positiven Effekte der Übungen können oft mehrere Bereiche gleichzeitig verbessern. Das mag Sie jetzt noch erstaunen, im Verlauf der Lektüre werden Sie diese Aussage jedoch verstehen.

Die praktischen Übungen und Tipps sind so gestaltet, dass sie leicht in Ihren Alltag integriert und schrittweise umgesetzt werden können. Nutzen Sie hierbei die Tabellen am Ende jedes Kapitels und testen Sie jede Übung, um herauszufinden, welche am besten für Sie funktioniert.

Denken Sie daran, dass jeder Mensch einzigartig ist und die Ergebnisse unterschiedlich ausfallen können. Daher ist es auch wichtig, dass Sie nach Ihren eigenen Bedürfnissen trainieren und darauf achten, was und wie viel Ihnen guttut. Eines steht jedoch außer Frage: Nur ein regelmäßiges Training bringt Erfolge mit sich. Kontinuität ist der Schlüssel, Ihr Nervensystem und damit auch Ihren Körper so zu verändern, dass Sie nachhaltig von den positiven Effekten profitieren – für ein vitales und erfülltes Leben bis ins hohe Alter.

Wir wünschen Ihnen viel Freude auf diesem Weg und gutes Gelingen bei Ihrem persönlichen Training!

Lisa und Andreas Könings

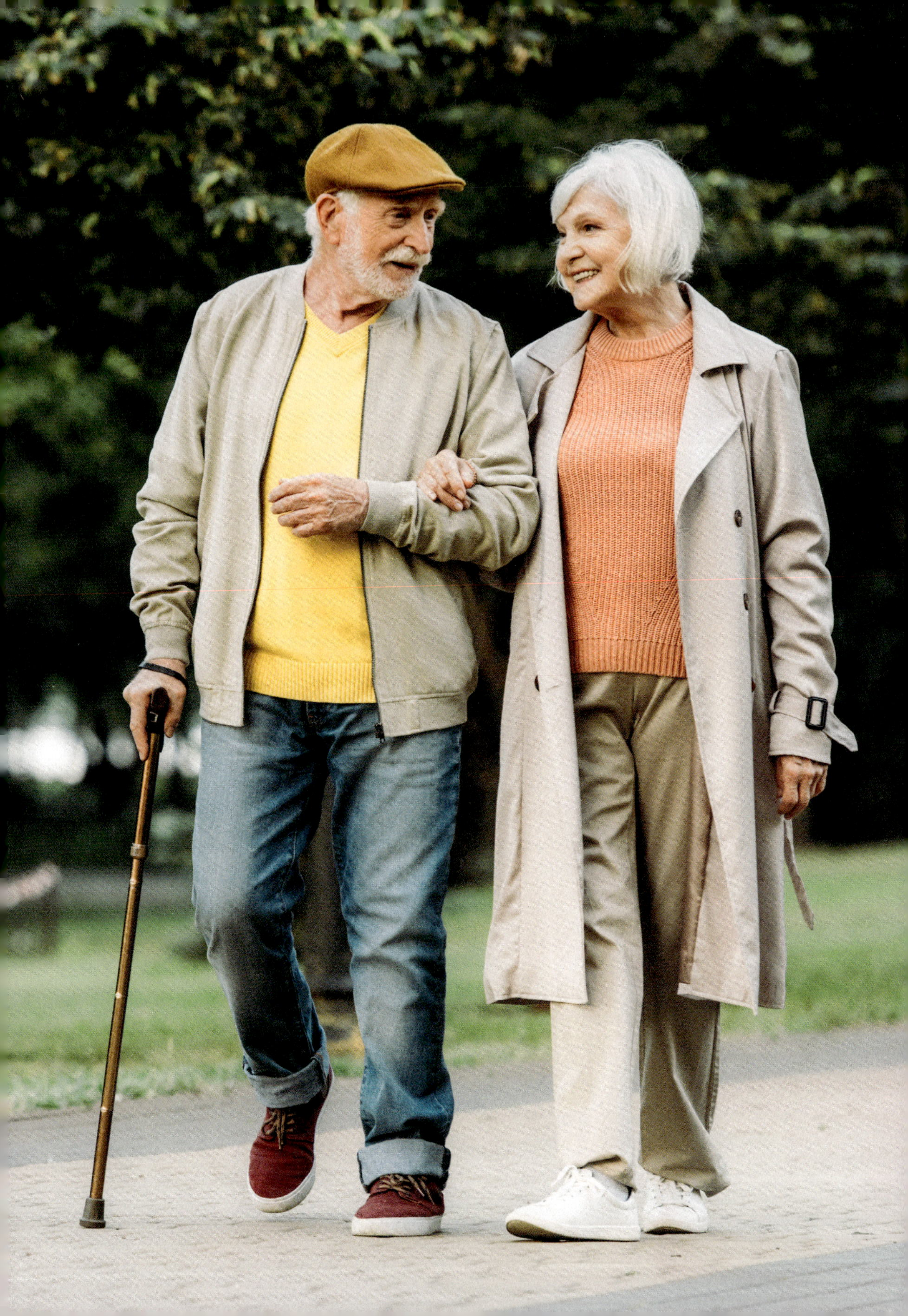

Kapitel 1

Altern – ein beeinflussbarer Prozess?

Die Herausforderungen unseres modernen Lebens

Die Lebenserwartung steigt und wir werden immer älter. Im Jahr 2020 lag laut Statistischem Bundesamt die durchschnittliche Lebenserwartung für Männer bei etwas mehr als 78 Jahren, Frauen werden stolze 83 Jahre alt – Tendenz weiter steigend. Der medizinische Fortschritt und damit auch eine bessere gesundheitliche Versorgung hängen mit einer höheren Lebenserwartung zusammen. Es gibt aber auch noch andere Faktoren, die das Alter beeinflussen, etwa das Wissen um die Bedeutung von Sauberkeit und Infektionsschutz und damit einhergehend eine verbesserte Hygiene, trotz aller Umweltverschmutzung eine sauberere Luft als zur Zeit der Industrialisierung und vorteilhaftere Wohnverhältnisse. Außerdem spielt nachgewiesenermaßen ein funktionierendes soziales Umfeld eine Rolle dabei, wie alt Menschen werden. All diese Faktoren tragen dazu bei, dass nie zuvor so viele Menschen so lange leben konnten. Klingt erst einmal gut, oder? Wer möchte nicht 90 Jahre alt werden oder gar die 100er-Marke knacken?

Die Frage ist nur: in welchem Zustand? Fidel und geistig fit im Eigenheim leben oder sein Dasein pflegebedürftig in einer Senioreneinrichtung fristen? Wir tippen darauf, dass Sie sich das erste Szenario wünschen. Doch das zu erreichen, ist angesichts unseres modernen westeuropäischen Lebensstils gar nicht so einfach. Er ist Segen und Fluch zugleich, denn wie wir leben, fördert zugleich eine ganze Reihe an gesundheitlichen Problemen, die die aus den zuvor genannten Gründen gewonnenen Jahre überschatten können. Die phänomenalen Erfindungen wie Kühlschrank, Fernseher und Smartphone und die wachsende Digitalisierung haben ihren Preis: Bewegungsmangel aufgrund sitzender Tätigkeiten, ungesunde Ernährung, die immer und überall verfügbar ist, soziale Isolation durch digitalen Konsum und Stress. Wir könnten die Liste beliebig weiterführen. Wussten Sie, dass sich mindestens 50 Prozent der über 65-Jährigen zu wenig bewegen und geistig nicht genügend aktiv sind? Zu welchen 50 Prozent zählen Sie sich?

Diese Aspekte tragen dazu bei, dass viele Menschen zwar ein hohes Alter erreichen, doch mit einer Vielzahl an körperlichen und geistigen Beschwerden zu kämpfen haben. So wird das Altern schnell zu einer Herausforderung und allein der Gedanke daran, älter zu werden, kann Unbehagen bereiten.

Dieses Buch ebnet Ihnen den Weg, den unvermeidlichen Prozessen des Alterns nicht nur mit Akzeptanz, sondern auch mit proaktiver Vorsorge zu begegnen und es zu genießen. Auch wenn Sie erst mit über 60 Jahren starten: Es ist nie zu spät, von den Vorteilen geistiger und körperlicher Aktivität zu profitieren. Ziel ist es, Ihre Lebensqualität zu erhalten oder auch zurückzugewinnen – für ein Altern voller Vitalität und Lebensfreude. Genau dabei kann Ihnen ein Neustart fürs Gehirn helfen.

Einschränkungen, die das Alter mit sich bringt

Halten Sie einmal kurz inne und überlegen Sie, welche gesundheitlichen Grenzen bei Ihnen aktuell immer deutlicher zutage treten. Sind es körperliche Beschwerden wie eine eingeschränkte Beweglichkeit oder gar das eine oder andere Zipperlein, das sich bemerkbar macht? Hat Ihre Konzentrationsfähigkeit abgenommen oder sind Sie schnell von äußeren Reizen abgelenkt, sodass Ihnen zum Beispiel das Lesen nicht mehr so leichtfällt wie früher? Von den Augen mal ganz abgesehen. Vielleicht ist es aber auch so, dass Sie weniger soziale Kontakte oder weniger Hobbys als früher haben. Das höhere Alter hinterlässt seine Spuren nicht nur im Körper, sondern auch im Gehirn, die beide eng miteinander zusammenhängen.

Eine nachlassende Beweglichkeit und eine verminderte Bewegungsaktivität, wie es im Alter aus unterschiedlichen Gründen häufig der Fall ist, kann zu einer verminderten Gehirnleistung führen, die wiederum zu einer weiteren Bewegungsreduktion führt – der Alterskreislauf ist in vollem Gange.

So kann ein Mangel an Bewegung zu einer verminderten Aktivierung von Gehirnarealen, die für die Bewegungskoordination zuständig sind, führen. Das Gehirn interpretiert diese Untätigkeit als Zeichen, dass diese Regionen weniger wichtig sind. Diese rückläufige Nutzung kann so zu einem weiteren Rückgang der Gehirnfunktion führen, was zu einer sich selbst verstärkenden Abwärtsspirale in Form von sensorischen und motorischen Defiziten oder gar Schmerzen führen kann. Dieser Kreislauf ist jedoch vermeidbar und es ist wichtig, dass Sie mit einer positiven Sicht auf das Alter blicken. Sie selbst können etwas tun und sind dem Verfall nicht ausgeliefert – allein dieses Wissen hat einen großen Einfluss auf Ihre Gesundheit. Lassen Sie uns nun noch einmal einige Faktoren beleuchten, was mit Ihrem Körper und Ihrem Gehirn mit den Jahren passiert.

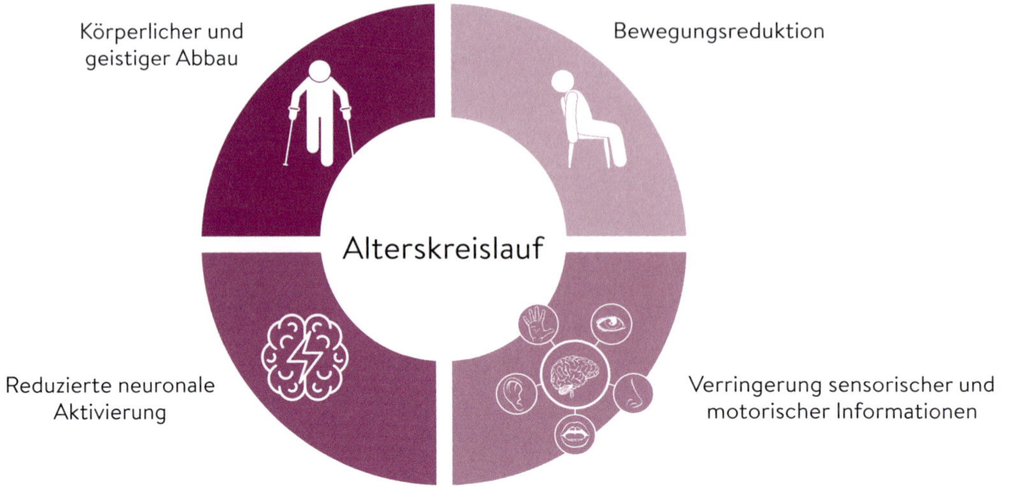

Im Alter kommt es häufig zu einem Teufelskreis aus körperlichem und geistigem Abbau, der Verhaltensmuster mit weniger Bewegung nach sich zieht, welche wiederum dafür sorgen, dass sich der Abbau verstärkt und weiter fortsetzt.

Was mit dem Körper im Alter passiert

Wenn Sie in den Spiegel blicken, bemerken Sie die Zeichen der Zeit wahrscheinlich nicht nur an den Falten Ihrer Haut, sondern spüren die Veränderungen auch auf viele andere Weisen. Vielleicht haben Sie selbst schon bemerkt, dass Aktivitäten, die Ihnen früher mühelos von der Hand gingen, nun mehr Anstrengung erfordern. Es kann sich hier um alltägliche Tätigkeiten handeln wie zum Beispiel einen Koffer tragen oder eine Treppe hochsteigen. Zu den Abbauprozessen, die hinter der vermehrten Anstrengung stehen, gehören folgende Faktoren:

- **Arthrose und andere degenerative Prozesse** schränken die Agilität und Mobilität der Gelenke mehr oder weniger schmerzhaft deutlich ein.
- **Die Muskulatur nimmt altersbedingt ab** und verliert an Volumen und Kraft. Dieser physiologische Abbau beginnt übrigens schon ab etwa dem 30. Lebensjahr mit circa einem Prozent pro Jahr. Dieses Phänomen zeigt sich nicht nur auf der Waage, wenn das Gewicht, ohne die Essgewohnheiten zu verändern, nach oben oder nach unten stark abweichende Zahlen anzeigt, oder beim Tragen von Einkaufstaschen, das auf einmal schwerer fällt, sondern kann das Selbstvertrauen enorm beeinflussen, weil sich damit die Figur ver-

ändert. Doch die Abnahme der Muskulatur ist nicht nur ein kosmetisches Problem. Sie wirkt sich unmittelbar auf die Selbstständigkeit aus, denn jeder Muskel, der schwächer wird, bedeutet eine Herausforderung mehr bei der Bewältigung des Alltags. Dies hat wiederum zusätzlich negative Folgen für die Knochendichte, also die Stabilität des Skeletts. Um dem Muskelabbau entgegenzuwirken, empfehlen wir Ihnen die speziellen Kräftigungsübungen aus Kapitel 4 (ab Seite 91).

- **Die Reduktion koordinativer Fähigkeiten** ist eng mit der muskulären Degeneration verknüpft, denn beides hängt sehr stark von der neuronalen Ansteuerung und somit von der »Benutzung« ab. Vielleicht stehen Sie vor der Herausforderung, dass die Präzision Ihrer Bewegungen nicht mehr dem Standard entspricht, den Ihr Kopf gewohnt ist. Dies kann sich beim Zubinden von Schuhen zeigen, beim Tippen auf der Tastatur oder bei vielen anderen feinmotorischen Aktivitäten, die früher wie von selbst funktionierten.
- **Sehbeeinträchtigungen** treffen uns ebenso unerwartet wie unwillkommen. Die Linse des Auges wird weniger flexibel und die Wörter in Büchern und auf Bildschirmen verschwimmen. Vielleicht haben Sie bereits die Erfahrung gemacht, dass die Brille, einst ein modisches Accessoire, nun Ihr ständiger Begleiter ist. Dabei spielt die Sehfähigkeit nicht nur beim Scharfsehen eine Rolle, sondern es geht auch um die Interpretation dessen, was gesehen wird, und was einem entgeht, wenn man nicht mehr so gut sehen kann. So kann beispielsweise die Sicherheit beim Treppensteigen abnehmen, genauso wie die Fähigkeit, die Mimik unserer Mitmenschen zu entschlüsseln.
- **Gleichgewichtsprobleme** sind ebenfalls ein Thema, das eng mit einer verminderten Sehfähigkeit einhergehen kann. Sie wirken sich nicht minder behindernd aus. Beim Gleichgewicht handelt es sich um eine Sinnesfunktion, die mit der Zeit an Sensibilität verlieren und somit an Genauigkeit einbüßen kann. Die Balance zu halten und nicht zu stürzen, ist ein komplexes Zusammenspiel sensorischer und motorischer Funktionen. Es ist, als ob der Boden unter den Füßen nicht mehr der vertraute Verbündete ist, sondern zu einem unberechenbaren Element wird. Wir besprechen die Zusammenhänge und wie Ihr Gleichgewicht funktioniert in Kapitel 5 (ab Seite 113) noch ausführlich.
- **Hörschwäche** ist neben schlechterem Sehen und dem nachlassenden Gleichgewichtssinn ein weiterer Aspekt im Zuge der Abnahme der Sinnesfunktionen. Mit zunehmendem Alter kommt es zu einem Verschleiß der Sinneszellen im Innenohr, den sogenannten Haarzellen. Aber auch der Hörnerv und das

Hörzentrum werden durch den Alterungsprozess beeinträchtigt. Gespräche in belebten Räumen werden zu einer Herausforderung und das Zwitschern der Vögel am Morgen wird nicht mehr gehört.

- **Geruch und Geschmack** sind weitere Sinne, die an Schärfe und Genauigkeit verlieren. Die physiologische Regenerationsfähigkeit der olfaktorischen (riechen) und auch gustatorischen (schmecken) Neurone lässt nach. Hierdurch kann der Transport von Duft- und Geschmacksstoffen zum Gehirn beeinträchtigt werden. Die Gewürze in der Küche müssen großzügiger eingesetzt werden, damit es noch schmeckt. Geruchs- und Geschmacksverlust sorgen außerdem dafür, dass der Appetit nachlässt. Die Einschränkung dieser beiden Sinne bedeutet aber nicht nur einen Verlust an Lebensfreude, sondern kann auch gefährlich sein, wenn Warnsignale wie Rauch oder verdorbene Lebensmittel nicht mehr erkannt werden. Geruchsverlust kann auch ein frühes Warnsignal für neurodegenerative Prozesse sein, wie Sie am Ende des Buches in Kapitel 8 (ab Seite 183) noch erfahren werden und was uns direkt dazu überleitet, das Gehirn genauer zu erkunden.

Wenn die grauen Zellen altern

Jenseits der 50 macht sich fast jeder früher oder später darüber Gedanken, was passiert, wenn einen das Gedächtnis im Stich lässt. Vielleicht haben Sie bemerkt, dass Ihr Gedächtnis nicht mehr das ist, was es einmal war. Die Namen neuer Bekannter bleiben nicht so leicht hängen, und manchmal stehen Sie im Supermarkt und fragen sich, was noch einmal auf der Einkaufsliste stand, die Sie zu Hause vergessen haben. Oder Sie bemerken, dass Sie der technologischen Entwicklung nicht mehr so schnell hinterherkommen. Plötzlich gibt es keine Überweisungen mehr am Schalter, sondern nur noch Onlinebanking. Wie war meine PIN noch mal? Der Wandel vollzieht sich immer schneller und unser Gehirn muss Schritt halten. Die genannten Beispiele stören zwar unsere Alltagsroutine, sie sind jedoch noch verkraftbar. Aber was passiert, wenn Sie einmal vergessen, den Herd abzuschalten? Dann kann es schnell brenzlig werden.

Was geschieht also mit unserem Gehirn, wenn wir älter werden? Das Gehirn wächst etwa bis zum 21. Lebensjahr. Von da ab bis etwa zum Alter von 60 Jahren bleibt das Volumen nahezu konstant, wobei sich das Volumen von Mensch zu Mensch unterscheidet. Jenseits der 60 kommt es zu einem langsamen Abbau von Volumen und Gewicht der Gehirnmasse, der zwischen dem 70. und 80. Lebensjahr deutlich zunimmt. Bereiche wie der Frontallappen und der Hippocampus, die wir beide später noch genauer besprechen, sind von dem Schwund stärker betroffen als andere Gehirnregionen. Sowohl die Masse der grauen Substanz (Zellkörper) als auch der weißen Substanz (Nervenfortsatz) nimmt in diesem Jahrzehnt messbar ab. Die Nervenfortsätze werden von einer Substanz namens Myelin ummantelt. Das ist eine lipidreiche Umhüllung und eine Art Isoliermaterial für den Nervenzellfortsatz, und diese Substanz ist maßgeblich für die Geschwindigkeit und Übertragung von Nervenreizen verantwortlich. Die Abnahme von Myelin ist unter anderem eine mögliche Ursache für die nachlassende Denkgeschwindigkeit im Alter. Der hintere Teil des Gehirns, der unter anderem für autonome Funktionen zuständig ist, schrumpft dagegen weniger.

Es kommt aber nicht, wie früher angenommen wurde, zu einem Massensterben von grauen Zellen. Die Fähigkeit, neue Nervenzellen zu bilden, die sogenannte Neurogenese, bleibt sogar bis ins hohe Alter bestehen. Sie sorgt dafür, dass Sie lebenslang lernen können. Vielmehr sterben kleine Neuronenfortsätze ab und es gibt weniger Verbindungen unter den Nervenzellen. Stellen Sie sich vor, Ihr Gehirn wäre eine Stadt, die ständig renoviert und umgebaut wird. Im Laufe der Zeit verlangsamen sich die Bauarbeiten, einige Stadtteile verfallen, und die Infrastruktur altert. Genau das passiert in Ihrem Gehirn: Der Neuaufbau von Nervenzellen wird langsamer und Verbindungen nehmen ab, was zu Einschränkungen der kognitiven Fähigkeiten führt.

Mit 70 können wir nicht mehr so schnell laufen wie mit 30 und auch nicht mehr so schnell denken – die Denkgeschwindigkeit nimmt ab. Es zeigt sich jedoch, dass Ältere mit einer schnelleren Denkgeschwindigkeit dazu in der Lage sind, länger selbstständig zu Hause zu leben. Training kann die Informationsverarbeitung im Gehirn beschleunigen. Na, wenn das kein Ansporn ist!

Auch neue Informationen zu verarbeiten oder die Fähigkeit, unwichtige Informationen auszusortieren, nimmt mit dem Alter ab. Im Café ein Buch lesen, während sich die Personen am Nachbartisch laut unterhalten, und sich dabei auf das Gelesene zu konzentrieren, wird schwieriger. Dies steht mit der nachlassenden Funktion des präfrontalen Kortex in Zusammenhang – er ermöglicht es uns, unwichtige Informationen herauszufiltern. Suchen Sie sich daher lieber einen ruhigen Ort, um sich gut auf den Inhalt eines Buches konzentrieren zu können.

Zu guter Letzt lässt auch die exekutive Funktion des Gehirns nach. Hierunter fallen Grundfähigkeiten, die Sie brauchen, um eine Aufgabe zu erledigen:

organisieren, planen, Handlungen ausführen, Impulse unterdrücken, Emotionen regulieren, sich an Situationen anpassen, mehrere Dinge gleichzeitig im Blick behalten, was Sie unter anderem beim Autofahren oder Kochen benötigen.

Ihre Lebensweise hat bei alldem einen wesentlichen Einfluss auf diese Prozesse. Den altersbedingten kognitiven Einschränkungen lässt sich mit einer gesunden Lebensgestaltung entgegenwirken und viele lassen sich sogar kompensieren. Alles, was Ihr Gehirn dafür braucht, ist Anregung, Aktivierung und ausreichend Energie. Mit dem letzten Punkt wollen wir nun weitermachen.

Energie entscheidet - für den richtigen Treibstoff sorgen

Stellen Sie sich vor, Sie haben nachts vergessen, den Akku Ihres Mobiltelefons aufzuladen. Am nächsten Morgen leuchtet es rot und geht in den Stand-by-Modus. Bald danach geht das Mobiltelefon aus. Ähnlich verhält es sich mit Ihrem Körper und Ihrem Gehirn, wenn die Energieversorgung nicht stimmt und Sie nicht regelmäßig nachtanken.

Das menschliche Gehirn ist im Vergleich zu anderen Organen ein richtiger Energiefresser: Es macht nur etwa zwei Prozent der Körpermasse aus, nutzt dafür aber fast 20 Prozent des gesamten Energieverbrauchs. Damit das Gehirn ausreichend mit Energie versorgt ist, benötigt es kontinuierlichen Nachschub von zwei Dingen: einem Substrat (Glukose oder Ketone) und Sauerstoff. Beides überwindet die Blut-Hirn-Schranke und gelangt aus dem Blutkreislauf ins Gehirn. Ein Stopp der Durchblutung und damit ein Stopp der Sauerstoffversorgung führen innerhalb von Sekunden zur Bewusstlosigkeit. Das Gehirn hat keine eigenen Sauerstoffreserven und nur wenige Reserven für Glukose und ist dementsprechend sehr anfällig für Schwankungen in der Energieversorgung. Damit ist eine gute Blutzirkulation eine wesentliche Voraussetzung für die Energieversorgung unserer grauen Zellen.

Eine verbesserte Durchblutung kann durch verschiedene Maßnahmen gefördert werden, darunter auch durch das neuronale Aufwärmen, das Sie auf Seite 64 kennenlernen werden. Diese Übung fördert die Durchblutung und verbessert somit den Transport von Sauerstoff und Nährstoffen. Neben der Versorgung mit Nährstoffen gibt es jedoch noch einen weiteren Knackpunkt:

die Energieherstellung an sich, denn mit den Jahren wird auch die Funktionstüchtigkeit unserer Zellen beeinträchtigt. Mit der Funktionstüchtigkeit sind hier die Mitochondrien gemeint, die Kraftwerke unserer Zellen. In ihnen wird die Energie produziert.

Kommt es zu Energieengpässen, sorgt das Gehirn zuallererst für die Aufrechterhaltung von lebenserhaltenden Funktionen wie Atmung, Puls und Gleichgewichtssinn. An nicht überlebensnotwendigen Vorgängen wird dagegen gespart. Sie fragen sich, was die Folgen sind? Sie erleben eine Verschlechterung Ihrer Gedächtnisleistung, spüren Konzentrationsprobleme oder eine allgemeine Verlangsamung der geistigen Funktionen, denn Denken ist nicht primär überlebensnotwendig. Energieknappheit beeinträchtigt aber nicht nur das Gehirn, sondern den gesamten Körper. Muskelschwäche, verminderte Koordination und Gleichgewichtsprobleme sind oft die Folge schlechter Energieversorgung und -umsetzung. Im täglichen Leben führt dies zu einer erhöhten Sturzgefahr, Schwierigkeiten bei alltäglichen Aufgaben wie Treppensteigen oder Radfahren und damit einer reduzierten Lebensqualität. Ebenso wirkt sich eine mangelnde Energieversorgung negativ auf den Schlaf aus. Schlechter Schlaf führt zu Erschöpfung und vermindert die Fähigkeit, tagsüber aktiv und aufmerksam zu sein. Dieser Teufelskreis aus schlechter Energieversorgung und schlechtem Schlaf kann schnell zu einem ernsthaften Problem für Ihre Gesundheit werden.

Lassen Sie uns darum die beiden wichtigsten Bestandteile einer optimalen Energieversorgung genauer beleuchten und darauf aufmerksam machen, wie entscheidend eine adäquate Energiezufuhr ist, um auch im Alter aktiv und leistungsfähig zu bleiben.

Futter fürs Gehirn

Wie bereits erwähnt, benötigen die grauen Zellen ein Substrat, um daraus Energie herzustellen. Dies ist im Regelfall Zucker, genauer gesagt Glukose. Neuronen sind auf eine gewisse Menge an Zucker angewiesen. Wäre das Gehirn von der Glukoseversorgung abgeschnitten, würde es seine Funktionen nur wenige Minuten aufrechterhalten können. Immerhin sprechen wir hier schon von ein paar Minuten – bei einer Unterbrechung der Sauerstoffversorgung handelt es sich um Sekunden, bis es zu Bewusstlosigkeit kommt –, aber auch die Glukosespeicher des Gehirns sind äußerst begrenzt. Ein häufiges Problem, das im Laufe des Alterns und durch unseren modernen Lebensstil auftritt, sind jedoch Probleme mit der Zuckerverwertung. Die westliche Ernährung ist zu reich an Kohlenhydraten und an Zucker bei zu wenig Bewegung. Kohlenhydrate sind eine Art Luxusgut, die man sich durch Bewegung verdient. Im Übermaß genossen, kann es zu Stoffwechselentgleisungen wie Diabetes oder Insulinresistenz kommen, die sich negativ auf das Gehirn auswirken und Demenzerkrankungen fördern. Ist der Blutzucker hoch oder fährt häufig Achterbahn, muss das Hormon Insulin ran, um die Glukose aus dem Blut zu räumen. So essenziell Glukose für unser Gehirn ist, so schädlich ist sie jedoch im Übermaß für die Nervenzellen. Ein stabiler Blutzucker und häufig eine geringere Kalorienaufnahme bedeuten weniger Insulin und ein geringerer und konstanterer Insulinspiegel korreliert mit einem längeren Leben. Wer also weniger isst und sich gesund beziehungsweise blutzuckerstabil ernährt, lebt länger und gehirngesünder.

Aber bitte nicht falsch verstehen: Es geht hier um ein Übermaß, denn eine weitere Herausforderung im Alter ist der oft abnehmende Geruchs- und Geschmackssinn, der zu einer unzureichenden Nahrungsaufnahme und damit zu Mangelernährung führen kann. Dies ist ein ernsthaftes Problem, da eine ausgewogene Zufuhr an Nährstoffen natürlich entscheidend für die Aufrechterhaltung der kognitiven Funktionen und allgemeinen Gesundheit ist.

Eine interessante und durchaus wertvolle Alternative zu Glukose sind Ketonkörper. Ketone können den Nervenzellen als alternative Energiequelle dienen und haben den Vorteil, dass sie auch bei eingeschränkter Glukoseverwertung durch das Gehirn, wie sie bei Alzheimer und anderen neurodegenerativen Erkrankungen zu beobachten ist, effektiv genutzt werden können. Wir sprechen dies in Kapitel 8 (ab Seite 187) noch einmal genauer an.

Ohne Atmung kein Leben

Haben Sie schon einmal versucht, länger die Luft anzuhalten? Sicherlich haben Sie schnell gespürt, wie Ihnen im wahrsten Sinne des Wortes die Luft ausgeht. Das Gehirn zählt zu den Organen, die am meisten Sauerstoff benötigen. Ohne wird es innerhalb von Sekunden geschädigt. Eine regelmäßige und effektive Atmung ist für Ihr Wohlbefinden und Ihre Lebensfähigkeit unabdingbar. Funktioniert die Atmung dagegen im Alter nicht mehr optimal, hat das weitreichende Folgen.

Viele ältere (und auch jüngere) Menschen neigen zu einer Form der Hyperventilation, bei der zu schnell, zu viel oder zu flach geatmet wird, was paradoxerweise die Sauerstoffversorgung verschlechtern kann. Wie das genau zusammenhängt, besprechen wir in Kapitel 8 (ab Seite 189). Bei solch einer Überatmung entsteht auch vermehrt oxidativer Stress. Im Körper sammeln sich dadurch große Mengen von Sauerstoffverbindungen wie zum Beispiel freie Radikale an, die wiederum die Mitochondrien schädigen – Sie erinnern sich: die Kraftwerke der Zellen. Ein gewisses Maß an freien Radikalen im Stoffwechselprozess ist normal, aber ein Übermaß schadet.

Die Folgen einer schlechten Sauerstoffversorgung sind vielfältig und können von einer verminderten Gehirnleistung bis hin zu allgemeiner körperlicher Schwäche reichen. Vielleicht haben Sie selbst schon einmal erlebt, wie ein Mangel an (frischer) Luft Sie müde und unkonzentriert macht. Im Gehirn können solche Zustände über längere Zeit zu kognitiven Einbußen führen, die die Fähigkeit, Probleme zu lösen, sich zu erinnern oder klare Entscheidungen zu treffen, beeinträchtigen.

Atmung stellt aber nicht nur unsere Energieversorgung sicher, sondern hat auch einen direkten Einfluss auf das vegetative Nervensystem und viele Gehirnbereiche. Die Nasenatmung stimuliert den Parasympathikus, der für Entspannung und Erholung verantwortlich ist. Es signalisiert dem Körper, in den sogenannten Ruhe-und-Verdauungs-Modus zu wechseln. Dies kann den Herzschlag verlangsamen, den Blutdruck senken und eine allgemeine Entspannung fördern.

Mit jedem Atemzug nehmen Sie Einfluss auf den Hirnstamm, der bei der Regulierung der Atmung sowie bei anderen lebenswichtigen Funktionen wie Herzschlag, Blutdruck und zusätzlich für die Körperstabilität und das Schmerzempfinden eine zentrale Rolle spielt. Sie können seine Aktivität durch Atmung zum Positiven oder auch Negativen beeinflussen.

Wie Sie sehen, ist Atmung ein echter Allrounder. Um die Atmung nun zu verbessern, bedarf es eines gezielten Trainings. Durch Atemübungen können Sie lernen, Ihre Atmung zu vertiefen und zu verlangsamen, was die Sauerstoffaufnahme verbessert und dabei helfen kann, Alterserscheinungen zu verzögern und diverse Einschränkungen zu verringern – und das in einem viel größeren Ausmaß, als Ihnen vielleicht bis jetzt bewusst war.

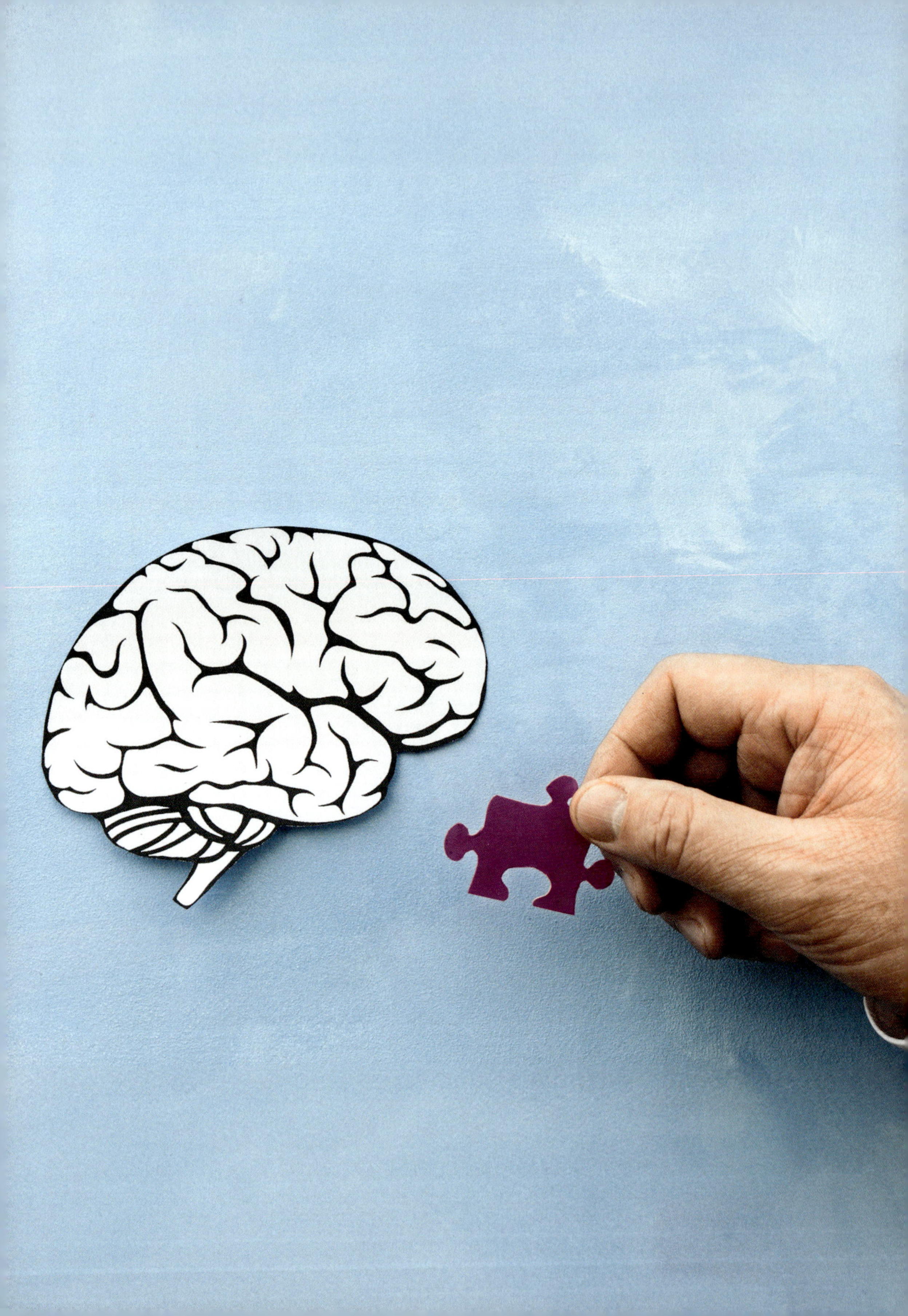

Kapitel 2

Neurozentriertes Training – der Schlüssel für gesundes Altern

Sicherheit und Vorhersage - die Grundlagen des Gehirns

Im vorangegangenen Kapitel haben Sie bereits gelernt, welche Herausforderungen und Einschränkungen das Alter mit sich bringen kann. Wohlgemerkt »kann«, denn viele Einschränkungen lassen sich mit den richtigen Maßnahmen vermeiden oder zumindest hinauszögern. Indem Sie Ihr Nervensystem verstehen, vor allem aber auch trainieren, können Sie trotz der natürlichen Veränderungen, die das Altern mit sich bringt, ein aktives und selbstbestimmtes Leben führen. Starten wir mit einem tieferen Einblick in die Funktion des Nervensystems und beleuchten, warum das Gehirn der alles entscheidende Faktor für gesundes Altern ist.

Schauen wir uns das Wichtigste zuerst an: die Hauptaufgaben des Gehirns. Das Gehirn hat primär zwei Aufgaben: die Gewährleistung der Sicherheit (des Überlebens) und das Treffen von Vorhersagen. Beide Aspekte gewinnen im Kontext des Alterns an Bedeutung. Ihr Gehirn ist ständig damit beschäftigt, eine Frage zu beantworten: »Ist es jetzt sicher?« Um die Sicherheit zu gewährleisten, trifft das Gehirn ständig Vorhersagen über zukünftige Ereignisse, die auf den eingehenden Informationen und vorherigen Erlebnissen basieren. Mehr dazu später. Je präziser und zuverlässiger die Vorhersagen sind, desto besser können Sie sich bewegen. Diese fundamentalen Überlegungen bilden die Basis für sämtliche Handlungen und Entscheidungen, die Sie tagtäglich treffen. Im Alter kann die Beantwortung dieser Frage durch Veränderungen im Gehirn und dessen Informationsverarbeitung beeinträchtigt sein. Das hat weitreichende Folgen. Die Funktionsfähigkeit Ihres Gehirns entscheidet somit maßgeblich, ob Sie weiterhin selbstständig zu Hause leben und Ihren Hobbys nachgehen können.

Die Priorität des Gehirns liegt immer auf dem Überleben im Hier und Jetzt. Sicherheit steht vor allen anderen Bedürfnissen wie Bewegung, Ernährung oder sozialen Aktivitäten. Doch es ist die Bewegung, die eine Schlüsselrolle für die Erhaltung der kognitiven Funktionen und damit für das Überleben spielt. Durch das Training und die Stimulation Ihres Nervensystems legen Sie die Grundlagen für eine verbesserte Informationsverarbeitung. Dies ist entscheidend, denn nur wenn Ihr Gehirn zuverlässige Signale erhält, kann es adäquate Vorhersagen für sichere Bewegungen treffen und flexibel auf die Umwelt reagieren – sei es, um den Körper auf eine bevorstehende physische Anstrengung wie das Tragen von Einkäufen vorzubereiten oder einer Konversation zu folgen und sich dort einzubringen.

Das Nervensystem verstehen

Das Nervensystem ist komplex und weitreichend, doch es hat eine klare Struktur. Primär lässt es sich in zwei Teile gliedern – das zentrale und das periphere Nervensystem. Wir können es mit einem großen Orchester vergleichen, das aus einem Dirigenten und vielen Musikern besteht. Das zentrale Nervensystem (ZNS) ist der Dirigent und besteht aus Gehirn und Rückenmark. Hier werden alle Hauptentscheidungen getroffen. Es dirigiert sowohl die Kommandos unseres Körpers als auch die Reaktionen auf unsere Umwelt. Darunter gibt es das periphere Nervensystem (PNS). Es ist vergleichbar mit den Musikerinnen, die die Anweisungen des Dirigenten ausführen und die die Wahrnehmungen aus dem Publikum zurück zum Dirigenten tragen. Einige Musiker spielen somatische Instrumente, willkürliche Bewegungen, und andere vegetative, autonom ablaufende Funktionen.

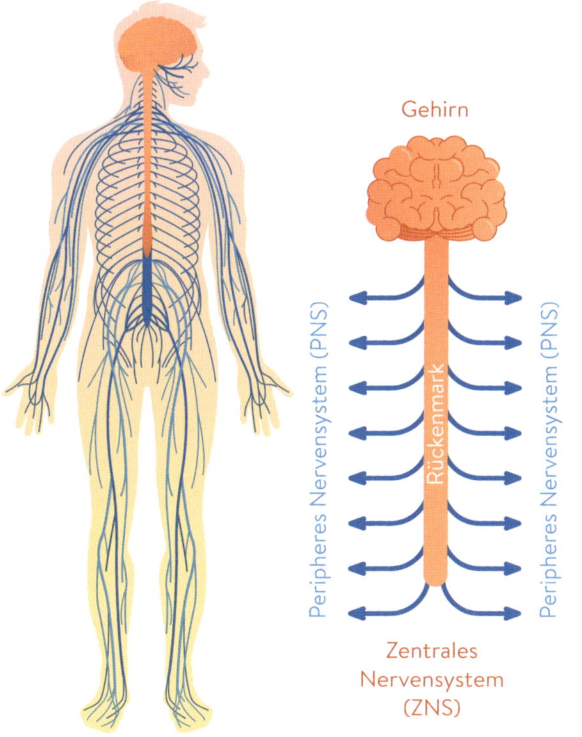

Das Nervensystem ist in ein zentrales (ZNS) und ein peripheres (PNS) Nervensystem aufgeteilt, und jeder Teil übernimmt verschiedene Aufgaben.

Die Kommunikation geschieht über motorische und sensorische Nerven, die wie feine Fäden, vom Zentralnervensystem ausgehend, den Körper durchziehen und die jede Bewegung und Empfindung koordinieren. Mit dem Alter können diese Fäden schwächer werden. Die Übertragung von Informationen ist nicht mehr so präzise, was zu einer verzögerten Reaktion und zu einer verringerten Sensibilität führen kann. Die zentrale Herausforderung im Alter ist, sowohl das Orchester zu pflegen als auch die Kommunikation zwischen Dirigenten und Musikern zu unterstützen, sodass das System weiterhin in der Lage ist, seine essenziellen Aufgaben zu erfüllen.

Wenn das Orchester aus dem Takt gerät

Die Harmonie und die Effizienz des zentralen und des peripheren Nervensystems sind entscheidend für eine anhaltende Lebensqualität. Alle Bewegungen oder Empfindungen werden vom zentralen Nervensystem eingeleitet und durch das periphere Nervensystem sowie die damit verbundenen Strukturen ausgeführt. Wir sehen häufig, dass Bewegungen bei Menschen mit zunehmendem Alter nicht mehr so flüssig sind, der Gang unsicher wird, die Hände zittern oder die Haut weniger sensibel auf Berührungen reagiert. Diese Veränderungen sind Zeichen einer langsameren oder fehlerhaften Kommunikation zwischen dem Kapellmeister und den Musikern, zwischen dem zentralen und dem peripheren Nervensystem sowie den Muskeln, Organen und so weiter. Die Empfindlichkeit der Sinnesrezeptoren lässt nach und es kommt zu motorischen Einschränkungen. Auch Schmerzen sind Signale, die durch das periphere Nervensystem geleitet und vom zentralen Nervensystem interpretiert werden, denn nur im Gehirn entstehen Schmerzen, nicht im Körper. Das Orchester ist hierbei besonders deutlich aus dem Takt geraten. Doch es kann lernen, mit Störungen aus dem Publikum umzugehen oder Fehler einzelner Musiker zu überspielen. Hier kann neurozentriertes Training helfen. Durch regelmäßiges Training, das an die individuellen Bedürfnisse angepasst ist, werden die Nervenbahnen gestärkt, die Musiker des Körpers – unsere Muskeln und Organe – bleiben in Übung, und der Dirigent, unser Gehirn, bleibt aufmerksam und reaktionsschnell.

SCHMERZEN ALS AKTIONSSIGNAL

Wann immer Sie Schmerzen empfinden, teilt Ihr Gehirn Ihnen mit, dass Sie aktiv werden und etwas ändern sollen. Ihr Gehirn reagiert immer dann mit Schmerzen, wenn es sich »bedroht« fühlt. Sie erinnern sich an den Sicherheitsgedanken. Wenn Ihr Gehirn entscheidet, dass eine Bedrohung besteht (welche auch immer das sein mag) und Ihr Überleben gefährdet ist, erzeugt es ein Schmerzsignal, um Sie zu warnen. Diese Bedrohung kann durch eine reale Verletzung entstehen (Sie sind umgeknickt), jedoch auch völlig unabhängig davon auftreten. So kann sich Ihr Gehirn auch bedroht fühlen, wenn es fehlerhafte oder unzureichende Informationen durch Ihre Sinnesorgane erhält. Ihr Knie schmerzt beispielsweise beim Treppensteigen, weil Ihr Gleichgewicht beeinträchtigt ist.

Schmerzen können somit als eine Art Meinung des Gehirns betrachtet werden, sie entstehen auch nur im Gehirn, nicht im Körper selbst. Aus Ihrem Körper empfängt Ihr Gehirn »lediglich« verschiedene Signale, die zu einer Schmerzreaktion führen können, jedoch nicht zwangsläufig dazu führen müssen.

Unsere Schaltzentrale - das Gehirn

Um unsere Körper- und Gehirnfunktionen bis ins hohe Alter einwandfrei zu steuern, müssen verschiedene Bereiche im Gehirn in perfekter Symbiose zusammenarbeiten, und das menschliche Gehirn ist außerordentlich komplex. Nehmen wir nun einige Gehirnbereiche genauer unter die Lupe.

Der Kortex ist die am weitesten entwickelte Gehirnregion und für kognitive Prozesse, physische Bewegung und sensorische Wahrnehmung verantwortlich. Er besteht aus verschiedenen Gehirnlappen, die Sie in der nachfolgenden Abbildung finden und die wir in späteren Kapiteln noch einmal ansprechen, beispielsweise auf Seite 145 und 198. Im Kortex gibt es eine rechte und eine linke Hemisphäre, die in einer Art kontralateraler Harmonie – also über Kreuz – zusammenarbeiten. Der rechte Kortex steuert Bewegungen und Empfindungen der linken Körperseite und der linke Kortex die rechte Körperhälfte. Gerade im Alter, wenn das Gedächtnis nachlässt und die Feinmotorik schwindet, zeigt sich die Bedeutung eines harmonischen Zusammenspiels innerhalb dieser Struktur.

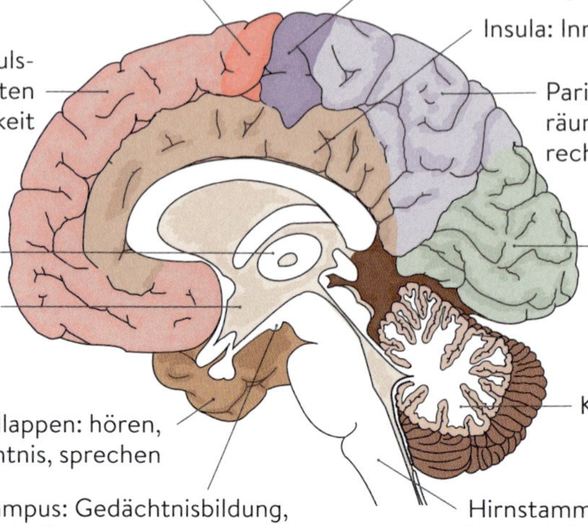

Das Gehirn ist extrem komplex und besteht aus verschiedenen Teilbereichen, wovon jeder einzelne spezielle Aufgaben übernimmt. Sie stehen alle miteinander in Verbindung.

Der Kortex ist aber auch essenziell für körperliche Aufgaben wie das Treppensteigen oder das Hochheben einer Kiste.

Tief im Gehirn sitzt der Thalamus, der sensorische Informationen empfängt und weiterleitet. Wie ein Türsteher entscheidet er, welche Informationen wichtig genug sind, um weiter im Gehirn verarbeitet zu werden, dazu filtert der Thalamus die eingehenden Datenströme. Dies ist besonders relevant, wenn die sensorischen Reize altersbedingt nicht mehr so intensiv sind und die Fähigkeit, auf Umweltveränderungen zu reagieren, nachlässt.

Eng verbunden mit dem Thalamus ist das limbische System, das emotionale Herz unseres Gehirns, zu dem auch der Hypothalamus und der Hippocampus gehören. Der Hypothalamus überwacht autonome Funktionen und das endokrine System, unsere Hormone. Er regelt essenzielle Prozesse wie Hunger, Durst, Schlaf und Körpertemperatur. Diese Regulation ist entscheidend und sollte immer mehr in den Fokus rücken, denn im Alter lässt das Durstempfinden häufig nach und der Schlaf verschlechtert sich. Dem Hippocampus, auch Seepferdchen genannt, kommt eine Sonderrolle im Alter zu. Insbesondere wenn es um die Vermeidung von Demenz geht, denn er entscheidet darüber, wie viel Ihr Gehirn sich merken kann. Er ist für das Formen neuer Erinnerungen zuständig, denn er speichert Informationen und vermittelt zwischen dem Kurzzeit- und dem Langzeitgedächtnis. Dazu steht er unter anderem in enger Kommunikation mit dem Frontallappen, genauer gesagt mit dem präfrontalen Kortex. Der Hippocampus ist wie ein Bibliothekar, der Bücher archiviert, der weiß, wo sie sich befinden, und der bei Bedarf auf sie zugreifen kann, um sie dem präfrontalen Kortex zum Lesen zur Verfügung zu stellen.

Lernen, Erwecken von Assoziationen, Verstehen von Zusammenhängen, Einordnen von Informationen und Erinnerungen schnell abrufen – das alles sind Aufgaben des Hippocampus, die wir im Alltag brauchen. Zusätzlich ist das Seepferdchen aber auch für das räumliche Gedächtnis zuständig. Der Hippocampus erstellt Karten von der Umgebung und sorgt dafür, dass Sie sich an Orte sowie Gefühle, die Sie damit verknüpfen, erinnern können. Mit fortgeschrittenem Alter zeigt sich häufig eine Verkleinerung dieser Gehirnregion und damit eine nachlassende Funktion. Sie brauchen jedoch einen topfitten Hippocampus, wenn es darum geht, den Überblick über die Medikamenteneinnahme zu behalten oder den Weg zum neuen Arzt zu finden.

Über dem Thalamus sitzt die Insula, auch Inselrinde genannt, ein weiterer Teil des limbischen Systems. Sie sammelt Informationen aus dem Körper, integriert diese und verbindet sie mit emotionalen Qualitäten. Gerade mit zunehmendem Alter, wenn die Innenwahrnehmung nachlässt, was sich in weniger Durstempfinden, mangelndem oder zu großem Appetit äußern kann, ist ein funktionierender Insellappen für die richtige Interpretation interner Signale unentbehrlich.

Weiter hinten im Gehirn, am Hinterkopf, befindet sich das Kleinhirn. Es koordiniert Bewegungen und stellt sicher, dass diese präzise und aufeinander abgestimmt sind – ein essenzieller Aspekt, wenn es darum geht, so lange wie möglich die Mobilität und Selbstständigkeit zu bewahren. Das Kleinhirn schauen wir uns im Zusammenhang der Sturzprophylaxe ab Seite 117 noch einmal genauer an.

Vor dem Kleinhirn liegt der Hirnstamm, der auch den Übergang zum Rückenmark bildet. Hier werden grundlegend lebenswichtige Funktionen wie Atmung, Blutdruck und Herzschlag gesteuert. Es handelt sich um einen äußerst interessanten Bereich, gerade wenn Sie beispielsweise unter Bluthochdruck leiden. Näheres dazu finden Sie ab Seite 100.

Jedes Gehirnareal hat bestimmte Aufgaben und alle arbeiten fein abgestimmt zusammen. In diesem Zusammenspiel sind Dysfunktionen in einem Bereich, wie etwa ein Ungleichgewicht im limbischen System oder eine beeinträchtigte Funktion des Hirnstamms, vergleichbar mit einem aus dem Takt geratenen

Musiker, der das gesamte Orchester beeinflussen kann. Mit gezieltem Training und Stimulation einzelner Gehirnbereiche sorgen Sie dafür, dass die einzelnen Musiker im Takt bleiben und das Orchester einwandfrei zusammenspielt.

So arbeitet das Nervensystem

Das menschliche Gehirn verarbeitet Informationen in einem präzisen und wohlgeordneten System. Dieses System ist entscheidend für unsere Interaktion mit der Welt, denn wir sind tagtäglich auf eine gut funktionierende Informationsverarbeitung angewiesen, sei es beim Überqueren der Straße oder beim Erinnern an wichtige Termine. Indem wir die Arbeitsweise des Nervensystems verstehen, können wir gezielt intervenieren und so die Lebensqualität im Alter signifikant verbessern.

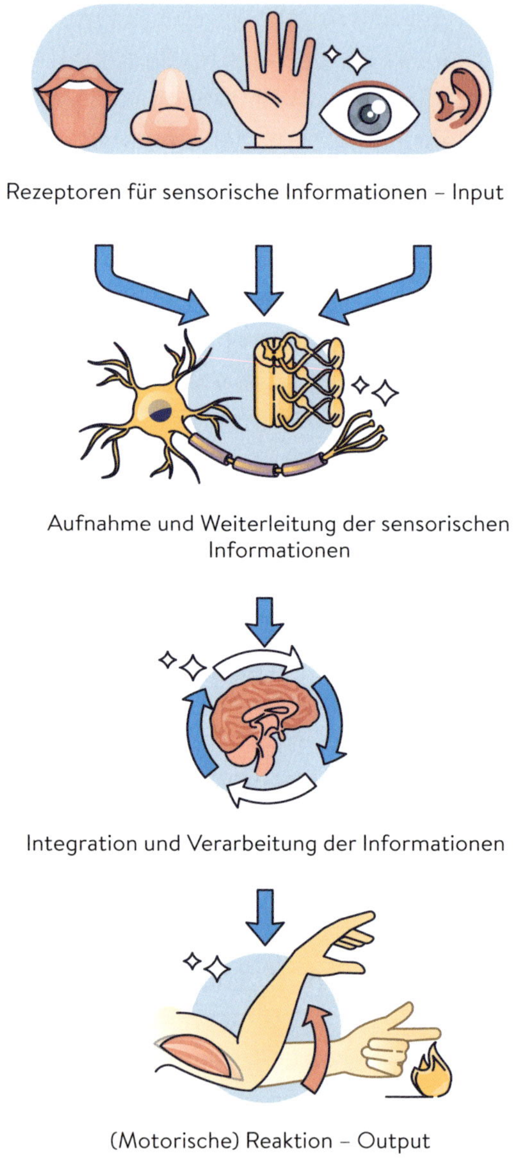

Das Nervensystem arbeitet, vereinfacht gesagt, nach folgendem Schema: Es nimmt Informationen auf, verarbeitet sowie interpretiert diese und generiert eine entsprechende Reaktion.

Unsere Kommandozentrale arbeitet in einem beständigen Zyklus von Informationsaufnahme, -verarbeitung und Reaktion. Dieser Zyklus lässt sich vereinfacht dargestellt in drei grundlegende Schritte unterteilen.

1. **Input – die Aufnahme von Informationen:** Das Gehirn beginnt seine Arbeit mit der Aufnahme von Informationen, dem Input, durch eine Vielzahl von Rezeptoren. Über den gesamten Körper – Haut, Muskeln, Sehnen und Bänder – verteilen sich Rezeptoren für die Propriozeption, die die Lage und Bewegung unserer Gelenke registrieren. Auch visuelle Eindrücke über die Augen oder Gleichgewichtsinformationen aus dem Innenohr liefern dem Gehirn Informationen. Mit zunehmendem Alter, das häufig mit eingeschränkter Mobilität oder abnehmender Sinneswahrnehmung einhergeht, ist ein präziser Input unerlässlich, um Bewegungen weiterhin sicher und effizient ausführen zu können.
2. **Verarbeitung – Interpretation der Informationen:** Sobald das Gehirn die Informationen aufgenommen hat, beginnt der Prozess der Verarbeitung und Interpretation. Diese Schritte vollziehen sich größtenteils unterbewusst, sind aber essenziell, um aus den eingehenden Informationen schlüssige Handlungen zu formen. Eine Bordsteinkante als Hindernis wahrzunehmen und richtig zu interpretieren und die Bewegung anzupassen, um einen Sturz zu vermeiden, ist ein Beispiel für eine solche Informationsverarbeitung. In diesem Schritt gleicht das Gehirn auch immer vorherige Erfahrungen ab. Es fragt sich: Bin ich schon einmal über eine Bordsteinkante gegangen? Bin ich dabei gestolpert? Was musste ich tun, damit ich die Herausforderung meistere?
3. **Output – das Ergebnis der Verarbeitung:** Auf der Basis der verarbeiteten Informationen erzeugt das Gehirn dann ein Ergebnis, den Output. Dies kann eine motorische Reaktion sein, wie das korrekte Platzieren des Fußes, um das Höhenniveau von Straße zu Bürgersteig zu überwinden, oder die Bewegung, um bei Durst das Glas Wasser zu greifen, oder eine physiologische Reaktion wie die Anpassung der Herzfrequenz bei körperlicher Anstrengung. Jedes Ergebnis ist eine direkte Reaktion auf die vorangegangenen Prozesse. Eine gut durchgeführte Bewegung, die Vermeidung von Schmerzen oder Stabilität beim Gehen sind alles Ergebnisse dieses ausgeklügelten Systems.

Diese Schritte – Input, Verarbeitung und Output – sind in einem fortwährenden Kreislauf miteinander verbunden, der den Übungen in diesem Buch sowie dem Testprinzip zugrunde liegt. Durch neurozentriertes Training ändern wir den

Input oder beeinflussen die Verarbeitung des Erlebten, also dessen Interpretation, durch das Gehirn. Daraus resultiert ein verändertes Ergebnis, was wiederum zu einem neuen Input für das Gehirn führt. So schließt sich der Kreis.

Der Weg der Informationen im Gehirn

Nachdem Sie nun einige Gehirnbereiche sowie die grundlegende Arbeitsweise des Nervensystems kennengelernt haben, wollen wir uns anschauen, welchen Weg die Informationen in unserer Kommandozentrale gehen. Die Verarbeitung im Gehirn folgt einem festgelegten Muster: von unten nach oben und von hinten nach vorn. Informationen aus den Rezeptoren im Körper, die wir im nächsten Abschnitt genauer besprechen, reisen von den älteren Arealen, wie dem Hirnstamm, nach oben zu den primären sensorischen Arealen und damit hin zu den neueren Teilen des Gehirns beziehungsweise zu den höheren Verarbeitungszentren wie dem Frontallappen, wo sie in Aktionen und Gedanken umgewandelt werden.

Dieses »Von unten nach oben und von hinten nach vorn«-Muster ist von essenzieller Bedeutung für das Verständnis, wie das Gehirn Informationen verarbeitet und auf die Herausforderungen des täglichen Lebens reagiert. Wenn Sie beispielsweise eine Treppe hinaufsteigen, registrieren die Propriozeptoren die Position der Gelenke und Muskeln. Diese Informationen steigen im Gehirn auf, werden im Thalamus gefiltert, im Kortex verarbeitet und schließlich als die

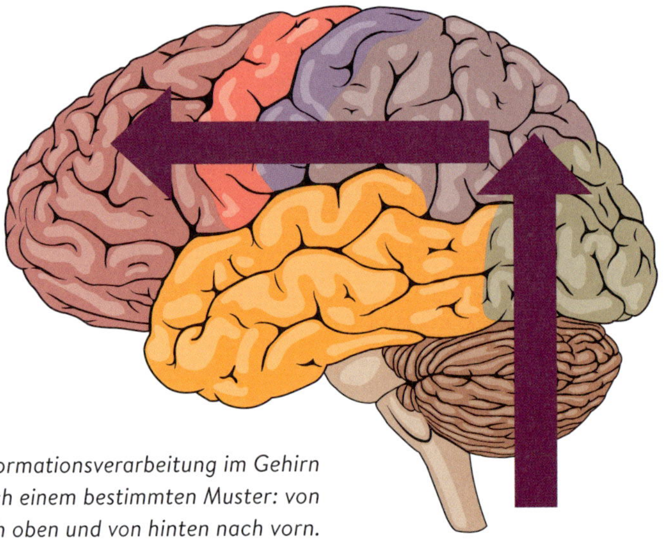

Die Informationsverarbeitung im Gehirn erfolgt nach einem bestimmten Muster: von unten nach oben und von hinten nach vorn.

Handlung des tatsächlichen Steigens umgesetzt. Die Handlung – also hier die Körperbewegung des Steigens oder das Anpassen des Schrittes auf unebenem Untergrund – ist das Ergebnis dieses komplexen Verarbeitungsprozesses. Dieses Modell ist besonders relevant für das neurozentrierte Training. Durch Übungen, die auf dieses Verarbeitungsmuster abgestimmt sind, können Sie die Informationsverarbeitung im Gehirn beeinflussen und somit das Endergebnis – sei es Bewegung, emotionale Regulation oder Schmerzempfinden – optimieren.

TRAINING NEUROZENTRIERT GEDACHT

Hinter neurozentriertem Training versteckt sich ein außergewöhnlicher Ansatz; es ist ein maßgeschneidertes Programm, das Ihr Nervensystem adressiert, das, als alles entscheidende Instanz, Ihre allgemeine körperliche und geistige Leistungsfähigkeit steuert. Anders als traditionelle Therapiemethoden, die sich meist ausschließlich auf physische Ursachen, den Output, konzentrieren, erkennt das neurozentrierte Training, dass Herausforderungen wie Gleichgewichtsschwierigkeiten, Gedächtnisprobleme oder eingeschränkte Beweglichkeit zentral vom Gehirn gesteuert werden, und setzt dort an – an der Informationsaufnahme, dem Input, und an der -verarbeitung. Vielleicht haben Sie festgestellt, dass Tätigkeiten, die Ihnen einst mühelos von der Hand gingen, nun eine größere Konzentration erfordern oder dass das Gleichgewicht nicht mehr so stabil ist wie früher. All diese Veränderungen sind ein Ergebnis Ihres Nervensystems.

Ziel des Trainings ist es, Ihre Selbstständigkeit und Lebensqualität durch gezielte Anregung des Nervensystems zu erhalten und zu verbessern. Es geht darum, Ihren Körper und Ihr Gehirn zu ermutigen, auf optimale Weise zusammenzuarbeiten, sodass Sie die Herausforderungen des Alltags, wie das Tragen von Einkäufen oder das Aufstehen aus einem tiefen Stuhl, mit Leichtigkeit meistern können.

Mit den Übungen, die in den nächsten Kapiteln vorgestellt werden, werden Sie Ihr Gehirn auf neue Weise herausfordern und trainieren. Sie werden feststellen, dass Sie sich nicht nur besser bewegen können oder gar weniger Schmerzen haben, sondern Sie werden auch eine verbesserte Koordination, eine erhöhte mentale Klarheit bis hin zu einem gesteigerten Energieniveau erleben. Dieses Buch gibt Ihnen die Werkzeuge an die Hand, um diese Verbesserungen Schritt für Schritt zu erreichen. Nehmen Sie diese Gelegenheit wahr, um in Ihrem Leben eine positive Veränderung herbeizuführen, die weit über das hinausgeht, was traditionelle Trainingsmethoden bieten können.

Wie das Gehirn an Informationen kommt

Wir haben schon viel darüber gesprochen, dass das Gehirn auf gute und eine ausreichende Anzahl von Informationen angewiesen ist, um optimal zu arbeiten und alltägliche Herausforderungen zu meistern. Aber wie kommt das Gehirn an diese Informationen? Es gibt drei Hauptkategorien der Informationsaufnahme, die Sie kennen sollten, um die Funktionsweise des Nervensystems besser zu verstehen: Interozeption, Propriozeption und Exterozeption.

Unter Interozeption versteht man die Wahrnehmung der Innenwelt. Sie spielt eine zentrale Rolle bei der Aufrechterhaltung des Wohlbefindens. Dieser feine Sinn ermöglicht es, in den Körper hineinzuhören und die Signale zu erkennen, die für ein homöostatisches Gleichgewicht wichtig sind. Wie gut können Sie Ihren Herzschlag oder Ihren Atem wahrnehmen? Die Antwort darauf kann tiefgreifende Auswirkungen auf Ihr Leben haben, von der Anpassungsfähigkeit bei körperlicher Belastung bis hin zum Empfinden von Schmerzen. Sich dieser inneren Signale bewusst zu sein, ermöglicht Ihnen eine adäquate Reaktion auf physische

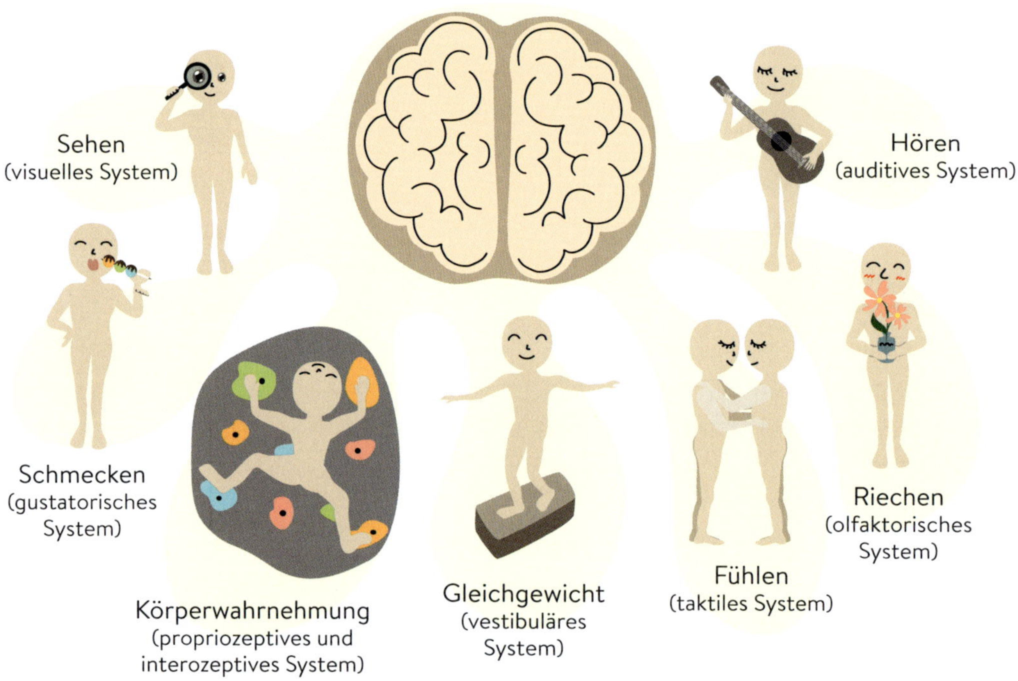

Das Gehirn ist auf eine ausreichende Versorgung mit Informationen angewiesen. Um dies sicherzustellen, nimmt es diese Informationen über unterschiedliche körperliche Sinne auf.

Aktivitäten und hilft Ihnen, sich in Ihrem Körper zu Hause zu fühlen. Dies ist besonders im Alter relevant, da sich hier oft Symptome wie Bluthochdruck, Verdauungsbeschwerden oder ein verändertes Schmerzempfinden bemerkbar machen.

Die Propriozeption, als Unterkategorie der Interozeption, beschreibt das innere GPS-System, das ständig Informationen über die Position und Bewegung des Körpers im Raum liefert. Eine fehlerhafte oder unscharfe Körperwahrnehmung kann zu Unsicherheit und potenziellen Schmerzen führen, insbesondere bei Bewegungen, die einst automatisch abliefen. Ein gezieltes Training, das das propriozeptive Bewusstsein schärft, kann die Bewegungssicherheit wiederherstellen, was unerlässlich ist, um im Alter aktiv und mobil zu bleiben.

Ein weiterer Informationsgeber ist die Exterozeption, das Erkennen von Signalen aus Ihrer Umgebung. Die zwei herausragenden Vertreter der Exterozeption sind das visuelle und das vestibuläre System. Die Augen, die ständig die Umgebung scannen, ermöglichen schnelle Reaktionen und präzise Bewegungen. Das Gleichgewichtssystem gewährleistet Stabilität und sorgt für Orientierung im Raum. Jede Beeinträchtigung dieser Systeme kann direkt Ihre Unabhängigkeit beeinflussen, von der Fähigkeit, auf einem unebenen Waldweg zu gehen, bis hin zum Wahrnehmen und Meiden von Stolperfallen im Haushalt.

Neben Augen und Gleichgewichtssinn, als Basis der Exterozeption, gibt es weitere Sinne, die eine essenzielle Rolle spielen. Das auditive System, der Gehörsinn, ist eine Schlüsselkomponente, die eine schnelle Verarbeitung von Informationen aus der Umgebung ermöglicht. Die Fähigkeit, Töne und deren Herkunft zu identifizieren, unterstützt Sie bei der Interpretation Ihrer Umgebung. Dies ist im Alter besonders wichtig, da es Ihnen hilft, zum Beispiel dem Gespräch eines geliebten Menschen zu folgen oder auf ein potenzielles Risiko, wie das Hupen eines herannahenden Fahrzeugs, aufmerksam zu werden.

Das taktile System, Ihr Gefühlssinn, gehört ebenso zur Exterozeption. Es vermittelt Ihnen, ob die Oberfläche, auf die Sie treten, stabil oder rutschig ist, ob es draußen kalt oder warm ist und vieles mehr. Die Haut, das größte Organ des Körpers, ist reich an Rezeptoren, die Druck, Berührung und Temperatur wahrnehmen. Ein gutes Tastgefühl hilft Ihnen dabei, Kleingeld aus der Geldbörse zu nehmen oder die Wärme eines Sonnenstrahls auf der Haut zu genießen. Es ist wichtig, sich sicher in der Umwelt zu bewegen, und kann auch dazu beitragen, Gefahren zu erkennen, die Schäden verursachen könnten, wie etwa eine zu heiße Herdplatte.

Das Zusammenspiel von Interozeption, Propriozeption und Exterozeption bildet ein komplexes Netzwerk der Wahrnehmung, das es Ihnen ermöglicht, in

Echtzeit auf die Welt zu reagieren. Mit zunehmendem Alter kann die Leistungsfähigkeit dieser Sinne nachlassen, was nicht nur Ihre physische Sicherheit gefährdet, sondern auch Ihre Unabhängigkeit und Lebensqualität beeinflussen kann.

Die neurozentrierten Übungen in diesem Buch konzentrieren sich auf diese informationsgebenden Systeme, schärfen deren Präzision und optimieren die Kommunikation zwischen Körper und Gehirn. Durch die Verbesserung Ihrer interozeptiven, propriozeptiven und exterozeptiven Fähigkeiten wird das Gehirn mit guten und verlässlichen Informationen versorgt. Das stärkt Ihre Sicherheit und Beweglichkeit und ermöglicht es Ihnen, mit größerer Zuversicht und weniger Beschwerden durch das Leben zu gehen. Erinnern Sie sich an die ultimative Frage Ihres Gehirns: Ist es sicher? Mit einem reichhaltigen, präzisen Input und einem trainierten Gehirn können Sie sicherstellen, dass die Antwort so oft wie möglich ein beruhigendes »Ja« ist.

Die Anpassungsfähigkeit des Gehirns nutzen

Wahrscheinlich haben Sie schon einmal gehört: »Das ist nun mal so. Da kann man nichts machen.« Dem ist in vielen Fällen nicht so, denn nicht nur unser Körper, sondern auch unser Gehirn sind bis ins hohe Alter anpassungsfähig. Die Neurogenese, die Bildung neuer Neuronen, wurde lange Zeit unterschätzt. Bis in die späten 1990er-Jahre glaubte man, das erwachsene Gehirn sei unfähig, neue Nervenzellen zu produzieren, und die Abnahme von kognitiven Fähigkeiten sei unvermeidbar. Dieses Vorurteil hielt sich hartnäckig unter Wissenschaftlern. Heute wissen wir, dass vor allem der Hippocampus – das Zentrum für Lernen und Gedächtnis – weiterhin neue Zellen bilden kann, was eine lebenslange Anpassungsfähigkeit und kontinuierliches Dazulernen ermöglicht. Die Fähigkeit, neue Nervenzellen zu bilden, ist zwar sehr viel weniger ausgeprägt als in jungen Jahren, aber sie ist vorhanden. Pro Tag werden im Hippocampus Tausende neue Nervenzellen gebildet. Damit diese überleben, müssen sie genutzt werden und benötigen Aktivierung. Bis ins hohe Alter Neues zu lernen, ist daher essenziell für ein jung bleibendes Gehirn.

Das menschliche Gehirn enthält rund 86 Milliarden Nervenzellen, wobei allein 16 Milliarden in der Großhirnrinde (Kortex) lokalisiert sind – einem Bereich, der für höheres Bewusstsein und abstraktes Denken von entscheidender Bedeutung

Das Gehirn gleicht dem Wurzelwerk eines großen Baumes, das immer weiterwächst und sich verändert. Es besteht aus einer Vielzahl von Neuronen, die über synaptische Verbindungen miteinander verästelt sind.

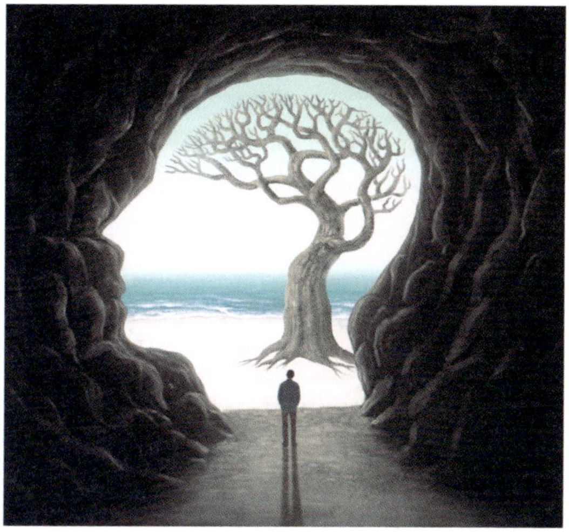

ist. Diese Neuronen sind über rund 300 Billionen synaptische Verbindungen miteinander verknüpft, was die Komplexität und das Potenzial unseres Gehirns verdeutlicht. Das Gehirn gleicht einem riesigen Wurzelgeflecht. Mit jedem neuen Lernprozess, wie dem Erlernen einer neuen Sportart oder einer Fremdsprache, werden einzelne Verbindungen gestärkt und die entsprechenden Gehirnareale vergrößert. Um dieses Geflecht zu stärken, ist Wiederholung notwendig. Das ist unter anderem ein Grund, warum wir Ihnen in den Trainingsempfehlungen in den späteren Kapiteln zu mehreren kleinen Trainingseinheiten pro Tag raten.

Das Gehirn ist plastisch und verändert sich permanent – eine Fähigkeit, die Neuroplastizität genannt wird. Neuroplastizität ist eines der spannendsten Phänomene der modernen Neurowissenschaften und bietet gerade während des fortgeschrittenen Lebensabschnitts erhebliche Chancen. Diese bemerkenswerte Eigenschaft des Gehirns erlaubt es, auf Umwelteinflüsse, sensorische Reize und Erfahrungen flexibel zu reagieren. Durch die Bildung neuer Nervenzellen und die Stärkung ihrer Vernetzung kann die Gehirnleistung in jeder Lebensphase optimiert werden. Zur Neuroplastizität gehört aber auch, dass nicht genutzte Verbindungen zwischen Nervenzellen geschwächt werden und sich mit der Zeit zurückbilden. Dies ist vergleichbar mit Muskeln im Körper. Adäquates Training und gute Ernährung lassen den Muskel wachsen. Fehlen diese Faktoren, bildet sich die Muskulatur zurück. Neue Gehirnzellen, die nicht genutzt werden, sterben ab. Die Qualität und Anzahl der neuronalen Verknüpfungen sowie die Aktivität bestimmter Gehirnbereiche spielen hier eine wesentlich größere Rolle als die reine Anzahl der Neuronen. Ein aktiver Lebensstil, der sowohl körperliche als auch geistige Übungen umfasst, die Sie herausfordern, aber nicht überfordern, unterstützt die Neuroplastizität und trägt so zur Aufrechterhaltung der geistigen und körperlichen Fitness bei.

Dünger für die Nervenzellen

Sie haben nun die unglaubliche Anpassungsfähigkeit Ihres Gehirns kennengelernt. Damit neue Nervenzellen und deren Verbindungen untereinander entstehen sowie bestehende Gehirnzellen vor dem Absterben geschützt und Schäden repariert werden, spielen Wachstumsfaktoren eine große Rolle. Hierzu zählen Vertreter wie IGF *(Insulin-like growth factor)* und BDNF *(brain-derived neurotropic factor)*. Doch was können Sie praktisch tun, um dieses Potenzial zu nähren und zu erhalten? Einige positive sowie negative Einflussfaktoren auf die Neuroplastizität haben wir in der folgenden Tabelle für Sie zusammengestellt.

Guter Schlaf beispielsweise ist essenziell und nicht verhandelbar. Sieben bis acht Stunden gelten als optimal. Hier regeneriert sich das Gehirn von den Anstrengungen des Tages, es werden neue Hirnzellen im Hippocampus gebildet und Erinnerungen vom Kurzzeit- in das Langzeitgedächtnis geschoben. Ausreichend Tiefschlaf ist dazu besonders wichtig. Nervenzellen sind sehr langlebig und müssen gut gewartet werden. Die Wartung und Reparatur geschieht unter anderen in der nächtlichen Autophagie, wo defekte Zellstrukturen aussortiert und recycelt werden. Zusätzlich wird im Schlaf das glymphatische System aktiv. Ähnlich wie die Lymphe im Körper sorgt das glymphatische System im Gehirn für den Abtransport von Stoffwechselprodukten und ist für die Entsorgung des angefallenen Zellmülls verantwortlich. Der Vorgang ist vergleichbar mit einer nächtlichen Dusche für das Gehirn.

Auch regelmäßige Bewegung wie Spaziergänge, insbesondere aber intensives Training, das Ihren Herzschlag steigen lässt und Sie zum Schwitzen bringt, sowie Atemübungen wirken wie ein Elixier für die Neuroplastizität und unterstützen das Wachstum neuer Nervenzellen. Intensive Bewegung sorgt nicht nur für eine bessere Energieversorgung durch mehr Sauerstoff, sondern aktiviert auch die Bildung der oben genannten Wachstumsfaktoren und deren Abgabe in die Blutbahn und das Gehirn.

Erinnern Sie sich an das »Use it, or lose it«-Prinzip. Geistige Herausforderungen, sei es durch Rätsellösen, neue Projekte oder soziale Interaktionen, halten die geistigen Räder geschmiert und die neuronalen Pfade belebt.

Nicht zu vernachlässigen für den Auf- und Umbau ist das richtige Baumaterial – eine gehirngerechte Ernährung, die reich an essenziellen Nährstoffen ist und ausreichend, aber nicht zu viel Energie liefert. Hierzu zählen gesunde Fette, eine ausreichende Menge Eiweiß, das Einhalten von Essenspausen und ein Normalgewicht anzustreben.

Der gehirngerechte Lebensstil	
Förderliche Faktoren	**Schädliche Faktoren**
▸ Ausreichender und qualitativ hochwertiger Schlaf ▸ Bewegung und Tanz ▸ Ausdauersport ▸ Atemübungen ▸ Singen und Musikinstrument spielen ▸ Mentales Training, Achtsamkeit, Lesen ▸ Positive soziale Kontakte ▸ Vielseitige Interessen ▸ Stressmanagement ▸ Gehirngerechte Ernährung (Fokus auf Eiweiß und Fette) ▸ Bestimmte Nahrungsergänzungsmittel (Cholin, B-Vitamine, Vitamin D, Magnesium, Omega-3-Fettsäuren) ▸ Fasten, Intervallfasten (Essenspausen) ▸ Ruhepausen, weniger Informationsflut	▸ Alkoholkonsum ▸ Rauchen ▸ Schlafmangel ▸ Bewegungsarmut ▸ Chronischer Stress ▸ Entzündliche Prozesse ▸ Übergewicht ▸ Soziale Isolation und Unterforderung

Allerdings gibt es auch Faktoren, die das Wachstum der Nervenzellen und deren Verbindungen untereinander beeinträchtigen können. Alkoholkonsum, Rauchen und chronischer Stress gehören zu den Hauptübeltätern. Chronischer Stress senkt BDNF, was die Produktion neuer Gehirnzellen reduziert und bestehende neuronale Verbindungen schwächt.

Im Gleichklang zwischen den positiven Faktoren und den Störenfrieden für die Neuroplastizität liegt der Schlüssel zu einem gehirngesunden Lebensstil. Integrieren Sie so oft wie möglich Maßnahmen in Ihren Alltag, die sich positiv auswirken. Wie Sie gesehen haben, steht Ihnen eine breite Palette an Möglichkeiten zur Verfügung. Auch wenn Sie erst mit über 60 starten, können Sie von den Vorteilen profitieren. In diesem Buch finden Sie gezielte Übungen und weitere Tipps, mit denen Sie Ihr Gehirn tagtäglich fördern können. Diese reichen von effektiven Atemmethoden über praktische Übungen für die Sinne bis hin zu Strategien für Kraft, Sehen und Hören. So wird dieses Buch nicht nur Ihr Wissen erweitern, sondern Ihnen auch praktische Werkzeuge an die Hand geben, mit denen Sie Ihre Nervenzellen aktivieren und zum Wachsen bringen.

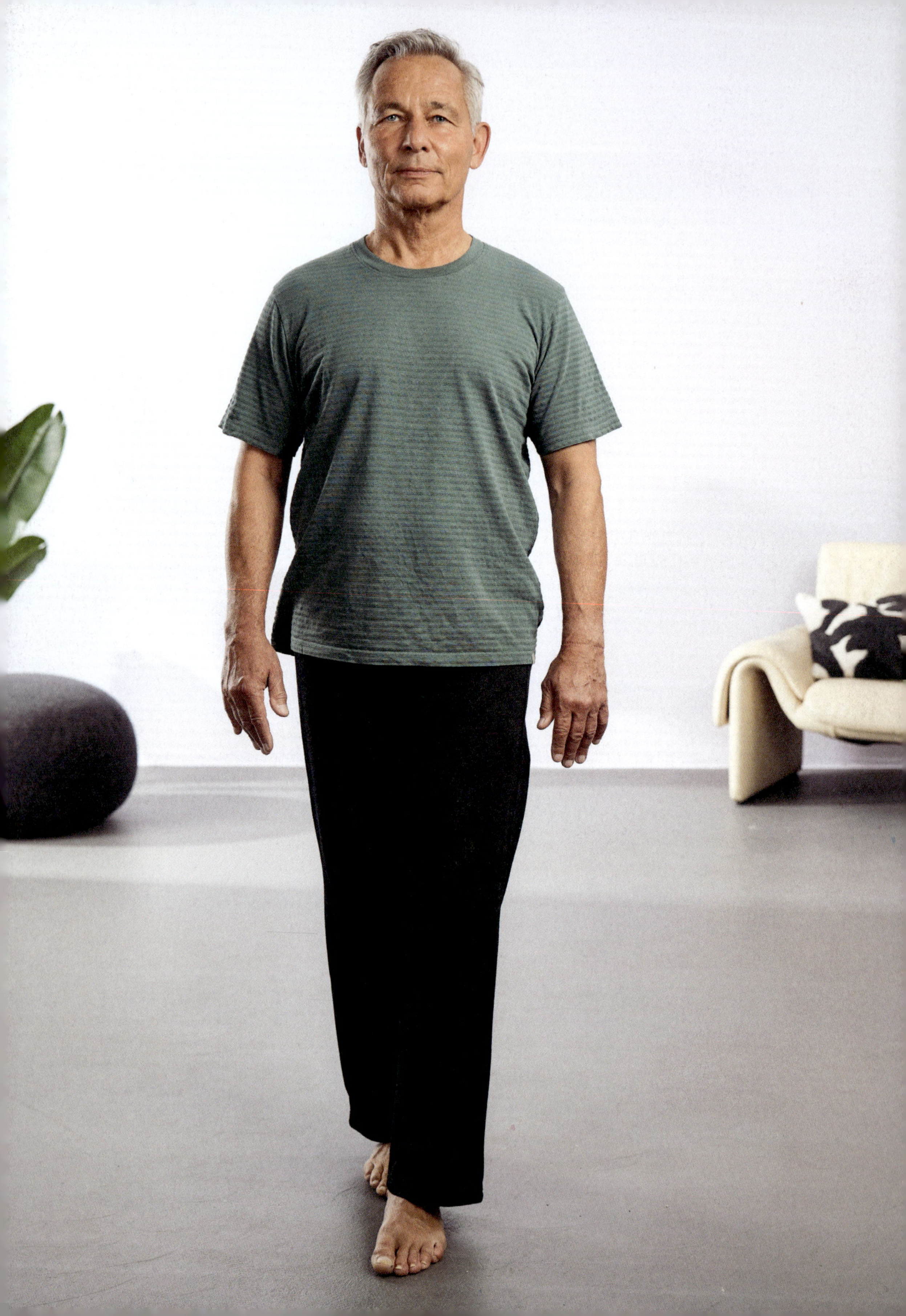

Kapitel 3

Testen statt raten – so ist das Training erfolgreich

Die richtigen Übungen finden

Unser Nervensystem ist schneller als ein Sprinter. Es reagiert in Sekundenschnelle auf eingehende Impulse mit einer Antwort. Erinnern Sie sich an den Abschnitt »So arbeitet das Nervensystem« (Seite 30). Jede Übung aus diesem Buch stellt einen Reiz für das Nervensystem dar, auf den es entsprechend reagiert. Diese schnelle Informationsübertragung können wir uns zunutze machen, um zu überprüfen, wie das Nervensystem auf eine Übung reagiert. Auf den nachfolgenden Seiten stellen wir Ihnen verschiedene Testmöglichkeiten vor, mit denen Sie die Übungen auf ihre individuelle Wirksamkeit hin überprüfen können. Grundsätzlich können Sie zur Evaluierung jeden Test für jede Übung verwenden. Suchen Sie sich ein bis zwei Tests aus, die Ihnen schwerfallen. Hiermit können Sie Verbesserungen optimal und schnell feststellen.

Testen als Teil des Trainings

Was ist die richtige Übung für Sie? Um diese Frage zu beantworten, bedarf es des Testens. Jede Übung hat eine Auswirkung auf das Nervensystem. Ob die Übung für Sie jedoch vorteilhaft oder gegebenenfalls sogar negativ ist, ist individuell und muss daher evaluiert werden. Dies herauszufinden, ist ganz einfach.

Vor einer Übung ist es wichtig, Ihren persönlichen Ausgangspunkt zu erörtern. Führen Sie hierzu einen der nachfolgenden Tests durch. Dieser Schritt ist ausgesprochen wichtig und sollte stets vor einer Übungsdurchführung stattfinden. Das Nervensystem ist vielen Reizen ausgesetzt und verändert sich permanent. Entsprechend unterschiedlich kann Ihre tägliche Ausgangslage sein, was fortwährendes Testen unerlässlich macht. Im Anschluss an den Test

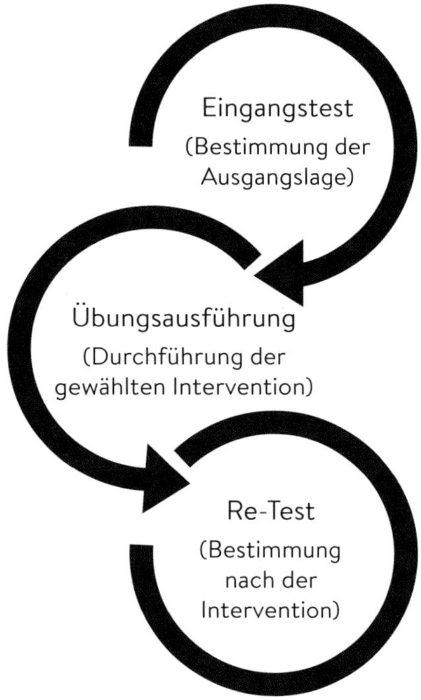

Mit der Testschleife – Eingangstest, Übungsausführung und Re-Test – bestimmen Sie die individuelle Wirkung der absolvierten Übung.

führen Sie eine der Übungen aus diesem Buch gemäß der Anleitung durch. Führen Sie direkt im Anschluss einen Re-Test durch, um nun die Effektivität dieser Übung zu ermitteln. Hierzu verwenden Sie den gleichen Test wie vor der Übung.

Das Wundervolle an unserem Nervensystem ist, dass es Ihnen sofort eine Einschätzung zu der Übung gibt. Das Ergebnis ist direkt sichtbar. Ihr Nervensystem kann mit unterschiedlichen »Antworten« auf eine Übung reagieren. Je nachdem, wie Ihr Nervensystem eine Übung einschätzt, ergeben sich für den Re-Test drei unterschiedliche Szenarien. Wie diese aussehen können und was das für Ihr Training bedeutet, sehen Sie in der Tabelle.

Drei Re-Test-Szenarien		
Positive Übung = positiver Re-Test → Der Re-Test hat sich durch die Übung verbessert.	**Aufzuarbeitende Übung = negativer Re-Test → Der Re-Test hat sich durch die Übung verschlechtert.**	**Neutrale Übung = neutraler Re-Test → Der Re-Test hat sich durch die Übung nicht verändert.**
Herzlichen Glückwunsch! Ihr Nervensystem empfindet diese Übung positiv. Sie haben hier einen Joker gezogen.	Ihr Nervensystem sieht eine Gefahr und will sich schützen. Die Wirkung hält nach einmaliger Durchführung meist nur kurze Zeit an. Also kein Grund zur Sorge.	Test und Re-Test sind gleich. Sie werden weder schlechter noch besser. Ihr Nervensystem arbeitet in diesem Bereich einwandfrei. Dies ist eine tolle Erkenntnis.
Führen Sie diese Übung so oft wie möglich durch und so viel, wie Ihnen davon guttut. Sie steht in Ihrem Trainingsplan ganz vorn.	Integrieren Sie diese Übungen vorerst nicht in Ihr Training. Stärken Sie Ihr Nervensystem eine Zeit lang zuerst mit positiv getesteten Übungen und testen Sie aufzuarbeitende Übungen zu einem späteren Zeitpunkt erneut.	Integrieren Sie diese Übungen nach Lust und Laune in Ihren Trainingsplan.

Der Effekt, egal ob positiv oder negativ, hält gerade zu Beginn meist nur eine kurze Zeit an. Für gewöhnlich handelt es sich um eine Zeitspanne zwischen 10 und 30 Sekunden. Führen Sie den Re-Test daher zügig nach der Übung aus. Mit jeder Wiederholung erstellen Sie neue Verknüpfungen im Gehirn und fördern die Neuroplastizität. Sie schaffen es, Ihr Nervensystem nachhaltig zu verändern, sodass die positiven Wirkungen immer länger anhalten. Bis sich nachhaltige und langfristige Ergebnisse einstellen, bedarf es jedoch einer gewissen Trainingsdauer. Lassen Sie sich daher Zeit und bleiben Sie am Ball.

Überprüfen Sie jede Übung einzeln auf ihre individuelle Wirksamkeit und auch immer wieder im Verlauf der Zeit. Ihr Nervensystem verändert sich kontinuierlich, was auch Einfluss auf die Re-Test-Ergebnisse haben wird. Zwei Beispiele hierzu: Aus einer positiven Übung kann eine neutrale Übung werden oder aus einer aufzuarbeitenden eine neutrale. Alles ist möglich. Auch in die andere Richtung kann es Verschiebungen geben. Testen Sie daher kontinuierlich und passen Sie das Training entsprechend der Ergebnisse sowie auch Ihres Allgemeinbefindens fortlaufend an.

Wichtige Hinweise für das Testen

Sie möchten optimal von dem Testprinzip profitieren? Dann beachten Sie hierzu bitte folgende Hinweise für die Durchführung.

- Wählen Sie als Test und Re-Test immer den gleichen Test. Nur so können Sie die Wirkung der Übung sinnvoll testen.
- Führen Sie Test und Re-Test stets unter gleichen Bedingungen durch. Hierzu zählen die gleiche Fußstellung (zum Beispiel geschlossen) und Körperposition. Jede Veränderung kann das Testergebnis verfälschen und Sie erhalten dann keine aussagekräftigen Ergebnisse.
- Absolvieren Sie den Re-Test zeitnah nach der Übung, optimalerweise binnen 30 Sekunden. Gerade wenn Sie das Training neu aufnehmen, kann die Wirkung schnell nachlassen.
- Führen Sie bei den Beweglichkeitstests jeweils zwei bis drei Wiederholungen der Testbewegung aus. Dies ist ausreichend, um eine Einschätzung treffen zu können und das Ergebnis zu überprüfen. Viel hilft nicht viel.
- Ob eine Übung Ihnen leicht- oder schwerfällt, sagt erst einmal nichts über deren Einfluss auf das Nervensystem aus. Konzentrieren Sie sich auf Übungen, die Sie besser machen, auch wenn die Übung an sich manchmal anstrengend sein mag. Es lohnt sich!

Notieren Sie Ihre Ergebnisse, indem Sie ein Kreuz in der entsprechenden Spalte setzen. Am Schluss eines jeden Kapitels finden Sie eine Übungstabelle, die hier schematisch dargestellt ist. Nutzen Sie diese, um die Wirkung der einzelnen Übungen für sich zu dokumentieren.

Beispieltabelle – die Wirkung der Übungen dokumentieren			
Übung	**Positiv**	**Neutral**	**Aufzuarbeiten**
Kopfseitneige		x	
Unendlichkeitsgang	x		

Beweglichkeitstests - Ihr einfacher Einstieg ins Testen

Das Gehirn lässt nur den Bewegungsradius zu, den es als sicher empfindet. Erinnern Sie sich: Für das Gehirn steht Sicherheit an erster Stelle. Bewegungseinschränkungen sind somit die Folge mangelnder Sicherheit. Mit einem positiven Reiz können wir das Sicherheitsempfinden erhöhen. Das Resultat ist eine bessere Beweglichkeit. Die folgenden Beweglichkeitstests sind eine hervorragende und einfache Methode, um zu ermitteln, wie Ihr Nervensystem auf eine Übung reagiert. Notieren oder merken Sie sich jeweils Ihren Ausgangswert. Führen Sie eine beliebige Übung aus diesem Buch durch. Durchlaufen Sie die Testbewegung erneut, vergleichen Sie die Ergebnisse und evaluieren Sie die Übung in die Kategorien »positiv«, »neutral« oder »aufzuarbeiten«.

Nackenbeweglichkeit

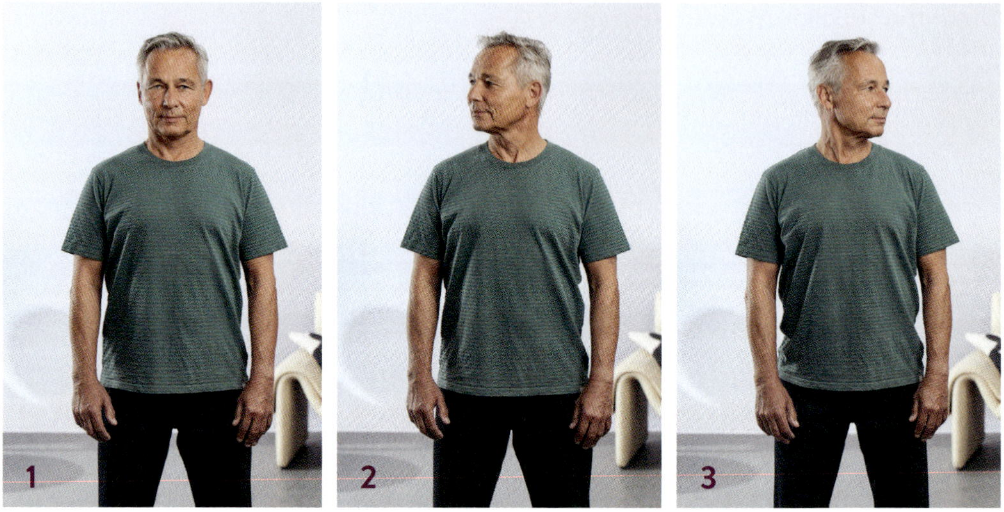

1. Stellen oder setzen Sie sich gerade mit aufrechtem Rücken hin. Schieben Sie den Kopf leicht nach hinten und ziehen Sie das Kinn etwas heran.
2. Bewegen Sie nun den Kopf langsam 2- bis 3-mal nach rechts und schauen Sie über die Schulter. Wie groß ist Ihre Beweglichkeit nach rechts? Merken Sie sich einen Punkt oder Gegenstand, den Sie am Ende der Drehung im Raum noch sehen können. Wie hoch ist die empfundene Spannung? Merken oder notieren Sie sich den Bewegungsradius für diese Rotation.
3. Wiederholen Sie den Test zur linken Seite und schauen Sie über die linke Schulter. Achten Sie darauf, dass Ihr Oberkörper stabil in der Mitte bleibt. Können Sie einen Unterschied zwischen beiden Seiten feststellen? Fällt Ihnen die Bewegung auf einer Seite schwerer?

Hinweise

- Vergleichen Sie den Bewegungsumfang und die empfundene Spannung bei der Drehung nach rechts und links. Die eingeschränktere Seite eignet sich besonders für Test und Re-Test.
- Sollten Sie unter Nackenverspannungen oder Schmerzen in diesem Bereich leiden, so ist dieser Test nicht ideal. Wählen Sie in diesem Fall bitte eine der weiteren Testmöglichkeiten.

Schulterbeweglichkeit

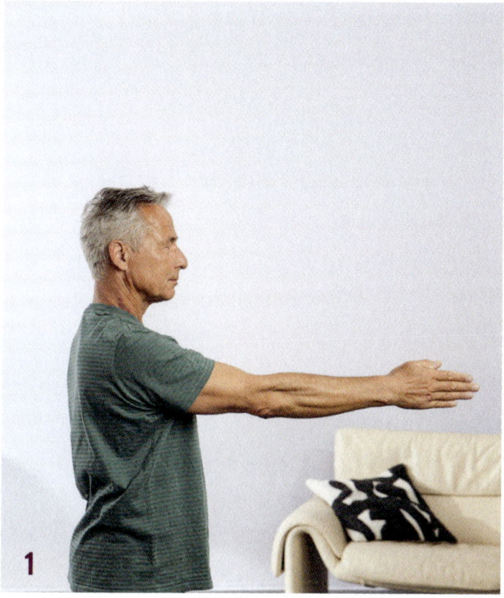
1

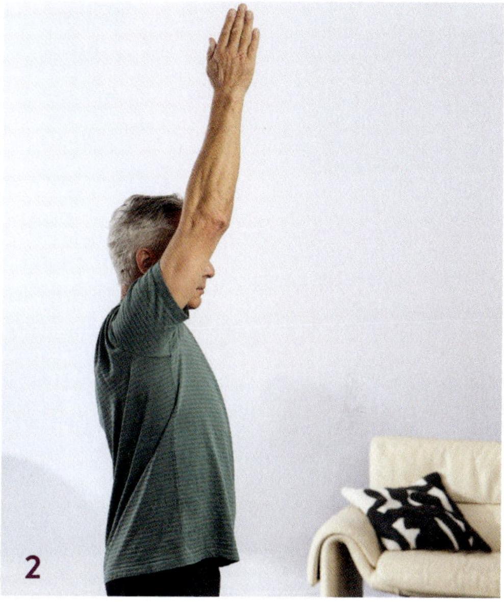
2

1. Stellen oder setzen Sie sich gerade mit geradem Rücken hin. Strecken Sie den rechten Arm nach vorn aus.
2. Heben Sie den Arm nun 2- bis 3-mal über vorn so weit wie möglich zur Decke an. Achten Sie darauf, dass Ihr Ellenbogen während der Bewegung gestreckt bleibt. Wie weit können Sie den Arm anheben? Erreicht Ihr Oberarm den Kopf? Oder können Sie ihn sogar darüber hinausheben? Merken oder notieren Sie sich Ihren Bewegungsradius. Wiederholen Sie den Test mit dem linken Arm. Können Sie Unterschiede zwischen rechtem und linkem Arm feststellen? Fällt Ihnen die Bewegung auf einer Seite schwerer?

Hinweis: Vergleichen Sie den Bewegungsradius und die empfundene Spannung in der rechten und linken Schulter. Der schlechter abschneidende Arm eignet sich besonders zum Testen.

Vorbeuge

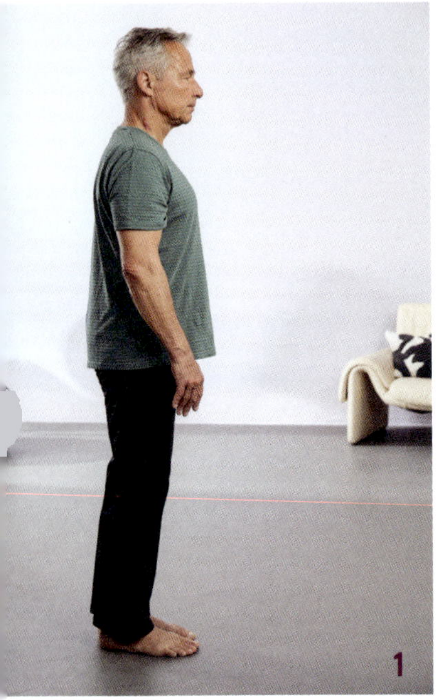

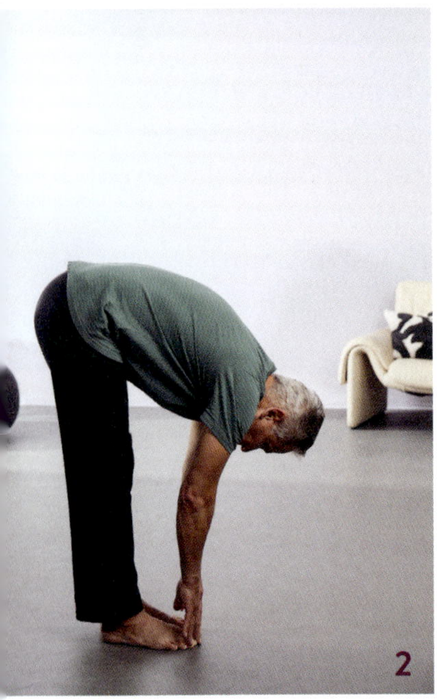

1. Stellen Sie sich mit geschlossenen Füßen und aufrecht mit langer Wirbelsäule hin. Beide Knie sind gestreckt und sollten es während der Bewegung bleiben.
2. Beugen Sie den Oberkörper aus der Hüfte nun so weit nach vorn, wie Sie können, und versuchen Sie, mit den Händen Richtung Boden zu kommen. Führen Sie zwei bis drei Wiederholungen durch, um ein Gefühl für Ihre aktuelle Beweglichkeit zu bekommen. Kommen Sie nur bis zu den Knien? Oder berühren Ihre Fingerspitzen gar den Boden? Wie intensiv nehmen Sie die Dehnung in den Oberschenkelrückseiten und im Rücken wahr?

Hinweise

- An der Vorbeuge ist auch der Gleichgewichtssinn beteiligt. Die Übung ist daher ungeeignet, wenn Sie unter Schwindel leiden. Wählen Sie in diesem Fall besser einen der anderen Beweglichkeitstests.
- Sollten Sie sehr beweglich sein und bereits beim ersten Mal mit der gesamten Handfläche den Boden berühren, dann ist die Vorbeuge ebenfalls kein geeigneter Test für Sie, da es wenig Raum gibt, Verbesserungen zu messen.

Alltagstipp

AUFSTEHEN OHNE HILFE

Bewegungen, die wir täglich ausführen, bieten sich ebenfalls als Testmöglichkeit an. Nehmen wir zum Beispiel das Hinsetzen und Aufstehen – aus dem Bett, vom Stuhl oder von der Couch, aus dem Auto, von der Toilette, von der Parkbank. Wie leicht fällt Ihnen das? Müssen Sie sich festhalten? Brauchen Sie etwas Schwung, um hochzukommen? Nehmen Sie eine Sitzmöglichkeit und testen Sie das Aufstehen und Hinsetzen ohne Schwung und ohne sich festzuhalten.

Wie leicht fällt Ihnen die Bewegung?

- ☐ einfach
- ☐ schwierig
- ☐ sehr herausfordernd
- ☐ aktuell noch nicht durchführbar

Fällt Ihnen eine der Bewegungen – hinsetzen oder aufstehen – schwerer? Wie verändert sich Ihr Gefühl nach einer Übung zum Beispiel aus den Kapiteln 4, 5 oder 6? Aufgrund der Auf- und Abwärtsbewegung ist bei diesem Test auch das Gleichgewicht mitbeteiligt. Weitere Tests dazu finden Sie im folgenden Abschnitt. Als reinen Beweglichkeitstest können Sie prüfen, wie leicht es Ihnen im Sitzen fällt, die Beine übereinanderzuschlagen. Gibt es einen Unterschied, wenn Sie das rechte oder linke Bein über das andere schlagen? Nehmen Sie die schwierigere Seite als Testmöglichkeit.

Die Standfestigkeit testen

Die Übungsevaluierung ist auch mit einem Balancetest möglich. Verbessert sich die Standfestigkeit, so ist die Übung positiv zu bewerten. Die Tests eignen sich auch, um Ihren Gleichgewichtssinn und Ihre Haltungskontrolle zu überprüfen. Sollte Ihnen insbesondere der Tandemstand schwerfallen und Sie diesen weniger als 10 Sekunden (mit offenen Augen) halten können, so ist dies ein Hinweis auf eine Einschränkung Ihres Gleichgewichtssinns. Wir legen Ihnen in diesem Fall insbesondere die Übungen aus Kapitel 5 ab Seite 119 ans Herz.

Wichtig! Achten Sie darauf, dass Sie für die folgenden Tests ausreichend Platz um sich herum haben und sich keine Hindernisse oder Gegenstände in Ihrer unmittelbaren Nähe befinden. Führen Sie den Test zur Sicherheit in einem Türrahmen oder nahe an einer Wand stehend durch, damit Sie sich bei Bedarf festhalten können. Vielleicht kann Sie auch ein Partner unterstützen. Dieser kann gleichzeitig beobachten, wie Sie die Übung ausführen, und Ihnen Feedback geben. Schließen Sie die Augen nur, wenn Sie sich bei den Standpositionen mit offenen Augen wirklich sicher fühlen.

Geschlossener Stand

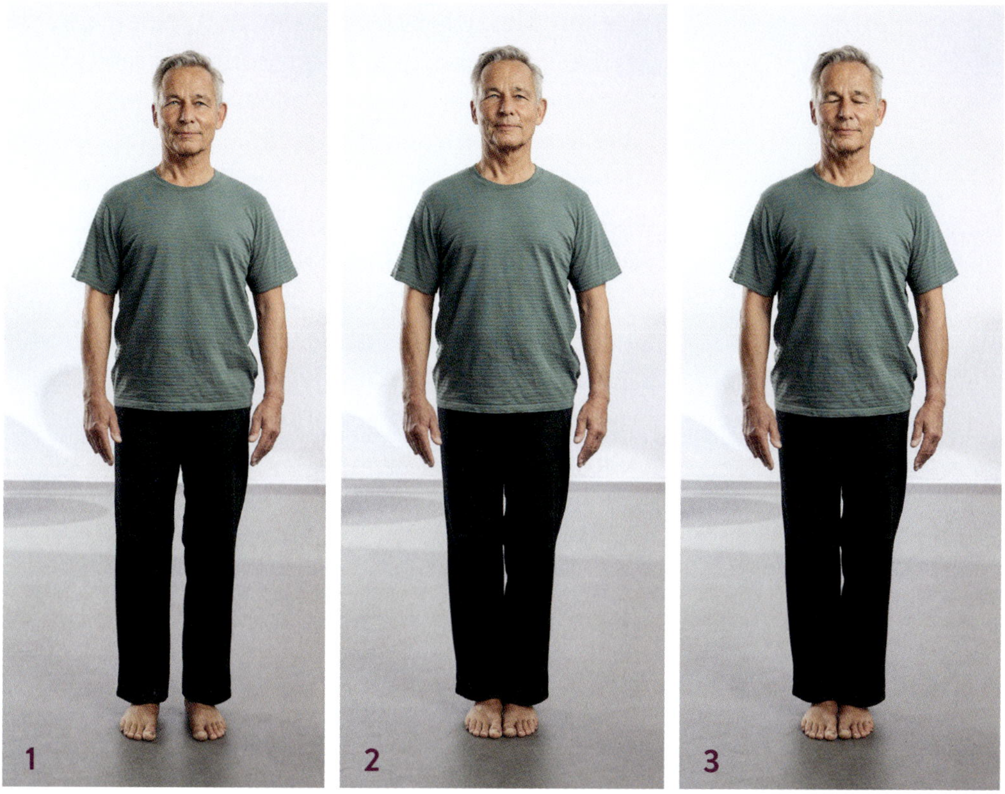

1. Stellen Sie sich aufrecht mit hüftbreit platzierten Füßen hin. Lassen Sie die Arme locker an den Körperseiten hängen und blicken Sie geradeaus.
2. Schließen Sie die Füße zu einem engen Stand zusammen. Das Gewicht ist auf beiden Beinen gleichmäßig verteilt. Halten Sie diese Position für 15 bis 20 Sekunden. Wie leicht fällt Ihnen das? Können Sie den Stand stabil halten oder schwankt Ihr Oberkörper zu einer Seite?
3. Ihnen fällt es leicht, mit geschlossenen Füßen zu stehen? Wunderbar. Stellen Sie Ihr Gleichgewicht weiter auf die Probe. Schließen Sie beide Augen für 10 bis 15 Sekunden und versuchen Sie, die Position zu halten. Wie fühlen Sie sich nun? Achten Sie auf Schwankungen oder Bewegungen im Körper. Testen Sie, ob sich Ihre Standfestigkeit nach der Übung verbessert hat. Fällt es Ihnen leichter, die Augen zu schließen? Können Sie die Position länger halten?

Tandemstand

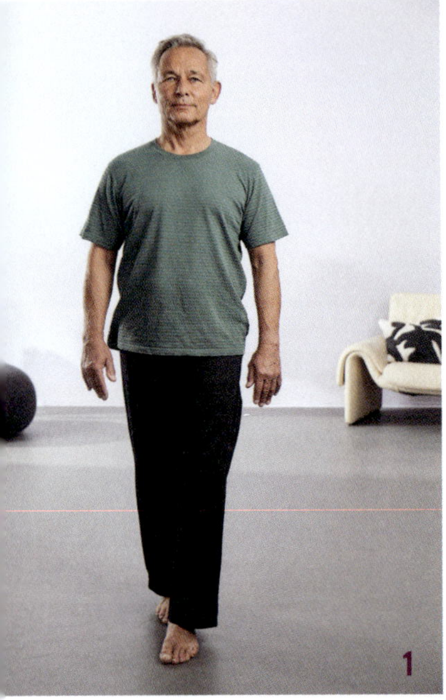
1

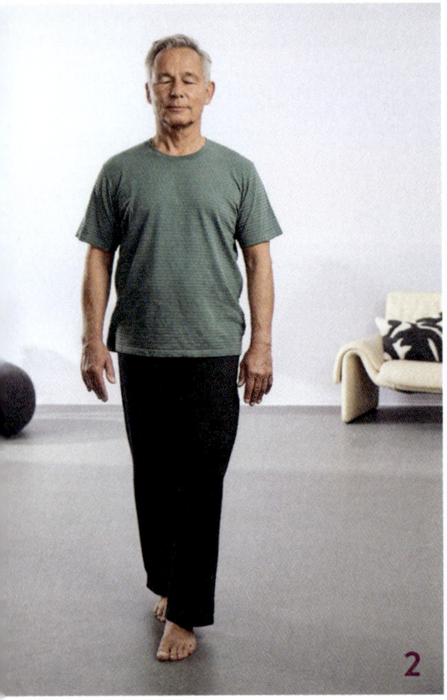
2

1. Stellen Sie sich aufrecht hin und lassen Sie die Arme locker an den Körperseiten herabhängen. Richten Sie den Blick geradeaus. Setzen Sie nun den linken Fuß vor den rechten. Die Ferse berührt dabei die Zehen des hinteren Fußes. Lassen Sie Ihr Körpergewicht tendenziell auf dem hinteren Bein ruhen. Versuchen Sie, für 15 bis 20 Sekunden in dieser Position zu bleiben. Wie leicht fällt Ihnen das? Können Sie den Stand stabil halten oder schwankt Ihr Oberkörper zu einer Seite?
2. Der Tandemstand mit offenen Augen ist für Sie kein Problem? Schließen Sie beide Augen für 10 bis 15 Sekunden und versuchen Sie, die Position zu halten. Wie ist Ihre Standfestigkeit nun? Achten Sie auf Schwankungen oder Bewegungen im Körper.
3. Wiederholen Sie den Test mit dem anderen Bein. Wechseln Sie die Fußposition und setzen Sie den rechten Fuß vor den linken.

Hinweis: Prüfen Sie den Stand immer zuerst mit offenen Augen, wenn möglich später mit geschlossenen Augen. Gibt es eine Schrittposition, die Ihnen schwerer fällt? Nutzen Sie die schlechtere Seite als Test, um die Übungen zu evaluieren.

Alltagstipp

SCHUHE ANZIEHEN

Es gibt mehrere Möglichkeiten, das Gleichgewicht im Alltag zu testen. Eine einfache Möglichkeit ist das Schuhe-Anziehen. Wie ziehen Sie Ihre Schuhe aktuell an? Müssen Sie sich setzen? Ist der Schuhlöffel Ihr treuer Begleiter? Testen Sie, wie gut Sie Ihre Schuhe ohne Schuhanzieher im Stehen anziehen können. Natürlich spielt auch die Beweglichkeit hierfür eine Rolle. Stellen Sie sich aufrecht hin. Versuchen Sie, sich einen Schuh im Stehen ohne Hilfsmittel anzuziehen.

Wie leicht fällt Ihnen die Bewegung?

- ☐ einfach
- ☐ schwierig
- ☐ sehr herausfordernd
- ☐ aktuell noch nicht durchführbar

Achten Sie darauf, wie stabil Sie sich fühlen und wie sich die Bewegung anfühlt. Gibt es eine Seite, die Ihnen leichter oder schwerer fällt? Alternativ können Sie auch das Treppensteigen als Test nutzen. Treppen begegnen einem tagtäglich. Wie gehen Sie die Treppe hoch und runter? Müssen Sie sich am Handlauf festhalten? Schauen Sie nach unten auf die Stufen oder machen Sie Zwischenschritte? Führen Sie eine beliebige Übung aus Kapitel 4 (ab Seite 64) oder 5 (ab Seite 119) durch und testen Sie die Bewegung erneut. Mit diesen Tests bekommen Sie auf einfache Art und Weise ein Gefühl dafür, wie es um Ihre Balance bestellt ist, und merken schnell im Alltag, welchen Einfluss die Übungen auf Sie haben können.

Das Sehvermögen testen

Wie Sie bereits wissen, sind die Augen ein wichtiger Informationsgeber für das Gehirn. Eine gute Augenfunktion leistet daher einen entscheidenden Beitrag, um sich in der Umwelt zurechtzufinden und für das Sicherheitsempfinden des Gehirns. Wie die zuvor beschriebenen Testmöglichkeiten reagieren auch unsere Augen auf einen gesetzten Impuls. Empfindet das Gehirn diesen Impuls als positiv, erhöht sich das allgemeine Sicherheitsempfinden. Das Resultat ist eine Verbesserung der Sehfähigkeit.

Das Testen des Sehvermögens mit den folgenden Übungen ist daher hervorragend geeignet, um zu ermitteln, wie Ihr Nervensystem auf eine Übung reagiert, und die individuelle Wirkung zu überprüfen. Merken oder notieren Sie sich jeweils den Ausgangswert. Die Tests eignen sich insbesondere für die Übungen aus Kapitel 6 zur Verbesserung der Sehfähigkeit (ab Seite 151), können aber auch für jede beliebige Übung aus den anderen Kapiteln verwendet werden. Im Anschluss absolvieren Sie den Augentest erneut und vergleichen die Ergebnisse.

Wichtig! Im Idealfall sollten Sie die nachfolgenden Sehtests sowie auch die Übungen aus Kapitel 6 zum Sehvermögen ohne Sehhilfen wie Brille oder Kontaktlinsen durchführen. Sollte Ihre Sehfähigkeit jedoch so stark eingeschränkt sein, dass Sie die Buchstaben innerhalb einer Armlänge nicht erkennen können, dann dürfen Sie die Sehhilfe auch während des Tests und Re-Tests tragen. Wichtig ist, dass Sie beim Testen immer den gleichen Abstand einhalten.

Buchstaben erkennen

Material: Snellen-Sehtafel

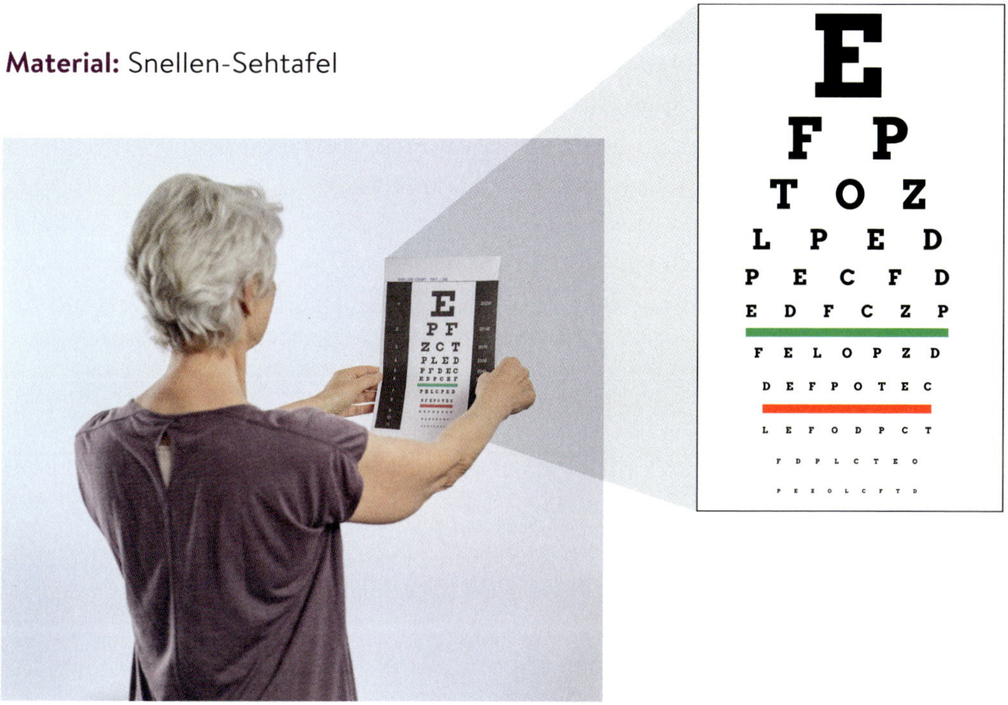

Bei der Snellen-Sehtafel handelt es sich um eine Tafel mit immer kleiner werdenden Buchstaben oder Symbolen. Einen ähnlichen Test haben Sie vielleicht bei Ihrem Augenarzt oder Optiker bereits einmal durchgeführt. Diese Möglichkeit der Sehüberprüfung gibt es mittlerweile auch als App. Diese haben unter anderem Namen wie Eye Chart HD oder Eye Snellen Chart und sind teilweise kostenfrei verfügbar. Alternativ können Sie eine solche Tafel ausgedruckt über das Internet erwerben.

- Halten Sie die Tafel oder das Mobiltelefon mit ausgestrecktem Arm auf Augenhöhe vor sich. Wenn Sie die Tafel nutzen, bringen Sie diese im besten Fall an einer Wand an, da Sie dann einen vorgegebenen Abstand einhalten sollten, den Sie auf der Tafel vermerkt finden. Meist sind dies um die drei Meter.
- Beginnen Sie nun, von oben nach unten die Reihen mit den kleiner werdenden Buchstaben oder Symbolen zu lesen beziehungsweise zu erkennen. Blicken Sie dabei mit beiden Augen auf die Tafel. Bis zu welcher Größe be-

ziehungsweise Reihe können Sie die Buchstaben oder die Symbole klar und deutlich erkennen? Notieren oder merken Sie sich das Ergebnis.

- Führen Sie eine beliebige Übung durch und testen Sie Ihre Sehfähigkeit danach erneut. Sie können eine weitere kleiner geschriebene Reihe klar erkennen? Wunderbar. Dann war die Übung positiv für Sie. Sollte sich Ihre Sehfähigkeit verschlechtern, so deutet dies auf eine Stressreaktion Ihres Körpers hin und die Übung ist aktuell nicht für Sie geeignet.

Hinweis: Achten Sie bei Test und Re-Test darauf, dass Sie den Bildschirm jeweils im gleichen Abstand vor sich halten beziehungsweise den gleichen Abstand zur ausgedruckten Tafel einnehmen. Eine Veränderung verfälscht die Ergebnisse.

Alltagstipp

ALTERNATIVEN ZU FERTIGEN TESTKARTEN

Sie haben keines der genannten Materialien zur Hand? Kein Problem. Nutzen Sie eine Zeitung, ein Buch oder ein Mobiltelefon. Wie klar und deutlich können Sie hier die Buchstaben erkennen? Wie weit oder nah halten Sie die Schrift zu Ihren Augen, um sie erkennen zu können? Testen Sie optimalerweise ohne Sehhilfe. Sehen Sie die Buchstaben nach einer Übung aus Kapitel 6 klarer? Verändert sich der Abstand, in dem Sie den Text zu Ihren Augen halten? All das sind Hinweise darauf, dass sich die Übung positiv auf Sie auswirkt und somit in Ihren Trainingsplan aufgenommen werden sollte.

Sätze erkennen und lesen

Material: Schriftgrößenkarte

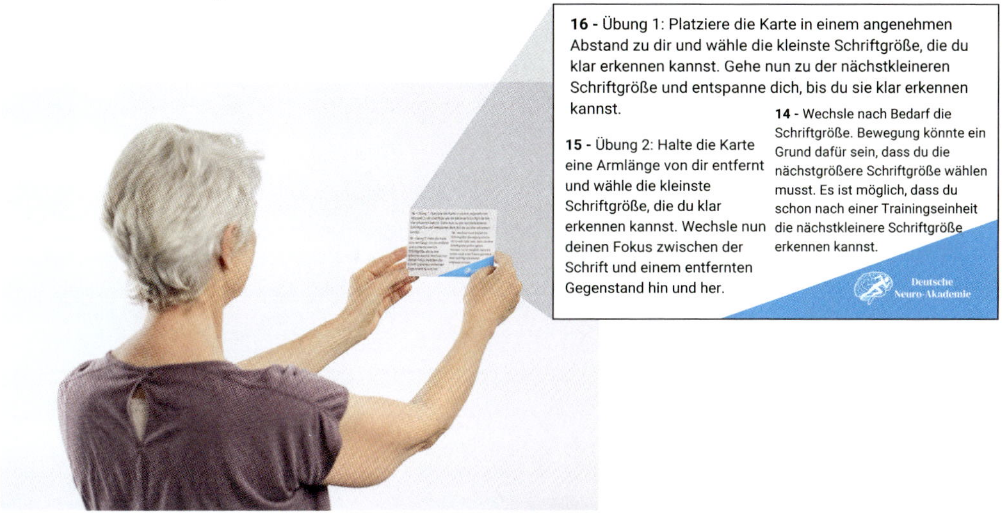

Auf einer Schriftgrößenkarte befinden sich mehrere Sätze in unterschiedlichen Schriftgrößen. Die Schriftgröße ist jeweils als Nummer vor dem Satz abgebildet. Dieser einfache Lesetest eignet sich hervorragend zur Überprüfung Ihrer Sehfähigkeit.

- Halten Sie die Schriftgrößenkarte mit ausgestrecktem Arm auf Augenhöhe vor sich. Beginnen Sie nun, die Sätze nacheinander zu lesen. Blicken Sie dabei mit beiden Augen auf die Tafel. Starten Sie mit der größten Schriftgröße. Bis zu welcher Schriftgröße beziehungsweise Nummer können Sie die Buchstaben klar und deutlich erkennen? Notieren oder merken Sie sich die Zahl.
- Führen Sie eine beliebige Übung durch und testen Sie Ihre Sehfähigkeit im Anschluss erneut. Können Sie nach der Übung eine kleinere Schriftgröße klar erkennen, so war die Übung positiv für Sie. Sollte sich Ihre Sehfähigkeit verschlechtern, so ist dies eine Stressreaktion Ihres Körpers. Die Übung ist für Sie dann aktuell ungeeignet.

Hinweis: Achten Sie bei Test und Re-Test darauf, dass Sie die Karte jeweils im gleichen Abstand vor sich halten. Eine Veränderung verfälscht die Ergebnisse.

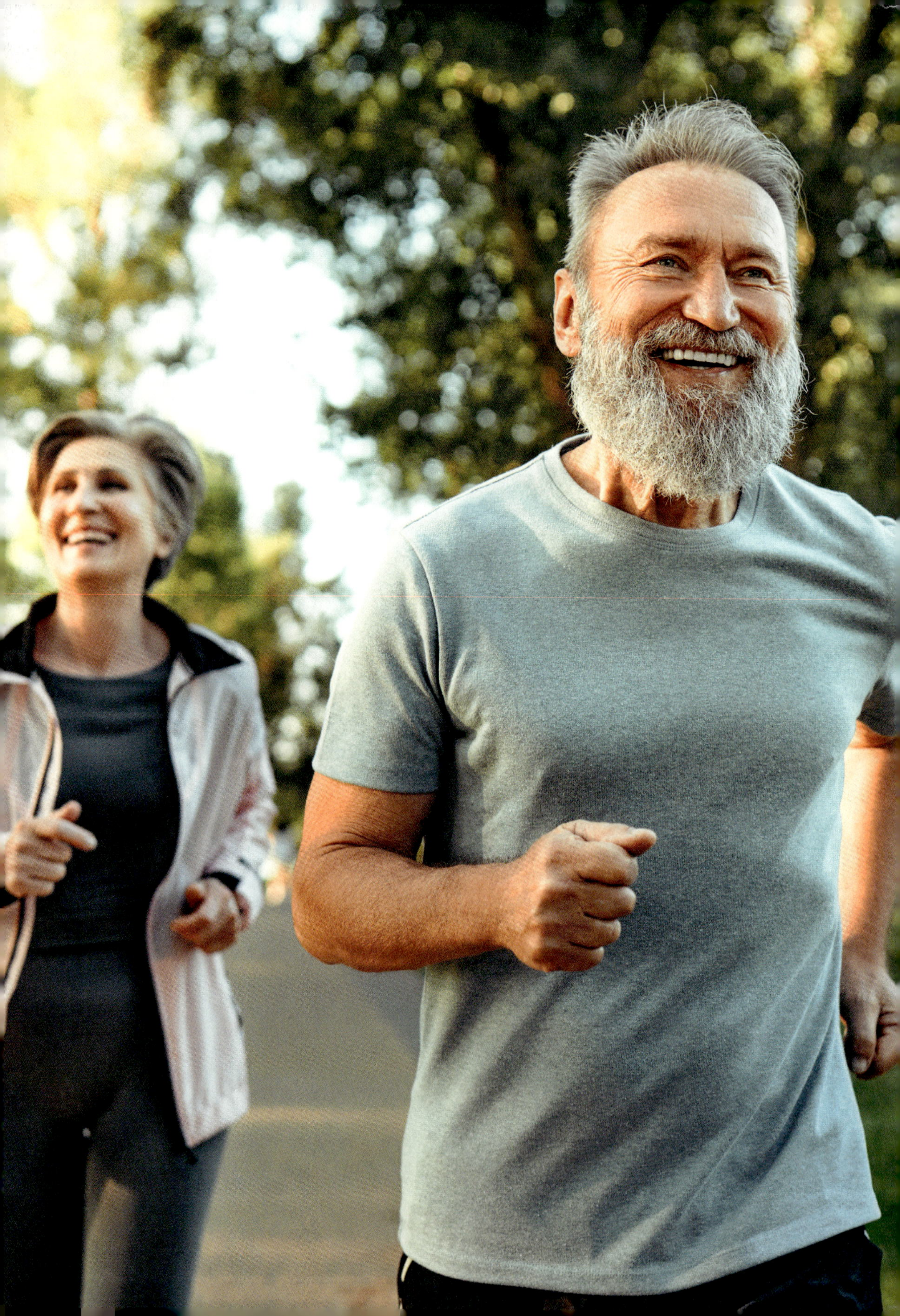

Kapitel 4

Selbstständig bleiben – Mobilität und Kraft bis ins hohe Alter

Warum Bewegungsarmut problematisch ist

Während die Jugend das Kapitel des ständigen Aufbruchs und der Energie ist, wird das Alter oft fälschlicherweise mit dem Rückzug und der Ruhe gleichgesetzt. Doch diese Ruhe ist trügerisch. Bewegungsmangel im Alter ist eine stille Epidemie, die das Tor zu vielfältigen gesundheitlichen Herausforderungen öffnet. Erinnern Sie sich: Bewegung ist für das Gehirn überlebensnotwendig.

Physisch gesehen erhöht Inaktivität das Risiko für zahlreiche Erkrankungen, darunter Herz-Kreislauf-Erkrankungen, Diabetes, Bluthochdruck und Osteoporose. Muskeln und Knochen, die nicht regelmäßig belastet werden, verlieren an Stärke und Dichte, was nicht nur zu einem erhöhten Sturzrisiko, sondern allgemein auch zu einer geringeren Selbstständigkeit führt. Stellen Sie sich vor, Ihre Muskeln und Gelenke sind wie ein Garten – ohne Pflege, in diesem Fall Bewegung, verkümmern die Blumen und das Unkraut sprießt. Muskelschwund und Gelenksteifigkeit schränken die Bewegungsfreiheit ein. Das tägliche Aufstehen aus dem Sessel, ein Spaziergang im Park oder das Treppensteigen werden durch Unbeweglichkeit oder gar Schmerzen zur Herausforderung.

Bewegungsarmut wirkt sich ebenfalls auf das Gehirn aus. Bewegung fördert nicht nur die Durchblutung und kognitive Prozesse, sondern auch die Produktion von Neurotransmittern. Diese sind entscheidend für eine positive Stimmung und das Wohlbefinden. Das Gehirn braucht vielfältige und komplexe Bewegungen, um ausreichend stimuliert zu werden. Fehlt dieser Stimulus, so kann das zu einer Abnahme von neurologischen Funktionen führen, wodurch alltägliche Aufgaben wie das Erinnern an Namen oder das Planen von Aktivitäten mühsamer werden. Gebiete wie der Hippocampus, die Zentrale für Gedächtnis und Lernen, sind besonders auf eine gute Durchblutung angewiesen. Bei Inaktivität kann es zu einer Atrophie in diesem Bereich kommen – der Bereich verkümmert also –, was sich negativ auf die kognitive Leistung auswirkt.

Die Propriozeption, das Gefühl für die Stellung der Gelenke, wird schwächer, wenn sie nicht regelmäßig durch vielfältige Bewegungen gefordert wird. Ältere Menschen, die an propriozeptiven Defiziten leiden, fühlen sich beispielsweise beim Gehen auf unebenem Untergrund oder bei Dunkelheit oft unsicher, was die Sturzgefahr erheblich erhöht. Gezielte Übungen zur Sturzprophylaxe finden Sie in Kapitel 5 (ab Seite 119).

Die Verbesserung der Propriozeption durch gezieltes Training kann so vielfältig sein wie das Leben selbst. Mobilisationsübungen, die die Gelenke durch ihre gesamte natürliche Bewegungsamplitude führen, sind wie das Ölen eines alten, knarrenden Scharniers. Danach lassen sich die Türen wieder leichter öffnen. Krafttraining wiederum baut die Muskelstärke auf, die erforderlich ist, um diese Türen zu durchschreiten. Nehmen wir das Beispiel von Else, 78 Jahre alt, die durch gezieltes Mobilisations- und Krafttraining wieder in der Lage war, ohne Unterstützung in ihren geliebten Schrebergarten zu gehen und dort zu arbeiten – eine Aktivität, die sie fast aufgegeben hatte.

Die Übungen in diesem Kapitel helfen Ihnen, Ihre propriozeptive Wahrnehmung zu steigern und so Ihren Alltag sicher zu meistern. Von einfachen Mobilisationsübungen, die Sie beim Zähneputzen durchführen können, bis hin zu sanften Kraftübungen, die Sie vor dem Fernseher machen können – es ist für jeden etwas dabei. Gehen Sie die Übungen Schritt für Schritt durch und identifizieren Sie anhand des Testprinzips diejenigen, von denen Sie persönlich am meisten profitieren.

Sensorische Vorbereitung für eine sichere Bewegung

Anknüpfend an die grundsätzliche Bedeutung von Bewegung, wollen wir nun den Fokus auf die sensorische Vorbereitung legen, die eine wesentliche Rolle für eine uneingeschränkte Mobilität spielt. Oftmals führen nicht strukturelle Veränderungen zu Einschränkungen in der Mobilität, sondern vielmehr eine fehlende Basis an sensorischen Informationen, die dem Gehirn ein Gefühl der Sicherheit vermitteln.

Der Sicherheitsaspekt ist der Dreh- und Angelpunkt in der Frage, wie weit unser Körper sich zu bewegen wagt. Der Bewegungsumfang und die Qualität der Bewegungen sind vornehmlich von der Güte sensorischer Rückmeldungen abhängig. Gute sensorische Informationen sind das Fundament jeder physischen Aktion – sie bilden das Alphabet, aus dem unser Gehirn die Sätze der Bewegung formt.

Ein häufig übersehenes Sinnesorgan in diesem Kontext ist unsere Haut. Sie ist nicht nur Schutzhülle, sondern auch reichhaltige Quelle sensorischer Informationen, die unser Sicherheitsempfinden maßgeblich prägen. Wenn die von der Haut aufgenommenen Informationen unzureichend oder fehlerhaft sind, wirkt sich dies unmittelbar negativ auf die Beweglichkeit aus.

Durch Berührung werden verschiedene Rezeptoren in der Haut angeregt. Hierbei spielt die Art der Berührung eine entscheidende Rolle: Während sanfte Berührungen hauptsächlich über Mechanorezeptoren und freie Nervenenden verarbeitet werden, wird durch Druck – etwa durch den Einsatz von Faszienrollen – ein spezieller Typ von Rezeptoren, die Barorezeptoren, aktiviert. Diese messen den ausgeübten Druck und können bei korrekter Anwendung zu einer Verbesserung des motorischen Outputs beitragen. Wichtig ist hierbei das richtige Maß; denn zu starker Druck kann das Gegenteil bewirken. Nozizeptoren, die Gefahrenreize verarbeiten, werden durch zu starken Druck aktiviert, was zu einer Verschlechterung der Bewegungsqualität führen kann. Viel hilft nicht immer viel.

Sensorik vor Motorik

Im Kern der Bewegungskontrolle und -steuerung liegt ein oft vernachlässigtes Prinzip: Die Sensorik leitet die Motorik. Was bedeutet das jetzt genau? Nur was ich gut fühle, kann ich auch gut bewegen. Im Gehirn befindet sich eine Art Landkarte unseres Körpers. Diese repräsentiert, wie und wo sich unser Körper im Raum befindet. Je detailreicher und präziser diese Körperkarte im Gehirn ausgeprägt ist, desto genauer kann das Gehirn Bewegungen planen und desto zuverlässiger wird die Vorhersehbarkeit dieser Bewegungen. Die Verbesserung der Körperkarte ist somit essenziell wichtig für sichere, geschmeidige Bewegung. Wenn Sie beispielsweise die Beine stimulieren, bekommt das Gehirn genauere Informationen über die Lage und Stellung der Extremitäten und der Gelenke von Hüfte, Knie und Sprunggelenk. Dieses Wissen führt zu einer verbesserten, kontrollierten und vorhersehbareren Bewegung. Das Resultat: Das Gehen fällt Ihnen leichter. Wenn wir also über Mobilität und Bewegung sprechen, ist es wichtig, den sensorischen Aspekten Priorität einzuräumen. Dies wird umso deutlicher, wenn wir uns die Verarbeitungswege im Gehirn anschauen.

Die eingehenden Informationen treffen zuerst auf den somatosensorischen Kortex, der ein Teil des Parietallappens ist. Er stellt die Hauptschnittstelle für sensorische Daten dar und ermöglicht es uns, Berührungen und Druck zu empfinden. Erst danach gelangen die Informationen in den motorischen Kortex, der Teil des Frontallappens ist. Beide Bereiche liegen direkt aneinander. Kennengelernt haben Sie diese bereits in Kapitel 2 auf Seite 28. Die sensorischen Komponenten liegen, in aufsteigender (afferenter) Richtung, vor den motorischen Bereichen, was bedeutet, dass die Sensorik immer der Motorik vorausgeht.

Das Prinzip »Sensorik vor Motorik« ist somit im Alltag von unschätzbarem Wert und beeinflusst, wie gut wir uns bewegen und wie wir Bewegungen lernen. Wenn wir zum Beispiel lernen, ein neues Sportgerät zu benutzen oder eine Tanzbewegung auszuführen, sind es zuerst die sensorischen Rückmeldungen, die uns informieren, ob unsere Bewegungen korrekt sind. Nehmen wir das Beispiel von Klaus, der nach einer langen Pause wieder mit dem Golfspielen beginnt. Es ist nicht allein die Bewegung des Golfschwungs, die verbessert werden muss, sondern auch das Gefühl für den Schläger in seinen Händen, die Stellung seiner Füße und die Position seines Körpers relativ zum Ball. Durch das Trainieren der sensorischen Wahrnehmung, zum Beispiel durch gezielte Stimulation der Füße oder indem er sich auf die Berührung des Schlägergriffs fokussiert, kann Klaus seinen Golfschwung effektiver und genauer gestalten.

Ähnliches gilt nach einer Operation. Bevor die Motorik wiederhergestellt wird, sollte der Fokus auf der sensorischen Rehabilitation liegen – das Gefühl spielt eine große Rolle, um den operierten Bereich zu verbessern oder die Gelenkstellung genau zu spüren. Gute Therapeuten setzen genau hier an.

Noch einmal kurz zur Wiederholung, weil es so wichtig ist: Die gezielte Aktivierung sensorischer Reize hilft dem Gehirn, besser Informationen über die Position und den Zustand des Körpers zu erhalten. Die daraus resultierende genauere, verbesserte Körperkarte führt zu einer präziseren Planung und Ausführung der Bewegung, erhöht die Sicherheit und trägt dazu bei, den Bewegungsumfang und die Qualität der Bewegung insgesamt zu erhöhen.

Die sensorische Vorbereitung des Trainings ist daher von entscheidender Bedeutung. Sie optimiert nicht nur die Bewegung und Leistungsfähigkeit, sondern minimiert auch das Risiko für Verletzungen und steigert die allgemeine Bewegungsqualität. Lassen Sie uns direkt in die praktische Umsetzung gehen.

Sensorische Aktivierung

Diese Aktivierung zielt darauf ab, den Körper durch sensorische Stimulationsübungen auf Bewegung vorzubereiten. Die Übungen fördern nicht nur die Durchblutung und den Lymphfluss im Körper, sondern auch im Gehirn. Der gesamte Kortex wird aktiviert.

Sie können die sensorische Aktivierung als Aufwärmprogramm für die nachfolgenden Übungen durchführen, oder wählen Sie eine der Aktivierungsübungen aus, die spezifisch den Körperbereich anspricht, mit dem Sie anschließend arbeiten wollen. Reiben Sie zum Beispiel Nacken und Hals in Vorbereitung auf die Kopfmobilisation, um die Wahrnehmung in diesem Bereich gezielt zu verbessern.

Die Aktivierung kann auch eine eigenständige Routine darstellen. Wie wäre es zum Beispiel nach dem Aufstehen als Start in den Tag? Insbesondere dann, wenn Sie mit morgendlicher Steifheit zu kämpfen haben, ist diese Übung Gold wert. Probieren Sie es aus. Sie werden sich wie neugeboren fühlen.

1. Stellen Sie sich mit hüftbreit geöffneten Füßen hin. Schließen Sie die Augen und reiben Sie sanft mit den Fingern für circa 1 Minute über die Augenlider und den angrenzenden Bereich.
2. Reiben Sie anschließend mit beiden Händen über das Gesicht. Stellen Sie sich vor, Sie würden Ihr Gesicht waschen.
3. Gehen Sie weiter zu den Ohren. Massieren Sie beide Ohren von der Ohrmuschel bis zum Ohrläppchen kräftig mit den Fingern.
4. Legen Sie beide Hände an den Hals. Streichen Sie mit den Händen nacheinander von oben nach unten.
5. Wechseln Sie nun nach hinten zum Nacken. Massieren Sie den Nacken mit den Fingerspitzen in streichenden oder auch kreisenden Bewegungen. Wählen Sie einen angenehmen Druck und vergessen Sie den Haaransatz nicht.
6. Gehen Sie weiter zu den Armen. Legen Sie die linke Hand auf die rechte Schulter. Reiben Sie den Arm außen von der Schulter bis zu den Fingerspitzen ab. Gehen Sie innen wieder nach oben und beginnen Sie die Bewegung erneut. Wechseln Sie im Anschluss zum rechten Arm und reiben diesen ab.
7. Legen Sie beide Handflächen unter die Brust an die Rippenbögen. Reiben Sie den Bereich der Rippen an der Körpervorder- und Rückseite ab.

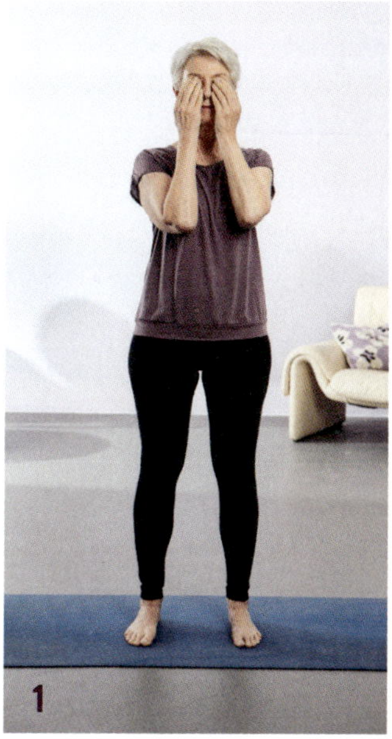
1

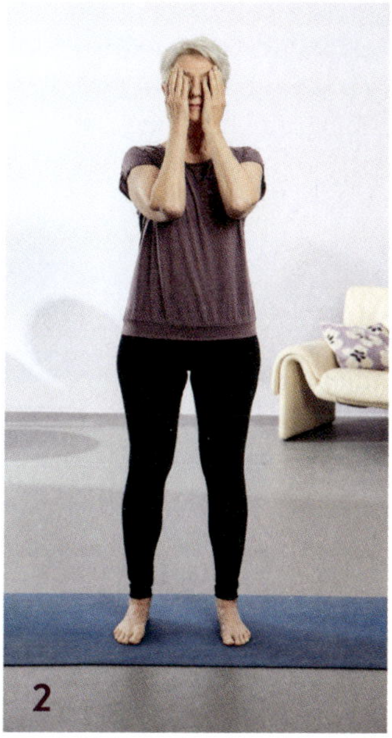
2

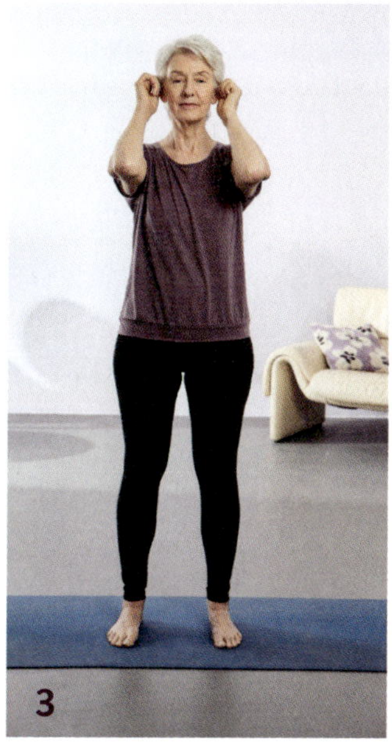
3

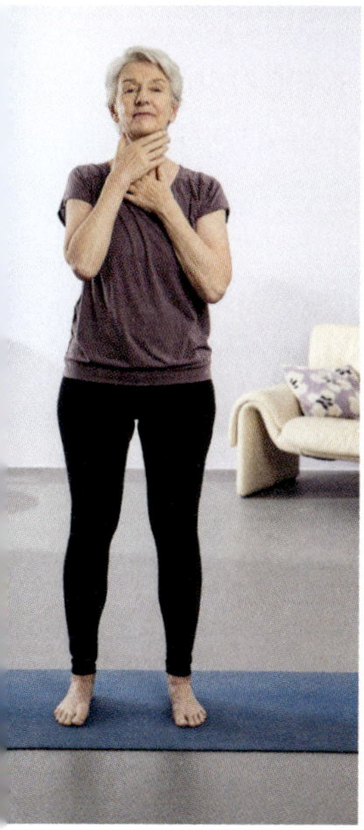

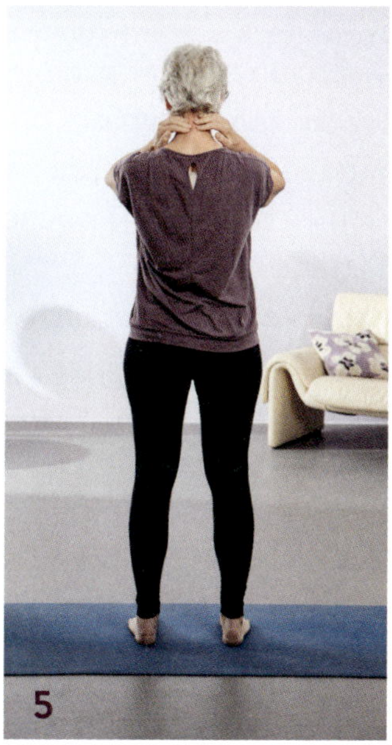
5

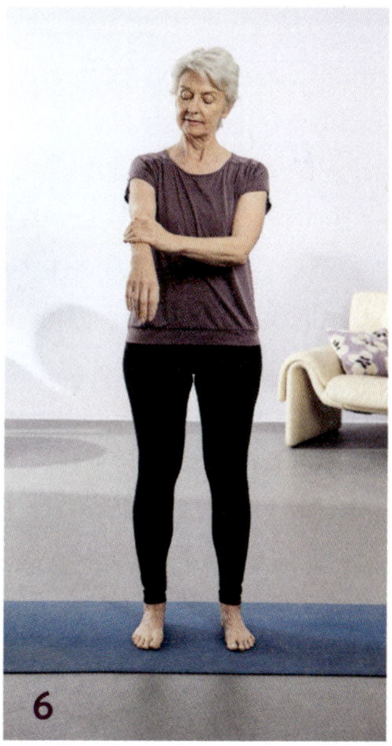
6

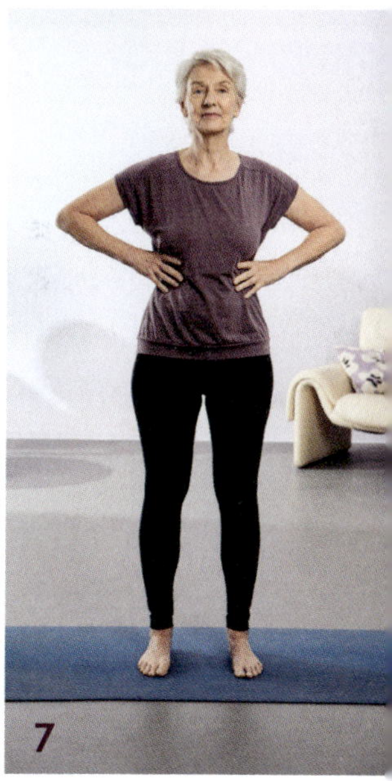
7

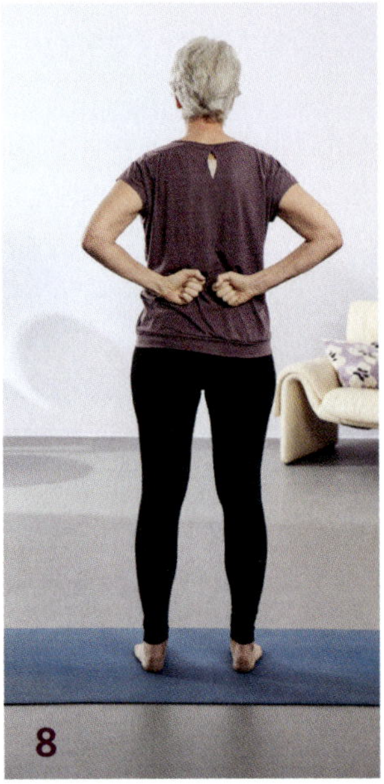

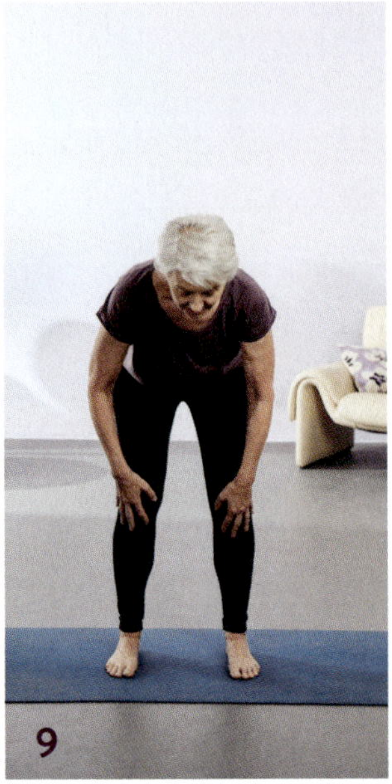

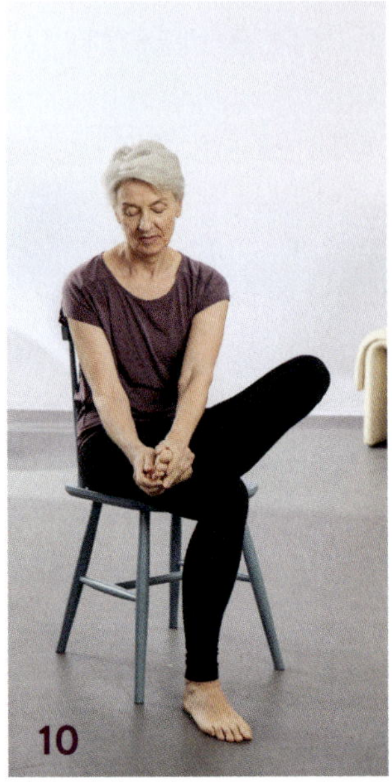

8. Ballen Sie die Hände zu Fäusten. Platzieren Sie die Fäuste neben der Wirbelsäule in der Region der Lendenwirbelsäule. Massieren Sie mit leichtem Druck in einer Bewegung von oben nach unten oder auch mit Kreisen den unteren Rücken – je nachdem, was für Sie angenehm ist.
9. Platzieren Sie anschließend beide Händen am Hüftbeuger und reiben Sie entlang der Beinvorderseite von der Hüfte bis zu den Knöcheln nach unten und an der Rückseite wieder hoch. Gehen Sie hierbei leicht in die Knie und halten Sie den Kopf über Herzhöhe, um Ihren Kreislauf nicht zu überlasten.
10. Wenden Sie sich zum Schluss den Füßen zu. Diese haben einen großen Einfluss auf die Stabilität und das Gehirn. Stellen Sie sich auf ein Bein oder setzen Sie sich bei Bedarf. Massieren Sie mit den Händen die linke Fußsohle mit einem angenehmen Druck. Wechseln Sie anschließend den Fuß. Sie möchten Ihre Schuhe nicht ausziehen? Stampfen Sie alternativ mit den Füßen nacheinander auf den Boden, um die Fußsohlen anzuregen.

Hinweis: Führen Sie jede Bewegung zwischen 30 Sekunden und 1 Minute aus. Ein leichter Druck reicht aus, um die sensorischen Systeme zu wecken, ohne sie zu überreizen. Alternativ können Sie statt der streichenden Bewegungen die einzelnen Körperbereiche auch leicht abklopfen.

Die Beweglichkeit im Alter bewahren

Älter zu werden, darf nicht zum motorischen Stillstand führen. Im Gegenteil, es ist eine Zeit, in der bewusste Bewegung und gezielte Mobilisation der Gelenke entscheidend sind, um die Qualität des Lebens zu erhalten und zu verbessern. So bewahren Sie sich die Freiheit und Unabhängigkeit im Alltag. Wie ein Auto ein upgedatetes Navigationssystem mit den neusten Straßen braucht, benötigen auch Sie eine präzise Karte Ihres Körpers, um tägliche Anforderungen umsetzen zu können. Diese Karte wird durch das propriozeptive System bereitgestellt – ein entscheidendes System für die Wahrnehmung des Körpers im Raum. Eine gut definierte und detaillierte körpereigene Landkarte im Gehirn ist unerlässlich, um Bewegungen vorherzusagen und zu kontrollieren und somit die Grundlage für das Sicherheitsgefühl des Gehirns zu schaffen. Lücken oder »blinde Flecken« auf dieser Karte können zu Bewegungseinschränkungen, verminderter Leistung bis hin zu Schmerzen führen. Das alles muss nicht sein, denn Sie können diese Karte verbessern. Mit den nachfolgenden Mobilisationsübungen aktivieren Sie sämtliche Strukturen, die mit den Gelenken verbunden sind, um so deren Funktion zu verbessern. Die Übungen verfeinern die motorische Steuerung und intensivieren die sensorischen Rückmeldungen aus den aktivierten Bereichen. Beide Aspekte verbessern die Körperwahrnehmung und optimieren dadurch die Bewegungsqualität. So bewahren Sie sich die Vielfalt an Bewegungen im Alltag, denn denken Sie daran: Je abwechslungsreicher Sie sich bewegen, desto mehr Informationen bekommt das Gehirn. Dies sorgt dafür, dass die Karten im Gehirn klarer und detaillierter werden und das Nervensystem sich sicherer fühlt – der Schlüssel für Wohlbefinden und Aktivität.

Kopfmobilisation für einen freien Nacken

Die Halswirbelsäule ist das Verbindungsglied zwischen Kopf und Körper. Sie sorgt für eine Stabilisierung des Kopfes, was eine wichtige Voraussetzung für eine gute Funktionsfähigkeit von Augen und Gleichgewichtssystem ist. Durch unsere Verhaltensweisen und Lebensumstände kommt es oft zu einer Verschlechterung der motorischen Ansteuerung in diesem Bereich. Dies spiegelt sich unter anderem in einer Veränderung der Körperhaltung wider. Der Kopf schiebt sich nach vorn und ist häufig gesenkt. Hierdurch steigt nicht nur die Belastung auf den Nacken, diese Haltung kann sich sogar negativ auf Ihren Gefühlszustand auswirken.

DER HOMUNKULUS - ABBILD DES KÖRPERS IM GEHIRN

Die Repräsentation unserer sensorischen und motorischen Funktionen im menschlichen Gehirn wird Homunkulus genannt, was so viel bedeutet wie »kleiner Mensch«. Das Bild illustriert, wie bestimmte Körperteile und ihre Funktionen auf der Großhirnrinde abgebildet werden, einer Art neuraler Landkarte, die unsere körperlichen und sensorischen Fähigkeiten steuert. Im Gehirn existiert eine Vielzahl solcher Körperlandkarten. Im Kontext dieses Buches sind vor allem der sensorische und der motorische Homunkulus von Bedeutung. Der sensorische Homunkulus kartiert, wie unser Gehirn die Informationen von verschiedenen Teilen unseres Körpers empfängt. Besonders hervorzuheben sind die Lippen, die Zunge und die Hände. Diese Regionen nehmen verhältnismäßig große Flächen auf der sensorischen Karte ein, was darauf hinweist, dass wir gerade in diesen Bereichen eine sehr feinfühlige Wahrnehmung haben.

Parallel dazu zeigt der motorische Homunkulus, wie Bereiche unseres Kortex mit der motorischen Steuerung verschiedener Körperteile korrespondieren. Auch hier nehmen die Lippen, die Zunge und die Hände dominante Positionen ein. Unser Gehirn verwendet einen großen Teil seiner Ressourcen, fein abgestimmte Bewegungen in diesen Arealen zu kontrollieren. Die detaillierte Darstellung und überproportionale Repräsentation dieser Körperteile im Homunkulus unterstreichen ihre Bedeutung für komplexe Bewegungsabläufe und sensorische Verarbeitung.

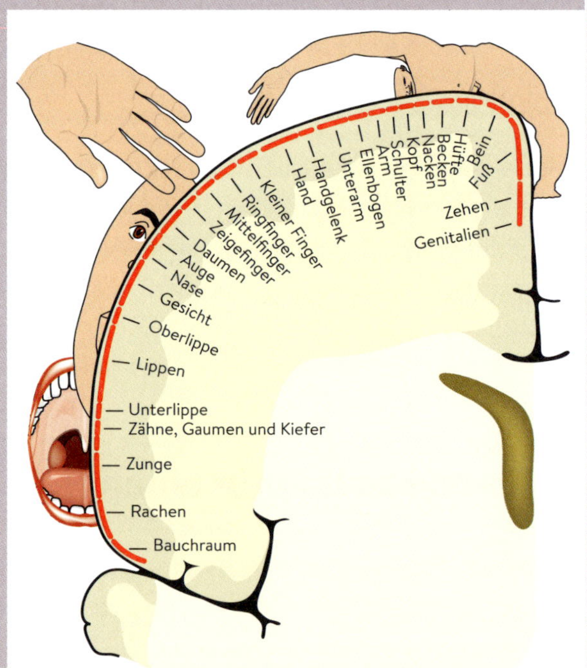

Der Homunkulus repräsentiert die neuronale Zuordnung einzelner Körperteile im Gehirn. Je größer die Abbildung eines Körperteils, desto höher ist die neuronale Aktivität in diesem Bereich.

Durch die Mobilisation der Halswirbelsäule wird auch immer das Gleichgewichtssystem aktiviert. Starten Sie daher bitte langsam und mit kleinen Bewegungen. Sollten die Bewegungen bei Ihnen Schwindel oder Unbehagen auslösen, führen Sie die Übungen im Sitzen aus, reduzieren die Geschwindigkeit und den Bewegungsumfang. Fallen Ihnen diese Übungen generell schwer, so kann Ihnen die sensorische Aktivierung des Nackens (Seite 64/65) vor dem Training eine bessere Ansteuerung ermöglichen.

Ja sagen

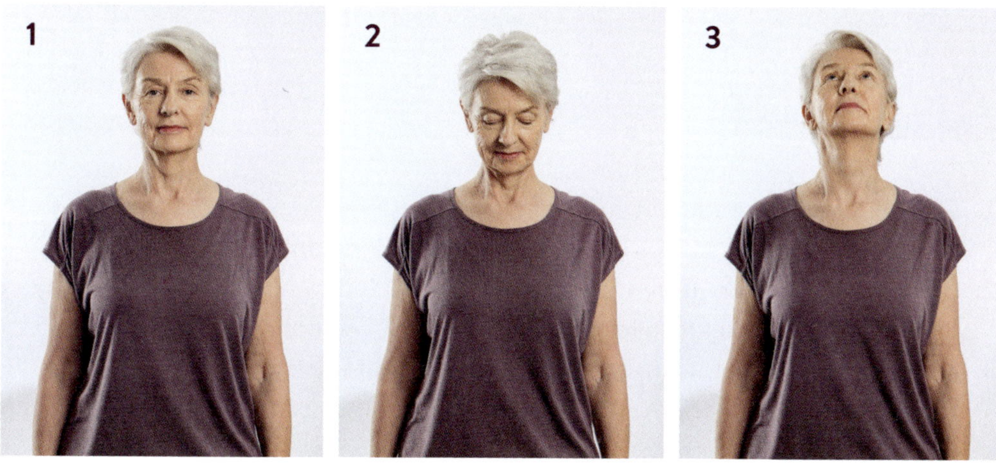

1. Stellen Sie sich gerade mit langer Wirbelsäule hin. Richten Sie den Blick geradeaus und behalten Sie ein entspanntes Gesicht.
2. Rollen Sie nun das Kinn ein und ziehen Sie es langsam so weit wie möglich zum Schlüsselbein heran, bis Sie einen leichten Zug im Nackenbereich spüren. Der Oberkörper bleibt bei der Bewegung stabil.
3. Legen Sie den Kopf langsam und vorsichtig in den Nacken. Achten Sie hierbei darauf, die Bewegung nach hinten nicht zu übertreiben. Wiederholen Sie die Auf- und Abwärtsbewegung des Kopfes 5- bis 10-mal.

Hinweis: Achten Sie auf eine langsame und kontrollierte Bewegungsausführung, da diese Übung in manchen Fällen Schwindel oder andere Stressreaktionen auslösen kann. Alternativ können Sie die Übung im Sitzen durchführen.

Nein sagen

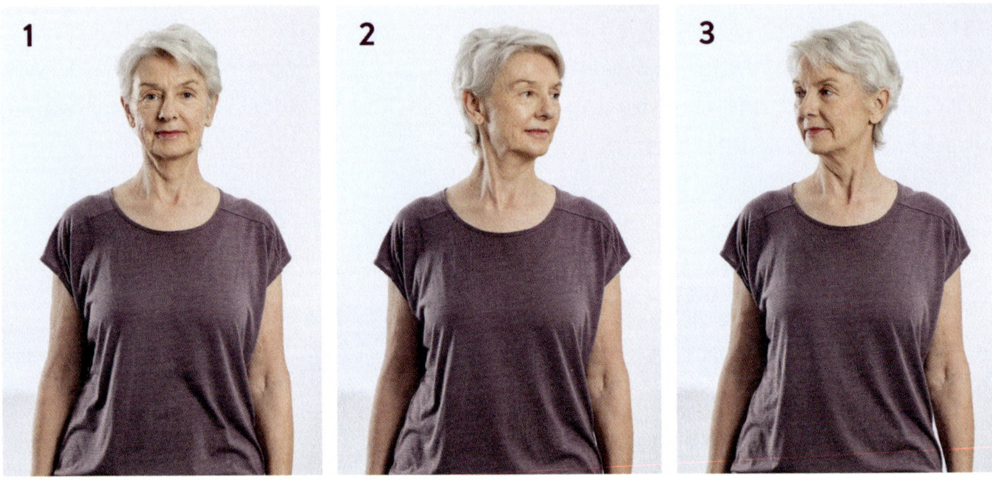

1. Stellen Sie sich gerade mit aufrechter Wirbelsäule hin. Schieben Sie den Kopf etwas nach hinten, sodass ein leichtes Doppelkinn entsteht.
2. Bewegen Sie den Kopf nun langsam auf einer Geraden nach links und blicken Sie über die Schulter. Stellen Sie sich vor, unter Ihrem Kinn wäre ein Brett.
3. Drehen Sie den Kopf anschließend nach rechts und schauen Sie über die rechte Schulter. Wiederholen Sie die Bewegung 5- bis 10-mal nach links und rechts.

Hinweis: Achten Sie darauf, nur den Kopf zu bewegen. Der Oberkörper bleibt stabil in der Mitte.

Kopfseitneige

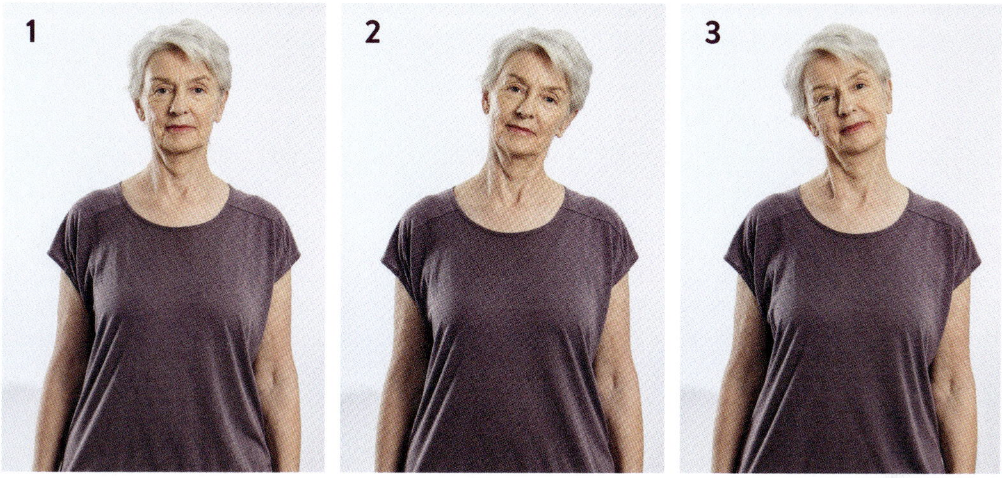

1. Stellen Sie sich mit gerader Wirbelsäule hin. Schieben Sie den Kopf leicht nach hinten und ziehen Sie das Kinn etwas in Richtung Brustbein.
2. Neigen Sie den Kopf zur linken Seite, sodass das Ohr Richtung Schulter sinkt. Während der Bewegung bleiben Kinn und Blick nach vorn gerichtet.
3. Führen Sie den Kopf nun über die Ausgangsposition auf die rechte Seite. Wiederholen Sie die Kopfbewegung von links nach rechts 5- bis 10-mal.

Hinweis: Achten Sie darauf, dass Gesicht, Nacken und Schulterbereich während der Bewegung entspannt bleiben.

Das Huhn – mit dem Kopf vor- und zurückgleiten

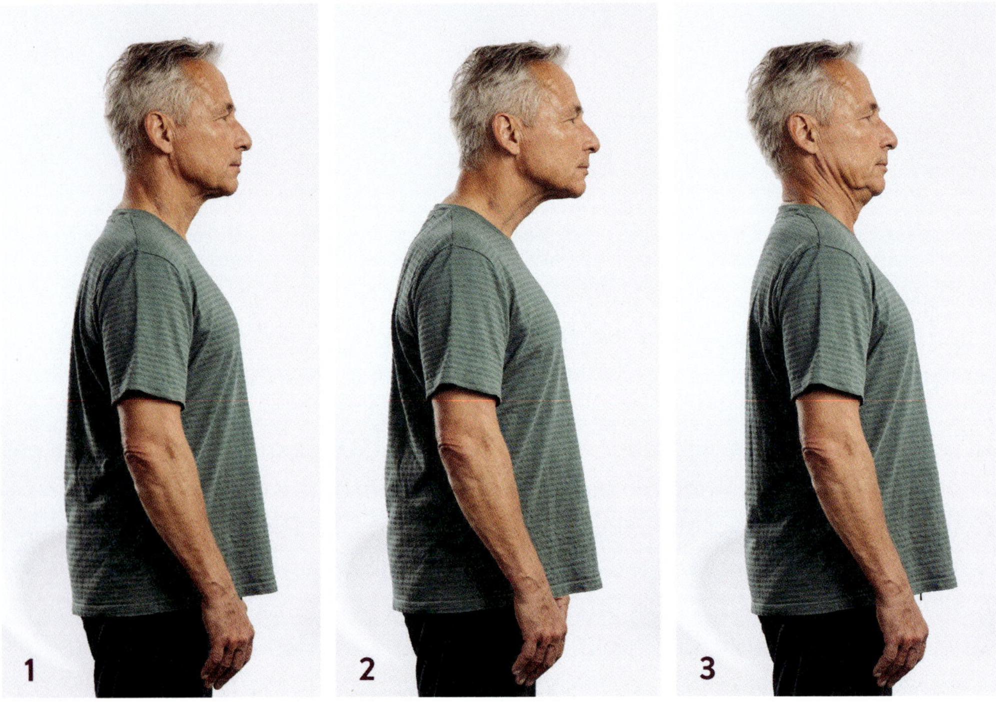

1. Stellen Sie sich gerade mit aufrechter Wirbelsäule hin. Lassen Sie die Schultern entspannt nach unten hängen.
2. Schieben Sie den Kopf auf einer geraden Linie so weit wie möglich nach vorn und blicken Sie dabei geradeaus. Stellen Sie sich ein Brett unter Ihrem Kinn vor.
3. Ziehen Sie anschließend den Kopf nach hinten und das Kinn etwas heran, bis Sie ein leichtes Doppelkinn haben. Führen Sie die Bewegung so groß wie möglich aus. Wiederholen Sie die Bewegung 5- bis 10-mal nach vorn und hinten.

Die bezaubernde Jeannie – mit dem Kopf zu den Seiten gleiten

1
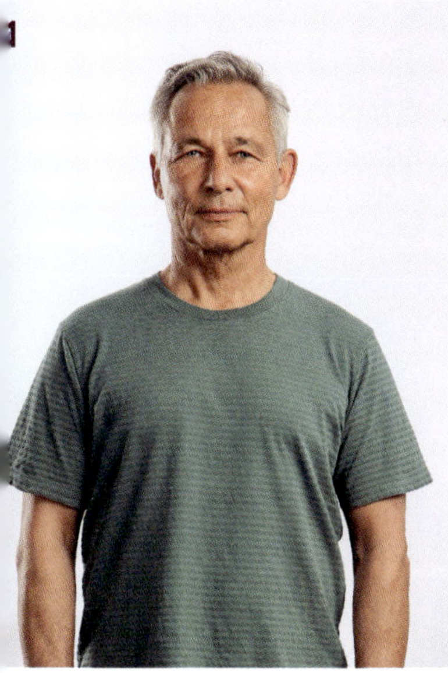
2
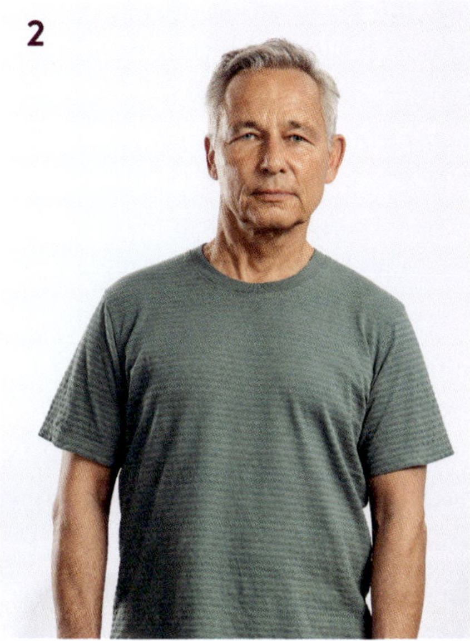
3
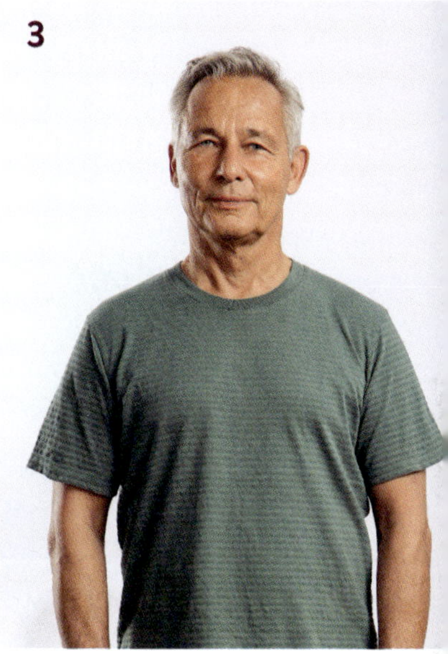

1. Stellen Sie sich mit gerader Wirbelsäule hin und lassen Sie die Schultern entspannt hängen. Schieben Sie den Kopf leicht nach hinten, sodass ein leichtes Doppelkinn entsteht.
2. Schieben Sie den Kopf nun auf einer Ebene nach links. Stellen Sie sich ein Brett unter Ihrem Kinn vor. Dies hilft Ihnen dabei, den Kopf gerade zu halten.
3. Bewegen Sie den Kopf aus dieser Haltung über die Ausgangsposition auf einer Geraden nach rechts. Ihr Blick bleibt nach vorn gerichtet. Wiederholen Sie die Bewegung 5- bis 10-mal.

Hinweis: Die Qualität der Bewegungsausführung ist maßgeblich, nicht die Größe der Bewegung.

Tipps

- Diese Übung kann besonders am Anfang eine kleine Herausforderung darstellen, da die Bewegung oftmals ungewohnt ist und ein gutes Körpergefühl voraussetzt. Als Hilfestellung können Sie die Zeigefinger rechts und links mit einem Abstand von ein bis zwei Zentimetern zu den Schläfen positionieren und versuchen, diese durch die Kopfbewegung zu berühren. Mit mehr Übung kann die Hilfestellung durch die Zeigefinger entfallen.
- Führen Sie die Bewegung vor dem Spiegel aus, um sich selbst zu kontrollieren. Fangen Sie mit einer kleinen Bewegung an.

Kopfkreise

Kombinieren Sie die Übungen »Das Huhn« und »Die bezaubernde Jeannie« und kreisen Sie den Kopf. Bewegen Sie den Kopf dabei in einem Viereck vor, nach rechts, zurück und nach links. Führen Sie die einzelnen Schritte mit etwas Übung als flüssige Kreisbewegung 5- bis 10-mal aus. Sie können den Kopf sowohl im als auch gegen den Uhrzeigersinn kreisen. Wichtig ist, dass die Bewegung in der Halswirbelsäule stattfindet. Stellen Sie sich einen Stift in der Mitte des Scheitels vor, mit dem Sie einen Kreis an die Decke malen.

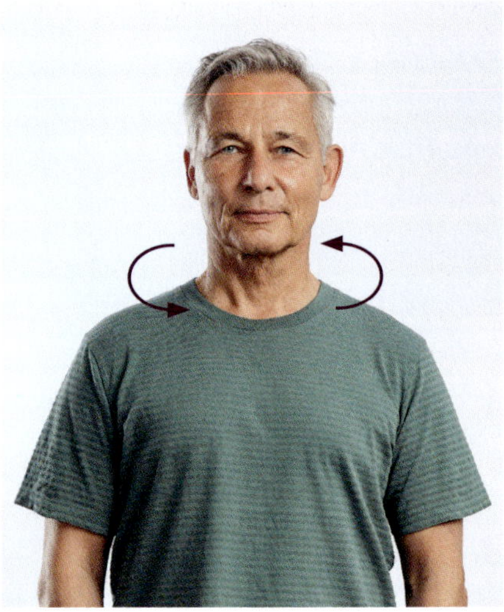

Beweglich in der Mitte

Die Wirbelsäule ist Ihr Stabilisator. Vielen Menschen fällt es schwer, die einzelnen Bereiche der Wirbelsäule gezielt anzusteuern. Entsprechend häufig kommt es hier zu Bewegungseinschränkungen oder Schmerzen. Die folgenden Übungen zielen darauf ab, die Körperkarte des Rückens im Gehirn gezielt zu verbessern und eine bessere Ansteuerung zu erlangen. Eine gute Kontrolle der Wirbelsäule ist dabei essenziell für einen langfristig gesunden, beweglichen und stabilen Rücken.

Mit dem Brustkorb vor- und zurückgleiten

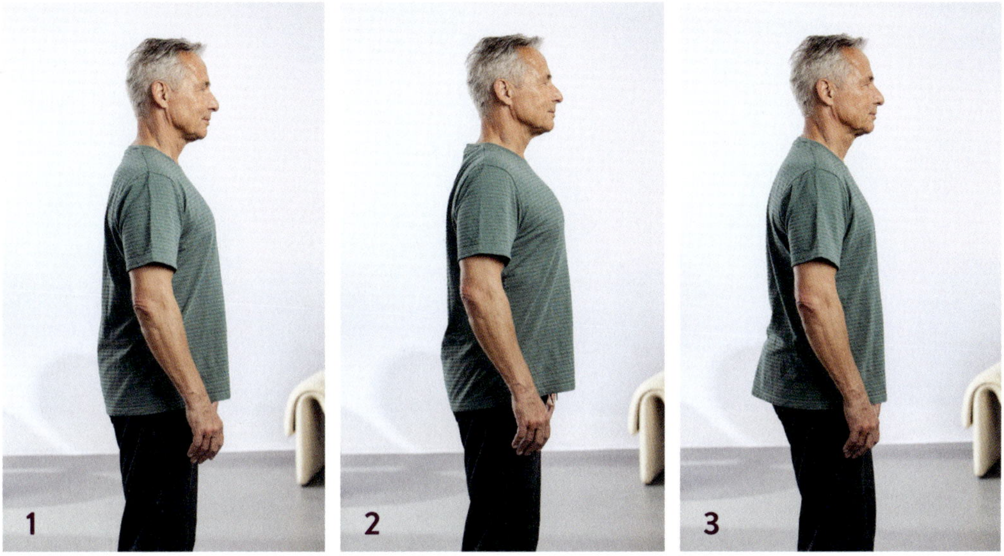

1. Stellen Sie sich mit hüftbreit geöffneten Füßen aufrecht hin. Die Zehen zeigen dabei gerade nach vorn. Ziehen Sie die Wirbelsäule lang nach oben und blicken Sie geradeaus.
2. Schieben Sie die Brustwirbelsäule nach vorn. Um die Bewegung zu erleichtern, kann es helfen, dabei einzuatmen. Heben Sie das Brustbein Richtung Decke, während Kopf und Becken bei der Bewegung stabil bleiben.
3. Schieben Sie nun die Brustwirbelsäule nach hinten und ziehen Sie die Schulterblätter dabei leicht auseinander. Atmen Sie zur Unterstützung aus. Der Kopf ist weiter gerade nach vorn ausgerichtet und die Schultern bleiben entspannt. Wiederholen Sie die Bewegung nach vorn und zurück 3- bis 6-mal.

Hinweis: Diese gezielte Ansteuerung der Brustwirbelsäule ist anspruchsvoll und häufig beträgt der Bewegungsumfang nur wenige Zentimeter. Dies ist vollkommen ausreichend. Die Größe der Bewegung spielt eine untergeordnete Rolle. Viel entscheidender ist der Fokus auf der Brustwirbelsäule und die isolierte Bewegung. Halten Sie andere Körperteile wie Schultern, Kopf oder den unteren Teil der Wirbelsäule daher so stabil wie möglich.

Mit dem Brustkorb zu den Seiten gleiten

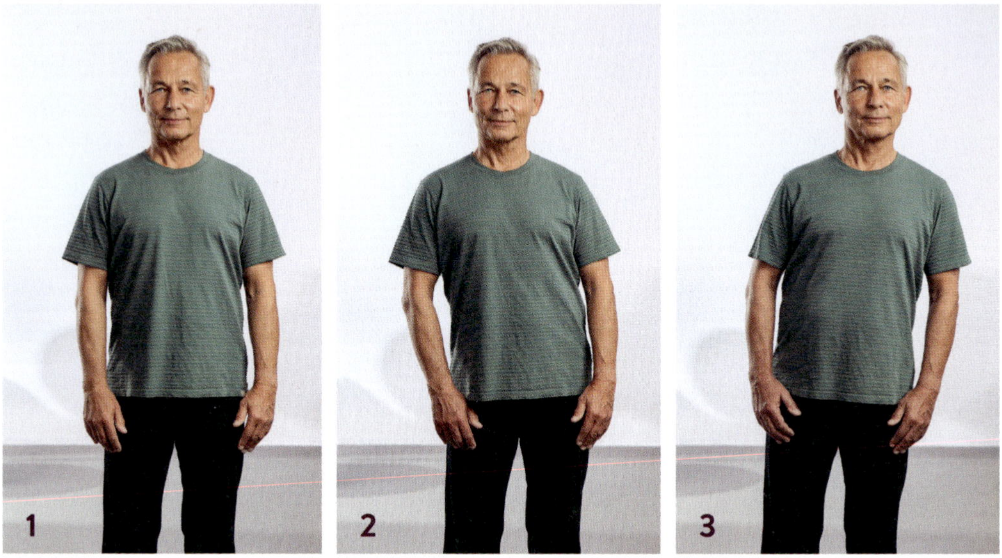

1. Stellen Sie sich gerade mit aufgerichteter Wirbelsäule mit hüftbreit geöffneten Füßen hin. Die Zehen zeigen gerade nach vorn.
2. Schieben Sie die Brustwirbelsäule zuerst nach rechts, während Kopf und Becken bei der Bewegung in der Mitte bleiben. Ihr Gewicht bleibt dabei mittig auf beide Beine verteilt. Stellen Sie sich vor und hinter Ihrem Körper eine Wand vor, zwischen denen Sie sich bewegen. Die Wände helfen Ihnen dabei, den Oberkörper in der Mitte zu halten.
3. Schieben Sie den Oberkörper aus dieser Position auf einer Linie nach links. Ihr Kopf zeigt dabei weiter geradeaus und Ihre Arme hängen entspannt nach unten. Wiederholen Sie das seitliche Gleiten abwechselnd 3- bis 6-mal.

Hinweise

- Versuchen Sie, diese Mobilisationsübung so locker wie möglich durchzuführen und dabei entspannt weiterzuatmen.
- Der Fokus liegt auf dem Oberkörper.

Tipp: Führen Sie die Übung vor einem Spiegel aus. Dies kann Ihnen die Ausführung erleichtern.

Brustkorbkreise

Das Kreisen der Brustwirbelsäule kombiniert die beiden vorherigen Übungen des Nach-vorn-und-zurück-Gleitens und das seitliche Gleiten. Es ist eine komplexe Bewegung für ein fortgeschritteneres Training. Bewegen Sie den Oberkörper dabei in einem Viereck nach vorn, rechts, nach hinten und nach links. Wenn Sie etwas Übung haben, führen Sie die einzelnen Positionen als flüssige Kreisbewegung 3- bis 5-mal hintereinander durch – sowohl im als auch gegen den Uhrzeigersinn.

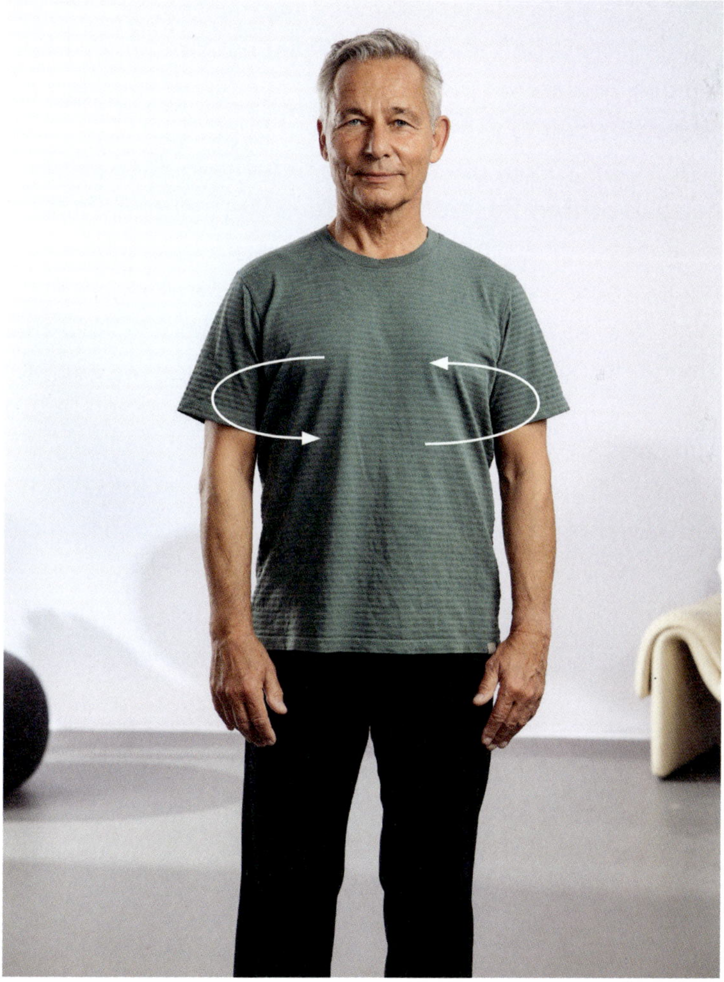

Einmal um die Welt – Mobilisation des unteren Rückens

1. Stellen Sie sich aufrecht mit hüftbreit platzierten Füßen und mit gerader Wirbelsäule hin. Die Knie sind leicht gebeugt und Ihr Atem fließt ruhig und gleichmäßig.
2. Neigen Sie den Oberkörper nach rechts und lassen Sie die linke Schulter nach vorn rollen. Ihre Arme hängen locker nach unten.
3. Senken Sie den Oberkörper entlang des rechten Beines nach unten Richtung Boden ab. Ihr Kopf hängt dabei entspannt nach unten.
4. Oberkörper und Arme befinden sich in dieser hängenden Position in der Mitte zwischen den Beinen.
5. Führen Sie die Bewegung weiter zum linken Bein fort.
6. Heben Sie den Oberkörper über die linke Seite nach oben an, bis Sie sich wieder in einer aufrechten Position befinden. Die rechte Schulter sowie Kopf und Arme hängen weiterhin locker nach vorn. Zum Abschluss ziehen Sie die rechte Schulter nach hinten, bis Sie wieder in der Ausgangsposition angekommen sind. Wiederholen Sie diese Kreisbewegung 3- bis 5-mal. Wechseln Sie dann die Richtung.

Hinweise

- Legen Sie Ihre Aufmerksamkeit auf die Bewegung im unteren Rücken. Kopf und Arme sind während der Übung so locker und entspannt wie möglich.
- Versuchen Sie, eine flüssige Kreisbewegung auszuführen.

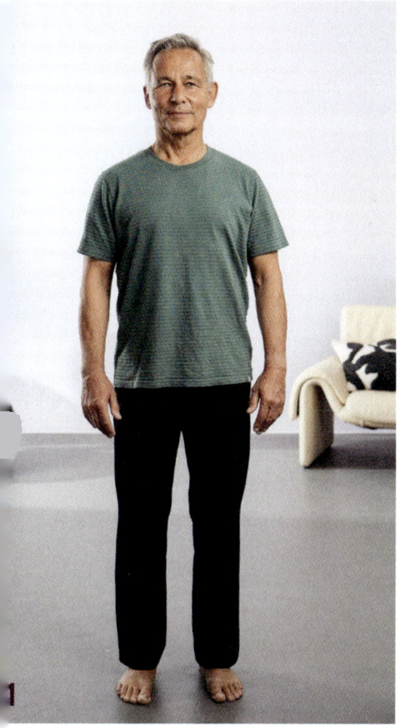
1

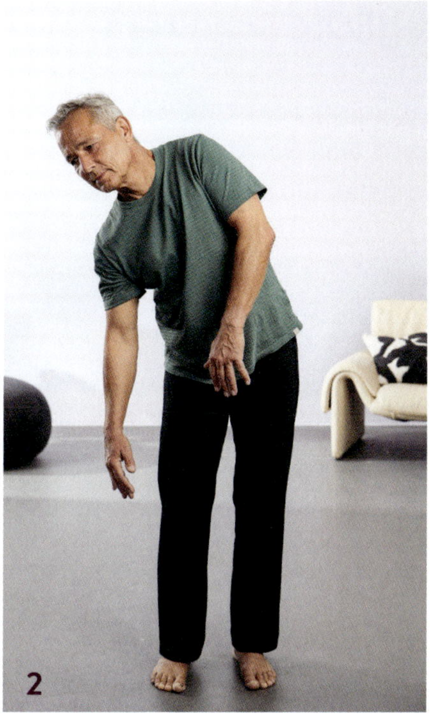
2

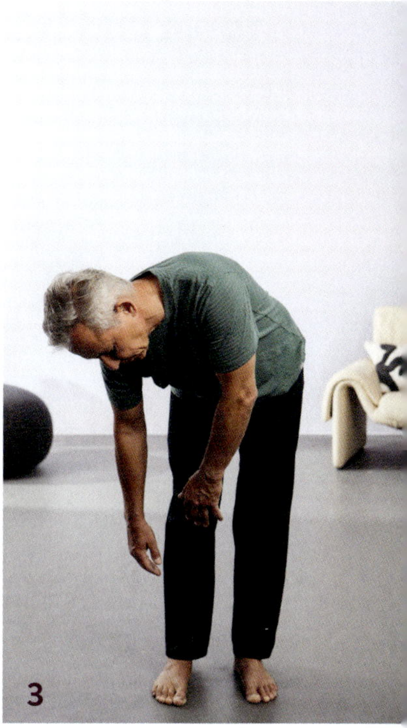
3

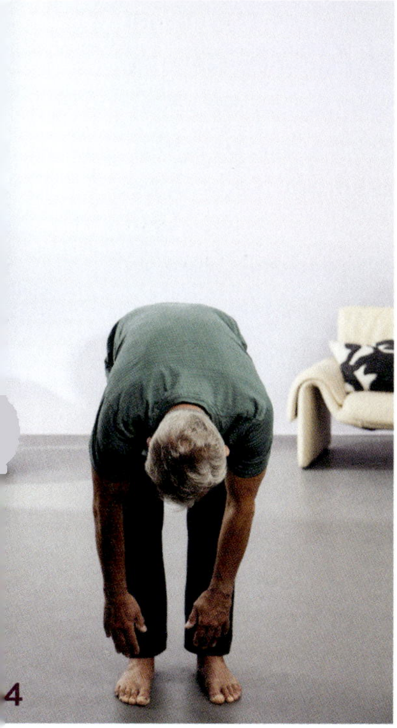
4

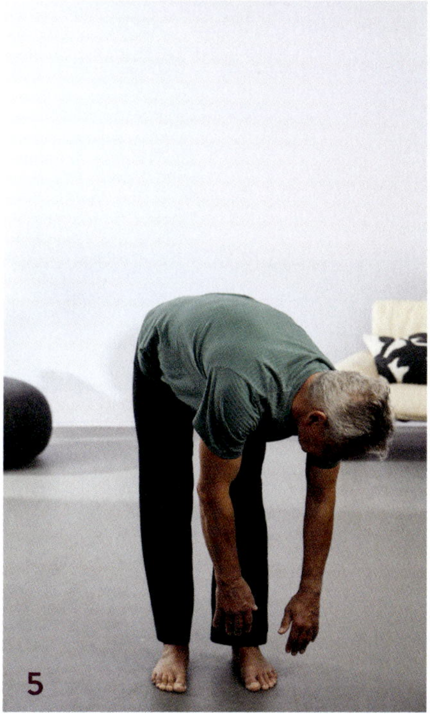
5

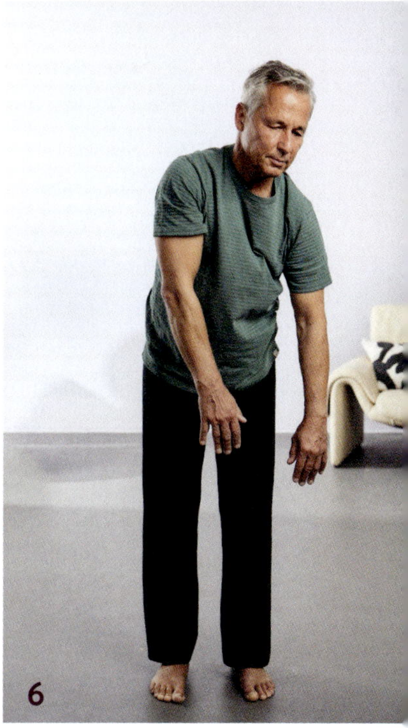
6

Starke und bewegliche Schultern

Das beweglichste Gelenk im Körper ist die Schulter, aber sie ist auch sehr verletzungsanfällig. Sie nimmt eine Schlüsselrolle bei der Durchführung von Alltagsbewegungen wie Anziehen ein und ist auch bei vielen sportlichen Aktivitäten nicht wegzudenken. Sie mobil und stark zu halten, sorgt für eine verbesserte Bewegungsfreiheit und dient der Verletzungsprävention.

Schulterkreise

1. Stellen oder setzen Sie sich gerade und aufrecht hin. Strecken Sie einen Arm nach vorn auf Schulterhöhe aus. Nacken und Schulter bleiben dabei entspannt. Formen Sie die Hand zu einer lockeren Faust. Ihr Daumen liegt obenauf und zeigt zur Decke. Malen Sie mit dem Arm vier bis sechs Kreise. Der Ellenbogen bleibt während der Bewegung gestreckt und der Oberkörper stabil.
2. Heben Sie den Arm seitlich am Körper bis auf Schulterhöhe an. Die Handfläche zeigt dabei nach vorn und der Daumen zur Decke. Zeichnen Sie auch hier Kreise mit dem Arm.
3. Führen Sie den Arm auf Schulterhöhe leicht hinter den Körper und beschreiben Sie in dieser Position vier bis sechs Kreise. Der Oberkörper bleibt dabei weiter nach vorn gerichtet.
4. Heben Sie den Arm mit gestrecktem Ellenbogen auf Schulterhöhe geradeaus an und ziehen Sie ihn nach innen, zu Ihrer Körpermitte. Die Hand bildet eine lockere Faust und der Daumen zeigt nach oben, während der Ellenbogen gestreckt bleibt. Führen Sie diagonal vor dem Körper vier bis sechs Kreisbewegungen aus der Schulter aus.

Hinweis: Legen Sie während der Übung den Fokus auf die Bewegung im Schultergelenk. Der Ellenbogen bleibt stets gestreckt und die Hand zu einer lockeren Faust geformt. Die Größe der Bewegung spielt eine untergeordnete Rolle. Variieren Sie die Übung und führen Sie die Kreise im und gegen den Uhrzeigersinn aus.

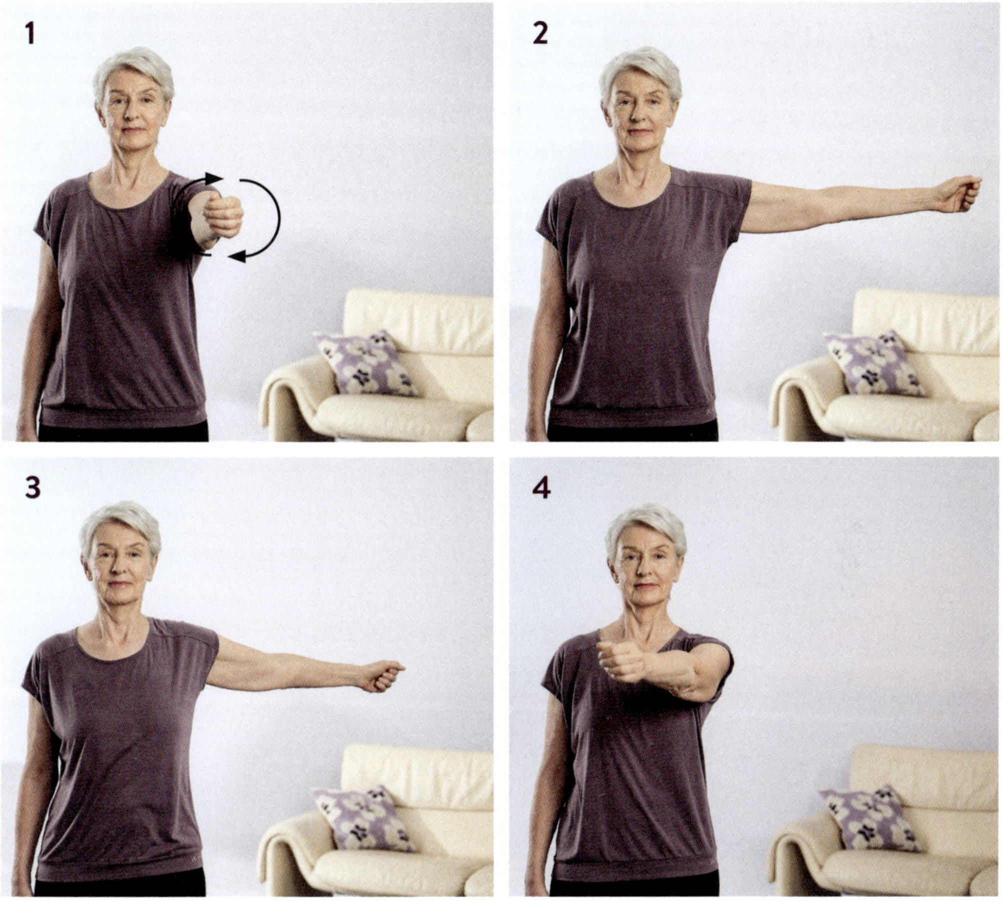

Variante: Buchstaben oder Zahlen malen

Kreise sind Ihnen zu langweilig? Kein Problem. Versuchen Sie, in den einzelnen Positionen des Arms Buchstaben oder Zahlen nachzuzeichnen. Beginnen Sie mit A oder 1. Bis zu welchem Buchstaben kommen Sie im Alphabet? Schaffen Sie es bis zur 10? Diese fortgeschrittene Variante fordert zusätzlich sowohl das Kleinhirn als auch den Frontallappen.

Schulterblattmobilisation

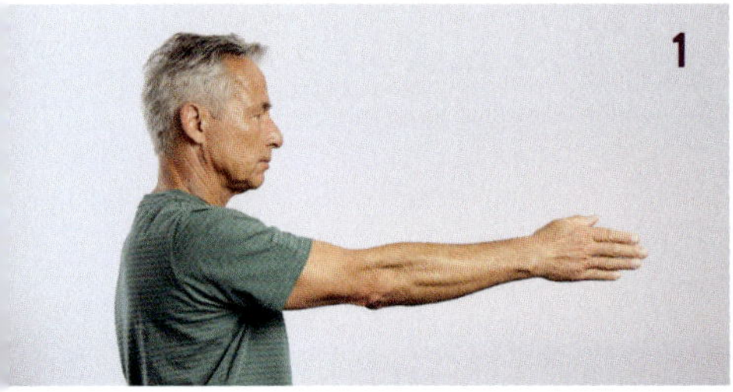

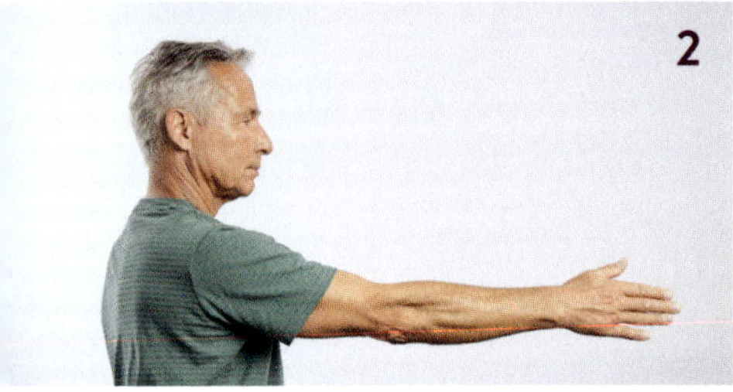

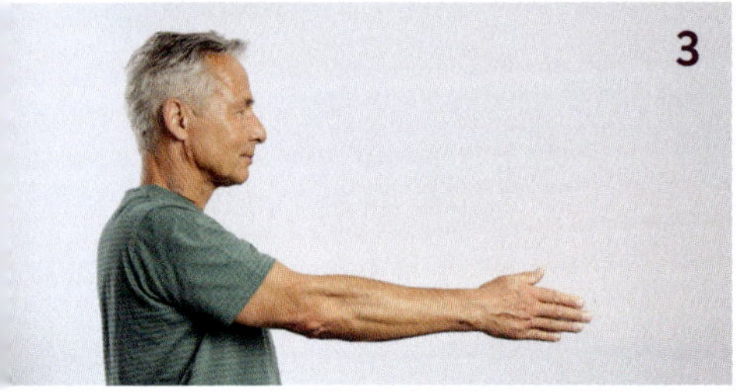

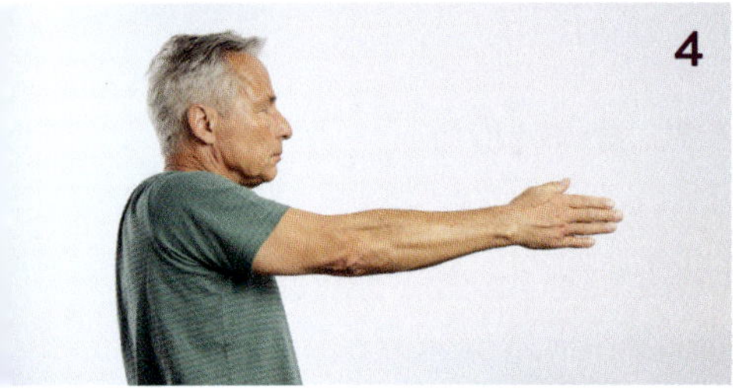

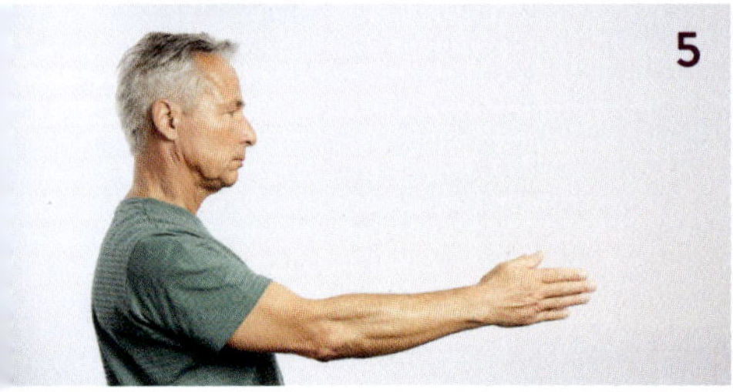

1. Stellen oder setzen Sie sich gerade und aufrecht hin. Heben Sie den rechten Arm nach vorn auf Schulterhöhe an. Machen Sie eine lockere Faust. Der Daumen liegt obenauf. Der Ellenbogen bleibt während der gesamten Übung gestreckt.
2. Schieben Sie das Schulterblatt so weit wie möglich nach vorn. Der Oberkörper bleibt in der Mitte stabil. Halten Sie Nacken und Schulter bei der Bewegung entspannt und legen Sie den Fokus auf die Bewegung im Schulterblatt.
3. Ziehen Sie nun das rechte Schulterblatt so weit wie möglich nach hinten. Wiederholen Sie die Bewegung nach vorn und zurück 4- bis 6-mal.
4. Kehren Sie zurück zur Ausgangsposition und schieben Sie von hier aus das Schulterblatt nach oben zur Decke. Kopf und Rumpf bleiben dabei stabil und gerade.
5. Ziehen Sie nun das Schulterblatt so weit wie möglich nach unten Richtung Boden. Wiederholen Sie die Hoch-tief-Bewegung 3- bis 6-mal. Wechseln Sie dann die Seite.

Schulterblattkreise

Sie beherrschen die beiden Bewegungen der Schulterblattmobilisation? Hervorragend! Fordern Sie Kopf und Körper, indem Sie die beiden Teilbewegungen kombinieren.

- Kreisen Sie das Schulterblatt. Das Schulterblatt bewegt sich dabei von vorn über oben nach hinten und zuletzt nach unten. Versuchen Sie, die Bewegung dabei so flüssig wie möglich zu gestalten.
- Beschreiben Sie den Kreis im und gegen den Uhrzeigersinn. Schaffen Sie es, beide Schulterblätter gleichzeitig zu kreisen?

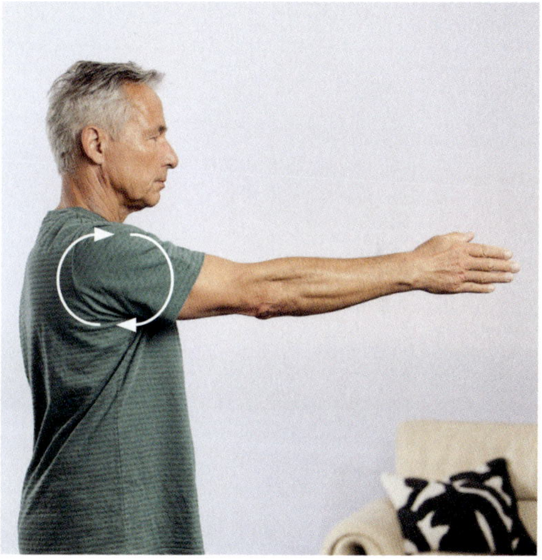

Handgelenk und Finger mobilisieren

Eine gut funktionierende Hand ist im Alltag unerlässlich: Sie öffnet Türen, schreibt Nachrichten, hält die Kaffeetasse und gibt unseren Liebsten die Hand. Jede dieser Bewegungen ist ein Befehl, der über neuronale Pfade läuft, und jede Berührung ist eine Rückmeldung, die unser Gehirn formt und informiert. Der Homunkulus (Seite 68), eine maßstabsgetreue Abbildung der sensorischen und motorischen Bedeutungen unserer Körperteile im Gehirn, weist den Händen einen beeindruckenden Platz zu – ein Hinweis auf ihre überragende Bedeutung für das Gehirn. Mit gezielten Mobilisationsübungen stärken wir nicht nur die Beweglichkeit in den Handgelenken und verbessern die Feinmotorik unserer Finger, sondern wir stimulieren auch direkt die Bereiche in unserem Gehirn, die für die Verarbeitung dieser komplexen Informationen zuständig sind.

Unendlichkeitszeichen malen

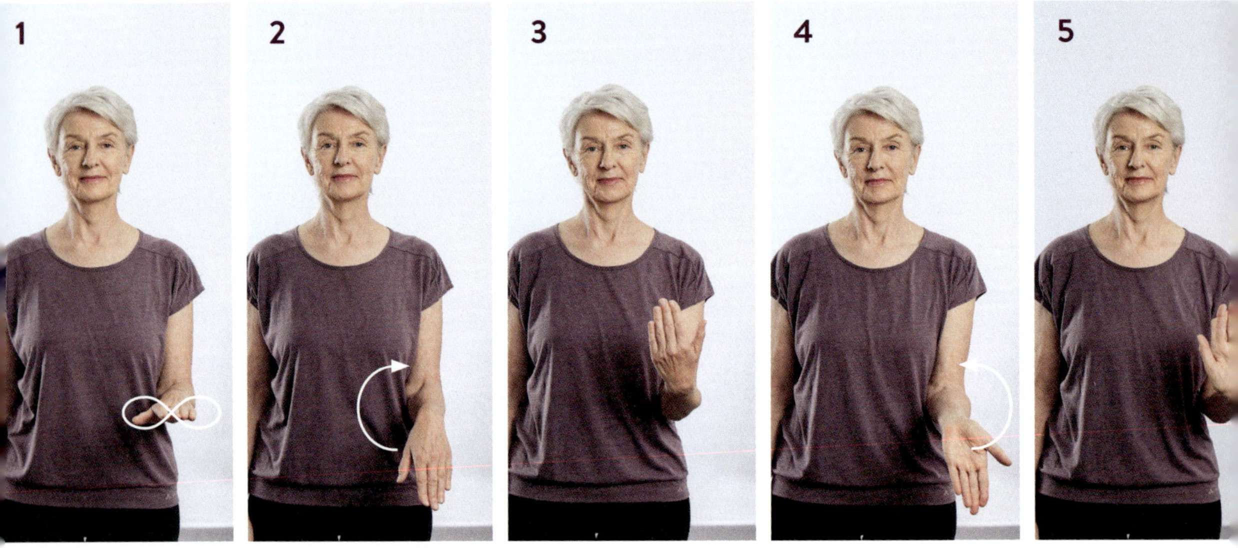

1. Stellen oder setzen Sie sich aufrecht hin. Winkeln Sie den Ellenbogen an und halten Sie die Handfläche nach unten.
2. Klappen Sie das Handgelenk nach unten, sodass die Finger zum Boden zeigen.
3. Führen Sie nun die Hand über die Innenseite in einem Halbkreis zur Decke. Die Handfläche zeigt zu Ihnen.
4. Klappen Sie die Hand nach vorn auf. Die Finger zeigen nun zum Boden und die Handfläche nach vorn.
5. Drehen Sie die Hand über die Außenseite in einem Halbkreis nach oben. Die Handfläche zeigt weiterhin nach vorn. Führen Sie nun die Finger über die Ausgangsposition wieder nach unten Richtung Boden und beginnen Sie die Bewegung erneut. Malen Sie drei bis fünf Unendlichkeitszeichen hintereinander.

Hinweis: Ihre Finger sind bei der Übung so locker und entspannt wie möglich. Konzentrieren Sie sich auf die Bewegung im Handgelenk und stellen Sie sich vor, dass der Zeigefinger die Bewegung führt. Für Abwechslung im Training können Sie auch die Bewegungsrichtung wechseln. Klappen Sie dafür das Handgelenk nach oben und beginnen Sie mit dem Halbkreis nach außen. Stellen Sie sich vor, dass der kleine Finger die Bewegung führt.

Fingerwelle

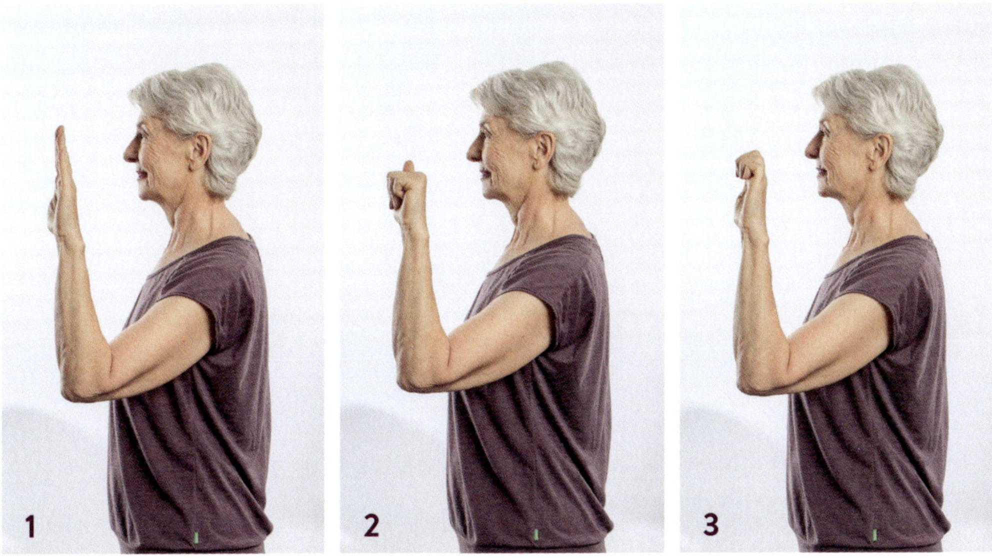

1. Stellen oder setzen Sie sich aufrecht hin. Halten Sie den Unterarm vor sich nach oben und strecken Sie die Finger. Der Handrücken zeigt zum Körper.
2. Klappen Sie die Finger – Zeige-, Mittel-, Ring- und den kleinen Finger – nach unten ein und schließen Sie die Hand. Der Daumen bleibt hierbei ruhig.
3. Rollen Sie die Finger nun langsam Gelenk für Gelenk nach oben auf, bis sie wieder vollständig gestreckt sind. Beginnen Sie die Bewegung erneut und führen Sie drei bis fünf Wiederholungen aus.

Im Unterkörper geschmeidig bleiben

Die Hüfte ist das Bindeglied zwischen Ober- und Unterkörper. Eine bewegliche Hüfte ist essenziell für ein rundes Gangbild und spielt bei Alltagsbewegungen wie Hinsetzen und Aufstehen eine wichtige Rolle. Auch ohne das Drehmoment, unser Knie, wären diese Bewegungen nicht möglich. Die folgenden Mobilisationsübungen sorgen für gesunde und bewegliche Gelenke im Unterkörper und können Einschränkungen bis hin zu Schmerzen in Hüfte oder Knie reduzieren.

Hula-Hoop-Kreise

1. Stellen Sie sich mit etwas weiter als hüftbreit platzierten Füßen und mit langer Wirbelsäule hin. Platzieren Sie beide Hände locker am Becken. Richten Sie den Blick nach vorn.
2. Schieben Sie nun das Becken so weit wie möglich nach vorn. Der Oberkörper weicht dabei leicht nach hinten aus. Die Knie sind beide gestreckt.
3. Bringen Sie das Becken nach rechts und bewegen Sie den Oberkörper gleichzeitig in die entgegengesetzte Richtung nach links.
4. Von hier aus bewegen Sie das Becken nach hinten. Schieben Sie das Gesäß nach hinten. Der Oberkörper verschiebt sich dabei leicht nach vorn.
5. Bringen Sie das Becken anschließend nach links und bewegen Sie den Oberkörper gleichzeitig in die entgegengesetzte Richtung nach rechts. Von hier aus beginnen Sie die Bewegung erneut. Beschreiben Sie mit der Hüfte einen großen Kreis. Malen Sie fünf bis zehn Kreise. Wechseln Sie anschließend die Richtung.

Hinweis: Achten Sie darauf, dass die Knie stets gestreckt bleiben.

Tipp: Stellen Sie sich einen Hula-Hoop-Reifen um die Taille vor, den Sie in Bewegung halten möchten.

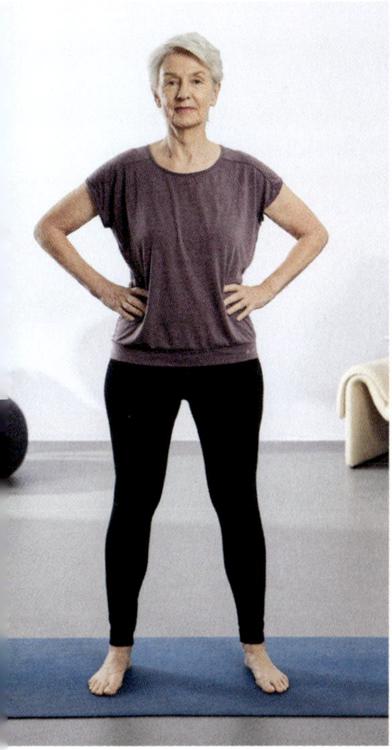

2

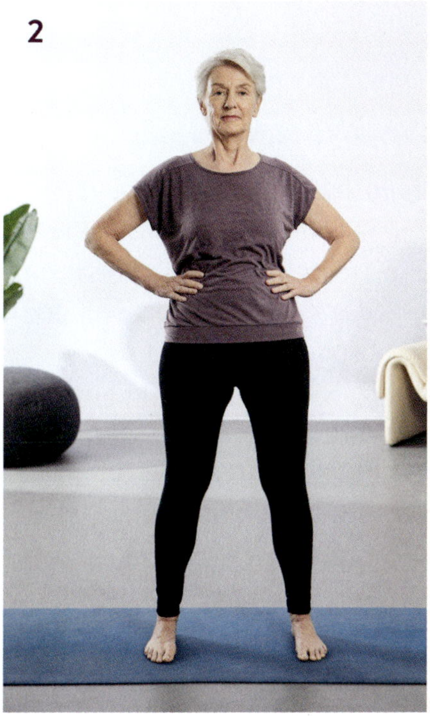

3

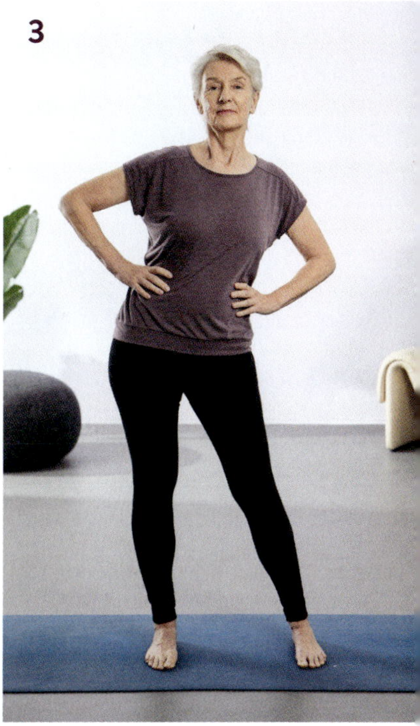

4

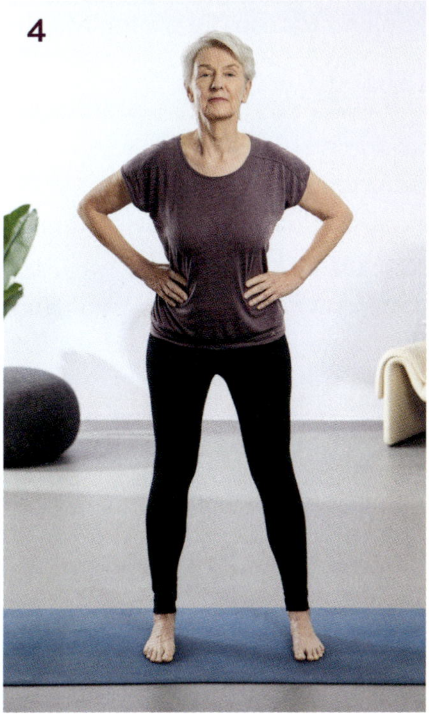

5

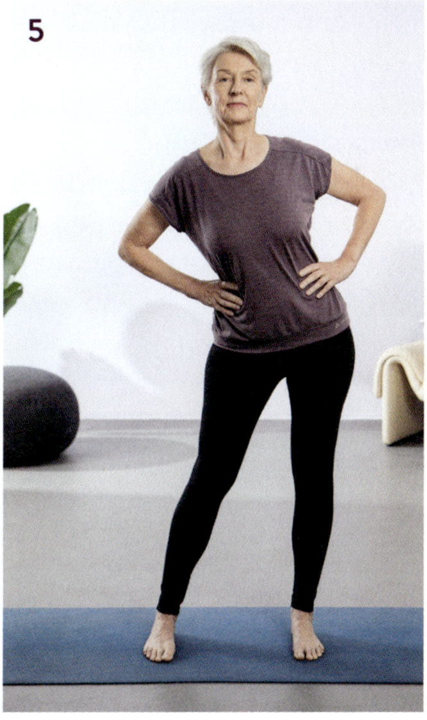

Hüftkreise

1. Stellen Sie sich hüftbreit und mit langer Wirbelsäule hin. Halten Sie sich mit der linken Hand an einem Stuhl oder einer Wand fest. Strecken Sie das rechte Bein und heben Sie den Fuß vom Boden ab. Die Fußspitze zeigt gerade nach vorn. Beschreiben Sie mit dem Bein nun fünf bis zehn kleine Kreise in der Luft. Achten Sie darauf, dass das Knie gestreckt und der Oberkörper aufrecht in der Mitte bleibt. Konzentrieren Sie sich auf die Bewegung in der Hüfte.
2. Strecken Sie das Bein anschließend zur Seite und beschreiben Sie dort kleine Kreise. Die Fußspitze zeigt geradeaus nach vorn. Achten Sie darauf, dass der Oberkörper gerade bleibt und nicht zur Seite kippt.
3. Strecken Sie das Bein nun nach hinten und heben Sie es leicht vom Boden ab. Die Fußspitze zeigt zum Boden. Der Oberkörper bleibt aufrecht in der Mitte. Beschreiben Sie in dieser Position kleine Kreise aus der Hüfte.
4. Strecken Sie das Bein zum Schluss wieder nach vorn und heben Sie es leicht vom Boden ab. Bringen Sie das Bein nach innen vor den Körper und malen Sie dort kleine Kreise aus der Hüfte. Die Fußspitze zeigt geradeaus nach vorn. Im Anschluss wechseln Sie das Bein und führen die Übung mit dem linken Bein durch.

Hinweise

- Der Oberkörper bleibt in allen Beinpositionen stabil und aufrecht in der Mitte. Achten Sie während der Bewegung darauf, das Knie gestreckt zu halten, und konzentrieren Sie sich auf die Bewegung im Hüftgelenk.
- Führen Sie die Kreise im und gegen den Uhrzeigersinn aus. Testen Sie die einzelnen Positionen und auch Kreisrichtungen individuell auf ihr Ergebnis für sich aus.
- Für fortgeschrittenes Training, das mehr Koordination erfordert, können Sie mit dem Bein eine Acht oder ein Unendlichkeitszeichen malen.

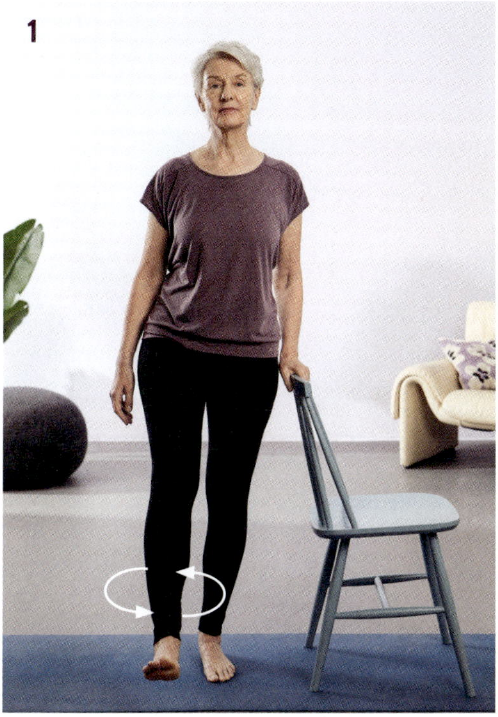
1

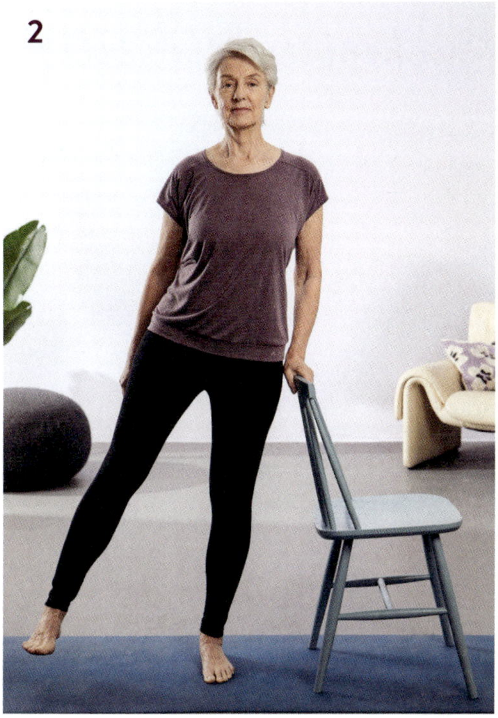
2

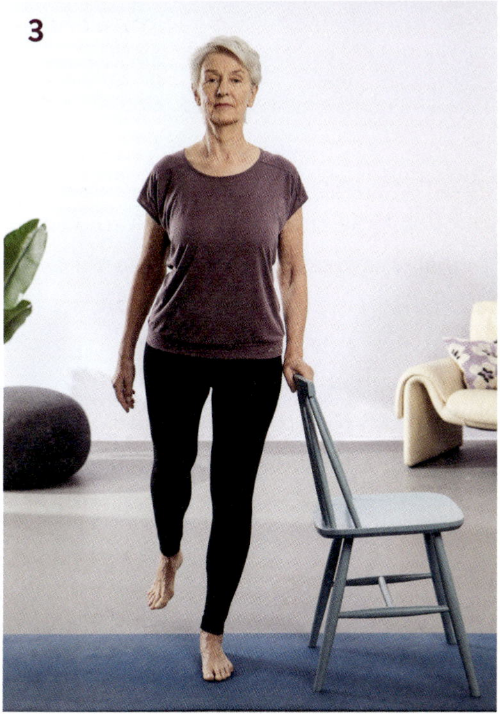
3

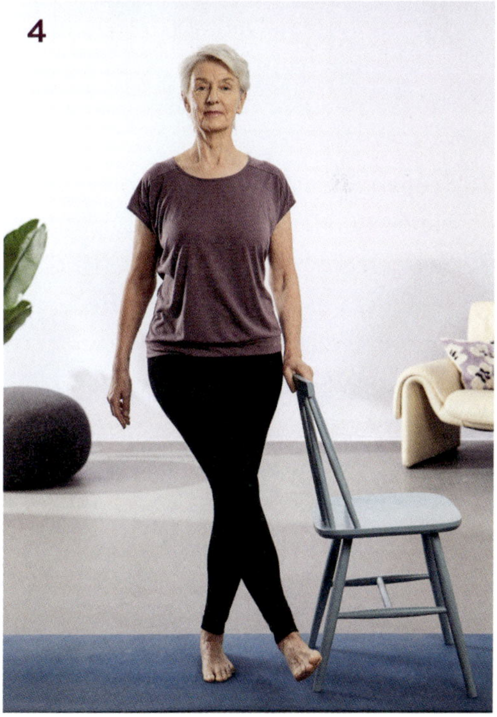
4

Kniekreise beidseitig

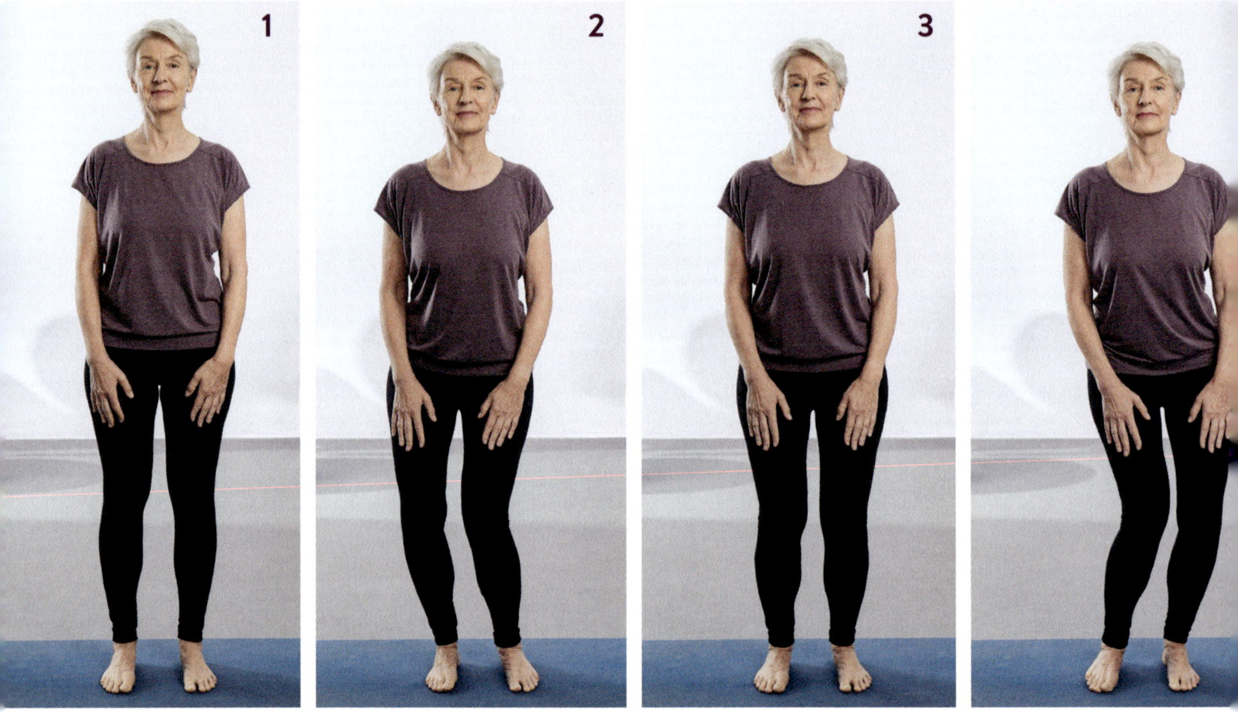

1. Stellen Sie sich hüftbreit hin. Beide Fußspitzen zeigen nach vorn. Platzieren Sie beide Hände auf den Oberschenkeln. Die Knie sind gestreckt.
2. Beugen Sie beide Knie und schieben Sie die Knie nach rechts. Achten Sie darauf, dass beide Fußsohlen Bodenkontakt halten und das Gewicht auf beiden Beinen bleibt.
3. Schieben Sie die Knie über den Halbkreis weiter nach vorn.
4. Von hier aus schieben Sie die Knie nach links. Vervollständigen Sie den Kreis und strecken Sie beide Knie durch, sodass Sie sich wieder in der Ausgangsposition befinden. Beschreiben Sie vier bis sechs Kreise. Wechseln Sie im Anschluss die Richtung.

Hinweis: Führen Sie die Kreise so groß wie möglich aus, jedoch nur so weit, dass stets beide Fußsohlen am Boden bleiben. Achten Sie darauf, die Knie in der Ausgangs- und Endposition wieder komplett zu strecken.

Mehr Stabilität und Kraft - der Schlüssel zu sicherem Altern

Mit fortgeschrittenem Alter ist es entscheidend, aktiv zu bleiben und den Körper gezielt zu stärken. Kraft und Stabilität sind das Fundament für eine selbstbestimmte und unabhängige Lebensführung. Ähnlich, wie ein kräftiger, gut verwurzelter Baum nicht so leicht vom Wind erschüttert wird, ist ein gut trainierter Körper in der Lage, den Herausforderungen des Alltags standzuhalten und sicher auf sie zu reagieren. Über Körperkarten haben wir uns bereits unterhalten. Das Gehirn hält auch eine dreidimensionale Karte der Muskulatur bereit, auf der jede Bewegung, die Sie ausführen, genau verzeichnet ist. Diese Karte ist essenziell, um die physische Situation in Bezug zur nächsten Handlung korrekt einschätzen zu können – ein Aspekt, der für die Sicherheit unabdingbar ist. Unsere Bewegungen sind nicht zufällig; sie sind das Ergebnis einer komplexen Abstimmung von eingehenden sensorischen Informationen und muskulärer Aktivität. Die Qualität dieser inneren Repräsentationen der eigenen Bewegung beeinflusst maßgeblich das Sicherheitsgefühl. Mit zunehmendem Alter kann es nicht nur auf der sensorischen Landkarte zu »blinden Flecken« kommen, sondern auch auf der muskulären. Um dies zu vermeiden oder auszugleichen – Sie ahnen es vielleicht schon –, ist die Kräftigung der Muskulatur rund um die Gelenke entscheidend. Gezielte Übungen zur Kräftigung und Verbesserung der Stabilität, wie das folgende Loaded-Mobility-Training und isometrisches Krafttraining, aktualisieren und verfeinern diese innere Karte kontinuierlich und ganz gezielt. Bei beiden Trainingsformen geht es nicht nur darum, mehr Spannung und Kraft in jedem Muskel zu entwickeln, sondern auch darum, alle Bereiche des Muskels in die Bewegung zu integrieren. Dies schafft eine klare Vorhersehbarkeit für jede Bewegung, sodass Ihr Gehirn die nötige Sicherheit gewinnt, die Handbremse zu lösen und Ihnen mehr Bewegungsfreiheit zu schenken.

Bewegung trifft Belastung - Loaded-Mobility-Training

Stärken Sie die Muskulatur und die Gelenke durch dynamisches Krafttraining, um so nicht nur die allgemeine Leistungsfähigkeit zu steigern, sondern auch das Verletzungsrisiko zu minimieren. Wie ist das möglich? Mit Loaded-Mobility-Training erzielen Sie eine kontinuierliche Beschleunigung über den gesamten Bewegungsumfang hinweg. Einfache und alltägliche Mobilisationsübungen – Sie kennen davon bereits viele aus den vorherigen Abschnitten – gewinnen durch den zusätzlichen Widerstand deutlich an Effektivität. Während beim traditionellen Gewichtstraining mit Hanteln trainiert wird, kommen hier sehr elastische und damit leichte Widerstandsbänder zum Einsatz. Diese erzeugen eine konstante Spannung und Herausforderung für die Gelenke, ohne dass diese abrupt abgebremst werden müssen. Es handelt sich somit um ein sehr gelenkschonendes Training. Ziel ist eine gute Bewegungsausführung bei einem leichten Widerstand.

Die elastischen Bänder fordern neben Präzision eine höhere Konzentration und Körperkontrolle als statische Gewichte, da sie weniger vorhersehbar und somit schwieriger zu stabilisieren sind. Dies führt zu einer Verbesserung der reflexiven Stabilität, eine entscheidende Komponente im Alltag. Ein zentraler Vorteil dieser Methode ist die Möglichkeit, sicher und effektiv im gesamten Bewegungsspektrum zu trainieren. Dies betrifft insbesondere die Endpunkte einer Bewegung, die vom Gehirn oft als potenziell gefährlich eingestuft werden. Es ist, als würden Sie eine Landkarte Ihrer Muskulatur zeichnen, bei der jede Ecke ausgeleuchtet und bekannt ist. Durch die gesteigerte Kontrolle und Stabilität, die Sie mit Loaded-Mobility-Training erwerben, lernt Ihr Gehirn, diese äußersten Gelenkpositionen neu zu bewerten, und erlaubt so eine erhöhte Spannung und Kraft.

Zusätzlich aktiviert dieses Training verschiedene Rezeptoren, die für eine optimale Bewegungssteuerung und -vorhersage essenziell sind. Dies ist ein Faktor, der bei herkömmlichen Kräftigungsübungen oft vernachlässigt wird, wobei gerade im Alter die allgemeine Rezeptorenaktivität oft abnimmt und daher unbedingt trainiert werden sollte. Loaded-Mobility-Training stärkt nicht nur die Gelenke, sondern verbessert auch alle Strukturen, die die Gelenke umgeben und unterstützen. Dazu gehören das Fasziensystem, das für Form und Bewegung des Körpers entscheidend ist, sowie die peripheren Nerven, die als Informationskanäle zwischen den Rezeptoren und dem Gehirn fungieren. Die leichte

Instabilität der Bänder fordert die motorische Kontrolle heraus und schult das Kleinhirn – das Koordinationszentrum.

Mithilfe der nachfolgenden Übungen steigern Sie Ihre Beweglichkeit, Körperkontrolle und -kraft, die für Alltagsbewegungen wie das Hochheben von Enkelkindern oder das Tragen von Einkaufstaschen erforderlich ist. Das Ganze funktioniert ohne hohe Belastungen oder komplexe Geräte. Doch bevor wir loslegen, noch einige wichtige Hinweise zur praktischen Umsetzung.

Mit Fitnessbändern sicher trainieren

Beachten Sie beim Training mit Equipment immer die Sicherheit: Safety first. Prüfen Sie das Fitnessband vor jedem Einsatz auf Beschädigungen wie Löcher, Risse oder ob es porös ist. Die meisten Verletzungen durch Bänder entstehen durch unsachgemäße Anbringung oder Handhabung. Daher ist auch eine korrekte Befestigung des Bandes wichtig. Bei vielen Übungen ist es am einfachsten, wenn Sie das Band selbst halten oder sich mit dem gesamten Fuß draufstellen. Achten Sie darauf, eine für Sie individuell passende Bandstärke zu wählen. Oftmals unterscheiden sich die Bänder anhand ihrer Farbe in der Stärke. Dies ist jedoch je nach Hersteller unterschiedlich. Schauen Sie nach Bezeichnungen wie »leicht« oder »Reha«.

Durch eine sichere externe Befestigung lässt sich die Effizienz des Trainings noch steigern. Hier eignet sich ein Tischbein, eine Türklinge, ein Geländer oder ein Pfeiler. Die externe Befestigung ermöglicht eine Belastung der Gelenke in den unterschiedlichsten Bewegungsebenen und verschafft Ihnen so eine nahezu endlose Variationsmöglichkeit von Übungen. Ihr Körper und Ihr Gehirn werden es lieben.

Zusätzlich sollten Sie prüfen, ob Sie das Bandmaterial gut vertragen. Latexallergien und Hautreaktionen auf Bänder sind keine Seltenheit. Stellen Sie sicher, dass Sie ein für sich verträgliches Material verwenden. Mittlerweile gibt es neben Gummibändern auch Stoffbänder. Diese bieten ein angenehmes Hautgefühl und sind außerdem sehr hygienisch, weil sie gewaschen werden können.

Kniekreise mit Fitnessband

Material: Fitnessband für einen leichten Trainingswiderstand

1. Befestigen Sie das Fitnessband sicher an einer externen Halterung wie zum Beispiel einem Tischbein. Steigen Sie mit dem rechten Bein in das Band und platzieren Sie es unterhalb des Knies. Stellen Sie sich gerade und aufrecht hin. Stellen Sie das rechte Bein nach vorn in eine Schrittposition. Beide Füße stehen fest auf dem Boden und die Fußspitzen zeigen nach vorn. Das hintere Knie ist gestreckt. Beginnen Sie nun, mit dem rechten Knie einen Kreis zu malen. Beugen Sie hierfür das Knie, schieben es nach außen, strecken es komplett und bewegen es über die Innenseite wieder in die Ausgangsposition. Führen Sie vier bis sechs Kreise im und gegen den Uhrzeigersinn aus.
2. Stellen Sie anschließend das rechte Bein in einen kleinen Ausfallschritt gerade nach hinten. Beide Fußspitzen zeigen weiterhin nach vorn. Das linke Bein ist nun gestreckt und das Gewicht befindet sich auf dem hinteren Bein. Kreisen Sie nun das rechte Knie in dieser Position 4- bis 6-mal im und gegen den Uhrzeigersinn.

Hinweise

- Halten Sie das Fitnessband während der gesamten Bewegung auf leichter Spannung.
- Der Kreis wird in beiden Positionen mit demselben Knie durchgeführt. Beschreiben Sie die Kreise so groß wie möglich, jedoch nur so groß, dass beide Fußsohlen die ganze Zeit komplett auf dem Boden bleiben. »Malen« Sie die Kreise im und gegen den Uhrzeigersinn. Testen Sie jede Schrittstellung und Kreisposition individuell auf ihr Ergebnis.
- Für mehr Variation können Sie die Fußposition beliebig verändern. Wie wäre es zum Beispiel mit einem seitlichen Ausfallschritt oder einer 45-Grad-Position eines Fußes vorn oder hinten?

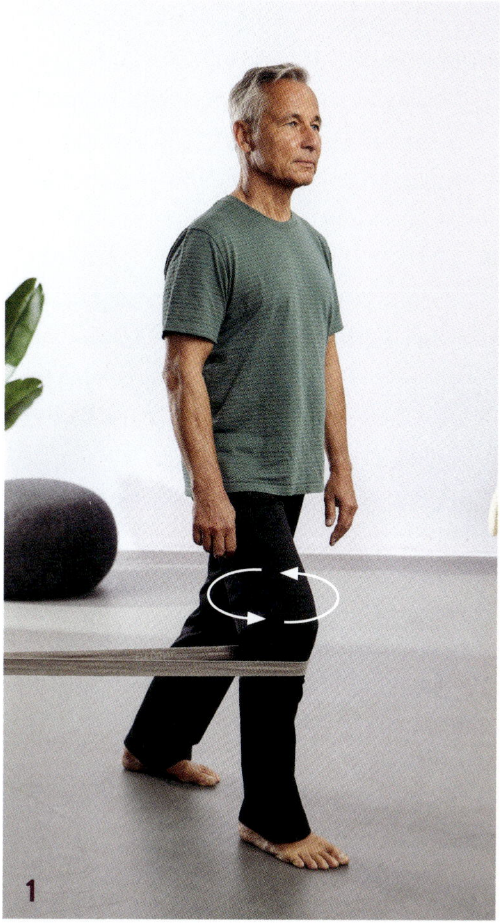

1

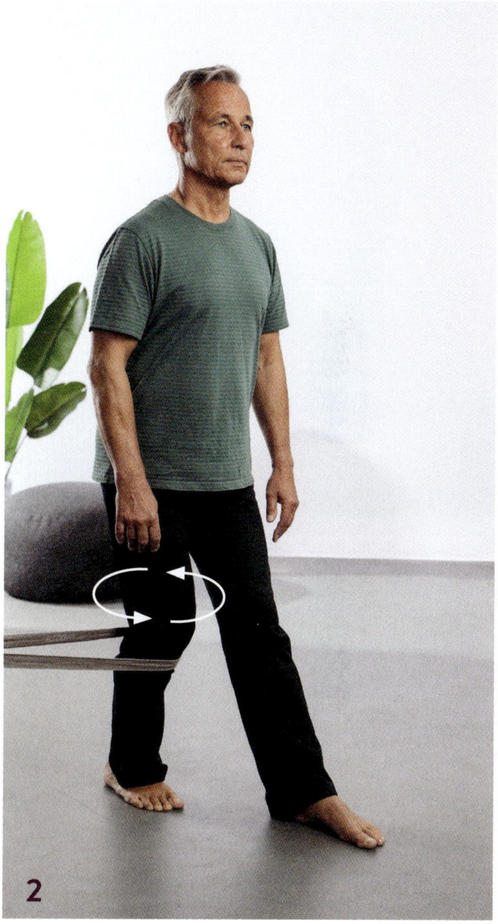

2

Armkreise mit Fitnessband

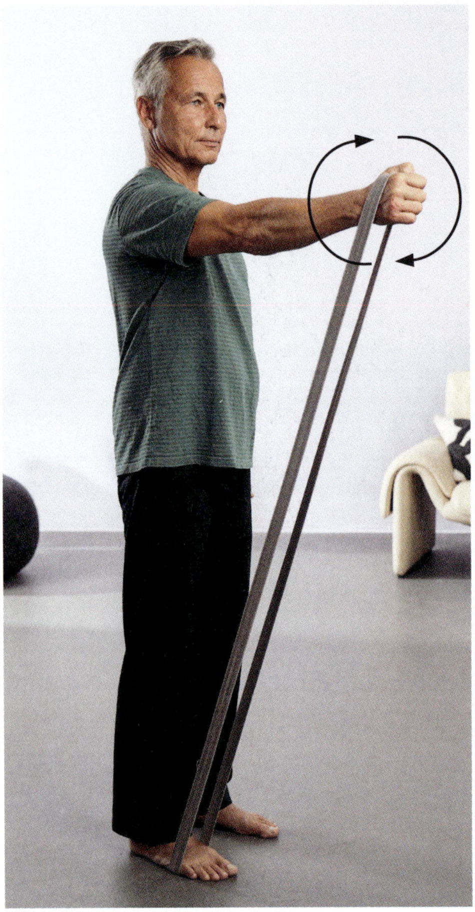

Material: Fitnessband für einen leichten Trainingswiderstand

- Stellen oder setzen Sie sich gerade und aufrecht hin. Steigen Sie mit dem rechten Fuß mittig auf das Fitnessband. Halten Sie das andere Ende in der rechten Hand.
- Heben Sie den rechten Arm nach vorn auf Schulterhöhe an. Nacken und Schulter bleiben dabei entspannt. Der Daumen zeigt zur Decke. Malen Sie mit dem Arm vier bis sechs Kreise.

Hinweise

- Legen Sie während der Übung den Fokus auf die Bewegung im Schultergelenk. Der Ellenbogen bleibt stets gestreckt und die Hand locker. Die Größe der Bewegung spielt eine untergeordnete Rolle.
- Variieren Sie die Übung und führen Sie die Kreise in unterschiedlichen Armpositionen aus. Orientieren Sie sich hierzu am Schulterkreisen auf Seite 80/81. Beschreiben Sie die Kreise im und gegen den Uhrzeigersinn.
- Testen Sie, ob die Richtungen und Positionen eine unterschiedliche Wirkung auf Sie haben.

Hüftkreise mit Fitnessband

Material: Miniband oder Fitnessband für einen leichten Trainingswiderstand

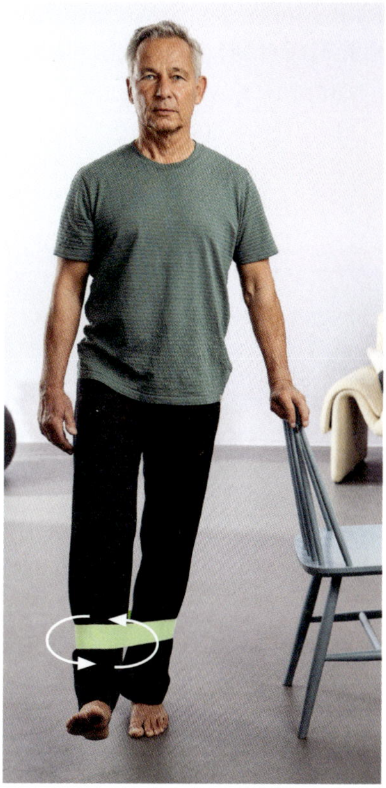

- Stellen Sie sich mit hüftbreit platzierten Füßen und mit lang gestreckter Wirbelsäule hin. Legen Sie das (Mini-)Band mittig um beide Beine etwas oberhalb der Knöchel. Halten Sie sich mit der linken Hand an einem Stuhl oder einer Wand fest.
- Strecken Sie das rechte Bein in die Luft. Die Fußspitze zeigt gerade nach vorn. Beschreiben Sie mit dem Bein nun fünf bis zehn kleine Kreise in der Luft. Achten Sie darauf, dass das Knie gestreckt und der Oberkörper aufrecht in der Mitte bleibt. Konzentrieren Sie sich auf die Bewegung in der Hüfte.
- Führen Sie die Kräftigung in verschiedenen Beinpositionen aus. Orientieren Sie sich hierzu an den Hüftkreisen auf Seite 88/89.

Hinweise

- Halten Sie das Band während der Bewegung stets auf Spannung. Der Oberkörper bleibt in allen Beinpositionen stabil und aufrecht in der Mitte. Achten Sie während der Bewegung darauf, das Knie gestreckt zu halten, und konzentrieren Sie sich auf die Bewegung im Hüftgelenk.
- Führen Sie die Kreise im und gegen den Uhrzeigersinn aus. Testen Sie die einzelnen Positionen und auch Kreisrichtungen individuell auf ihr Ergebnis für sich aus.
- Alternativ können Sie auch ein langes Band verwenden und dieses an einer externen Befestigung anbringen.
- Wollen Sie Ihre Muskeln und Ihre Koordination noch weiter herausfordern? Dann malen Sie mit dem Bein eine Acht oder ein Unendlichkeitszeichen.

Variante: Hüftkreise mit Fitnessband im Sitzen

Fällt Ihnen das Stehen auf einem Bein oder gar generell das Stehen schwer? Dann gibt es auch für diese Übung eine Lösung: Führen Sie die Kräftigungsübung im Sitzen aus.

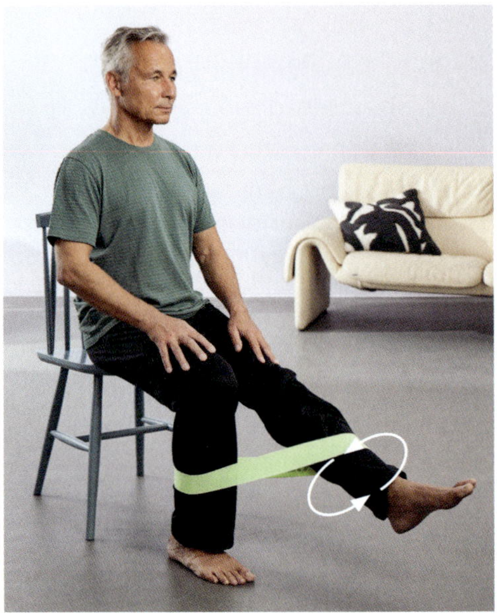

- Setzen Sie sich mit lang gestreckter Wirbelsäule auf eine Stuhlkante. Platzieren Sie das (Mini-)Band mittig um beide Unterschenkel. Der rechte Fuß bleibt fest auf dem Boden stehen.
- Strecken Sie das linke Bein in die Luft. Die Fußspitze zeigt gerade zur Decke. Beschreiben Sie mit dem linken Bein nun fünf bis zehn kleine Kreise in der Luft.

Hinweise
- Achten Sie darauf, dass das Knie gestreckt und der Oberkörper aufrecht in der Mitte bleibt.
- Konzentrieren Sie sich auf die Bewegung in der Hüfte.
- Achten Sie darauf, dass das Band während der Bewegung stets auf Spannung bleibt.

Stabilität durch gleichmäßigen Widerstand

Neben dem Loaded-Mobility-Training gibt es eine weitere, sehr einfache Methode, die Kraft in der Muskulatur und den Gelenken zu steigern – auch hier wieder ganz ohne Gewichte zu heben. Es nennt sich isometrisches Krafttraining. Kernaspekt dieser Trainingsform ist die Generierung von Muskelspannung ohne tatsächliche Bewegung. Ja, Sie haben richtig gelesen. Muskeln lassen sich auch ohne Bewegung aktivieren. Dies ist vergleichbar mit dem Halten eines Gewichts – die Last bleibt konstant, die Muskeln arbeiten hart, aber Sie bleiben in einer Position. Hierbei handelt es sich um eine sehr sichere Trainingsmethode, auch für das Gehirn. Aufgrund der fehlenden Bewegungskomponente erzeugt das isometrische Training wenig Belastung für die Gelenke und ist daher besonders gelenkschonend und somit perfekt für Senioren geeignet, die ihre Muskulatur effektiv stärken möchten.

Die isometrischen Übungen fördern nicht nur die Muskelkraft, sondern haben auch weitere positive Effekte auf den Körper und die Gesundheit:

- Effektiver und schonender Muskelaufbau
- Gut geeignet zur Schmerzlinderung
- Senkung des Blutdrucks
- Verbesserung der Innenwahrnehmung

Ziel des Trainings ist es, in unterschiedlichen Positionen gezielt Muskelspannung zu erzeugen. Stellen Sie sich das wie beim Gitarre-spielen-Lernen vor: Zuerst müssen Sie die Saiten spüren und die Griffe beherrschen, bevor Sie Lieder erzeugen können. Das Training gegen unüberwindliche Widerstände, wie etwa das Drücken gegen eine Wand oder das Ziehen an einem starren Band, hilft dabei, die eigene Kraft zu spüren und zu steigern.

Besonders wertvoll ist die Fähigkeit, diese Spannung in jedem Teil des Muskels und aus jeder Position heraus zu erzeugen. Sie wollen eine umfassende »Kontraktionslandkarte« Ihres Körpers für Ihr Gehirn entwickeln. Dies erhöht die Sicherheit und die Vorhersehbarkeit von Bewegungen enorm, was das Gehirn zu schätzen weiß. Ist die Kontraktionsfähigkeit der Muskulatur dagegen lokal eingeschränkt, wirkt sich das negativ auf die Vorhersehbarkeit einer Bewegung aus.

GEHEIMTIPP GEGEN HOHEN BLUTDRUCK

In der Ruhe liegt die Kraft – das gilt nicht nur für die innere Ausgeglichenheit, sondern auch für die Gesundheit des Herz-Kreislauf-Systems. Isometrisches Training ist ein wahrer Geheimtipp gegen hohen Blutdruck, denn die gleichmäßige Anspannung entlastet das Herz-Kreislauf-System. Hierbei ist es wichtig, dass Sie eine konstante Spannung halten und währenddessen bewusst und gleichmäßig weiteratmen. Die positiven Effekte sind von Dauer, sofern Sie das Training zu einem festen Bestandteil Ihres Alltags machen. Ein paar Minuten mehrmals täglichen Übens können ausreichen, um eine nachhaltige Blutdrucksenkung zu bewirken.

Um die Wirkung zu überprüfen, ist es sinnvoll, den Blutdruck vor und nach den Übungen zu testen. Hierbei sollten Sie den Blutdruck sowohl am rechten als auch am linken Arm messen. Warum? Erinnern Sie sich hierzu an Kapitel 2, wo wir über den Hirnstamm gesprochen haben (ab Seite 29). Diese Region reguliert unbewusst lebenswichtige Körperfunktionen, einschließlich des Blutdrucks. Wichtig ist dabei zu wissen, dass der Hirnstamm die linke und die rechte Körperhälfte getrennt steuert. Deshalb ist es ratsam, bei der Blutdruckmessung beide Körperseiten einzeln zu betrachten, um die Effekte des Trainings präzise zu erfassen.

Indem Sie regelmäßig isometrisch trainieren, unterstützen Sie nicht nur die muskuläre Stabilität, sondern wirken auch ausgleichend auf das autonome Nervensystem. So können Sie aktiv zu einem stabilen und gesunden Blutdruck beitragen, was besonders im fortgeschrittenen Alter von unschätzbarem Wert ist.

Im Alltag müssen wir häufig Kraft aufwenden, zum Beispiel wenn Sie einen schweren Gegenstand von einem hohen Schrank herunterholen oder eine volle Wasserkiste vom Boden hochheben wollen. Genau solche Positionen haben ihre Tücken und Verletzungen sind dann am wahrscheinlichsten, weil wir uns hier in einer maximalen Muskelverlängerung oder -verkürzung befinden. Hier setzt isometrisches Training an: Es lehrt Sie, auch in diesen kritischen Positionen Spannung aufzubauen und so das Verletzungsrisiko zu minimieren.

Mit isometrischen Übungen bringen Sie Licht in die dunklen Ecken Ihrer Muskulatur und schaffen ein Fundament für Gesundheit, Beweglichkeit und Kraft im Alter. Lassen Sie uns mit der Praxis starten.

Allgemeine Hinweise zur Übungsausführung

Wie Sie nun wissen, ist isometrisches Krafttraining ein besonders sicherer und effektiver Weg, die körperliche Stärke zu verbessern. Entscheidend für den Erfolg und die optimale Anwendung ist die richtige Technik. Hierzu einige grundlegende Hinweise zur Übungsausführung:

- Die muskuläre Anspannung bei den nachfolgenden Übungen sollte circa 30 Prozent Ihrer Maximalkraft betragen. Stellen Sie sich hierfür eine Skala von 0 bis 10 vor, wobei 10 Ihrer maximalen muskulären Anspannung entspricht. Auf dieser Skala versuchen Sie nun, eine Intensität der Anspannung von 3 zu erreichen. Dies gewährleistet Sicherheit und Effektivität, ohne das Risiko einer Überlastung. Atmen Sie während der Anspannung entspannt und gleichmäßig durch die Nase weiter – vermeiden Sie auf jeden Fall, die Luft anzuhalten. Dies könnte den Blutdruck unnötig in die Höhe treiben und dem Trainingseffekt entgegenwirken. Bauen Sie den Druck langsam und kontrolliert auf und lösen Sie ihn ebenso sanft.
- Der Druck sollte über die gesamte Übungsdauer konstant gehalten werden. Beginnen Sie mit 60 Sekunden. Konzentrieren Sie sich dabei auf die Muskulatur, die arbeitet und angespannt wird. Spüren Sie in sich hinein: Wie fühlt sich die Spannung an? Lenken Sie Ihre Aufmerksamkeit nicht auf das Fitnessband oder den Widerstand.
- Gerade zu Beginn des Trainings ist es vollkommen normal und sogar erwünscht, dass die Muskeln zu zittern beginnen. Das Zittern der Muskulatur ist ein Zeichen dafür, dass das Gehirn über Koordination versucht, die Muskulatur optimal anzusteuern. Dies hilft, die neuromuskuläre Effizienz zu verbessern. Wenn Ihnen Sie Anspannung der Muskulatur grundsätzlich schwerfällt, so können Sie dies durch eine sensorische Aktivierung verbessern. Reiben oder klopfen Sie die arbeitende Muskulatur leicht ab, um die Ansteuerung und das Gefühl für die Muskelaktivität zu verbessern. Diese Art von Feedback kann die Muskelkontrolle und damit die Effektivität der Übung erheblich steigern.
- Variieren Sie je nach Re-Test-Ergebnis gegebenenfalls die Haltedauer. Sollten Sie feststellen, dass Ihr Re-Test schlecht ausfällt, reduzieren Sie die Haltezeit auf 30 Sekunden und testen Sie erneut. Fällt dieser hingegen positiv aus, können Sie die Zeit in den nächsten Runden bis auf 90 Sekunden verlängern. Optimalerweise führen Sie drei bis fünf Wiederholungen pro Übung aus.

Wenn Sie diese Hinweise beim Training beachten, können Sie die Vorteile des isometrischen Krafttrainings voll ausschöpfen und damit Ihre Gesundheit und Ihr Wohlbefinden fördern.

Kopfdrücken

Eine kräftige Halsmuskulatur trägt entscheidend zur Stabilisierung der Halswirbelsäule und somit des Kopfes bei. Durch das Kopfdrücken gegen einen Widerstand kräftigen Sie die gesamte Halsmuskulatur.

1. Stellen oder setzen Sie sich aufrecht hin. Der Nacken ist lang. Schauen Sie geradeaus nach vorn. Platzieren Sie die rechte Hand an der rechten Schläfe. Spreizen Sie dabei leicht die Finger. Bauen Sie nun mit der Hand einen gleichmäßigen Druck gegen den Kopf auf. Atmen Sie dabei ruhig und gleichmäßig durch die Nase weiter. Versuchen Sie, den Kopf für 30 bis 60 Sekunden zur Seite zu drücken, während sich die Halsmuskulatur auf der rechten Seite anspannt und dagegenhält. Achten Sie auf einen gleichmäßigen Druck.
2. Wechseln Sie im Anschluss zur linken Seite. Testen Sie, ob eine Seite für Sie ein besseres Ergebnis liefert.
3. Verschränken Sie nun die Finger und legen Sie die Handflächen an die Stirn. Bauen Sie mit den Händen einen gleichmäßigen Druck gegen die Stirn auf und halten Sie den Kopf stabil. Die vordere Halsmuskulatur hält die Spannung für 30 bis 60 Sekunden.
4. Legen Sie im Anschluss die verschränkten Hände an den Hinterkopf. Bauen Sie hier Druck auf und versuchen Sie, den Kopf nach vorn zu drücken. Spannen Sie die hintere Halsmuskulatur an und halten Sie dem Druck stand.

Hinweis: Achten Sie darauf, dass die Halswirbelsäule stets lang und der Kopf mittig ausgerichtet bleibt.

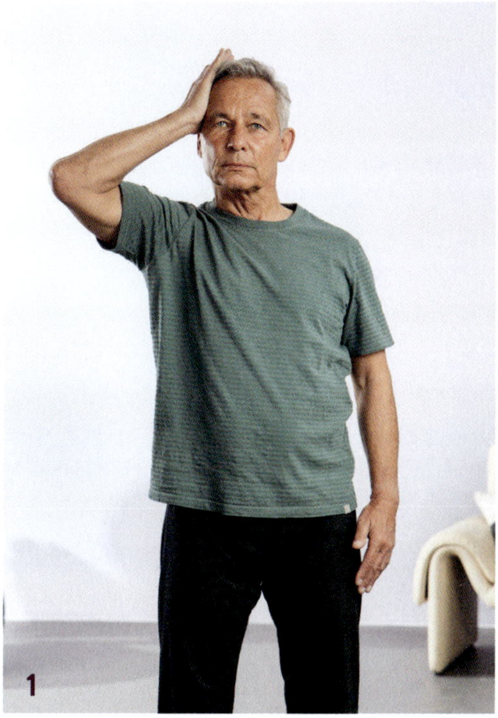
1

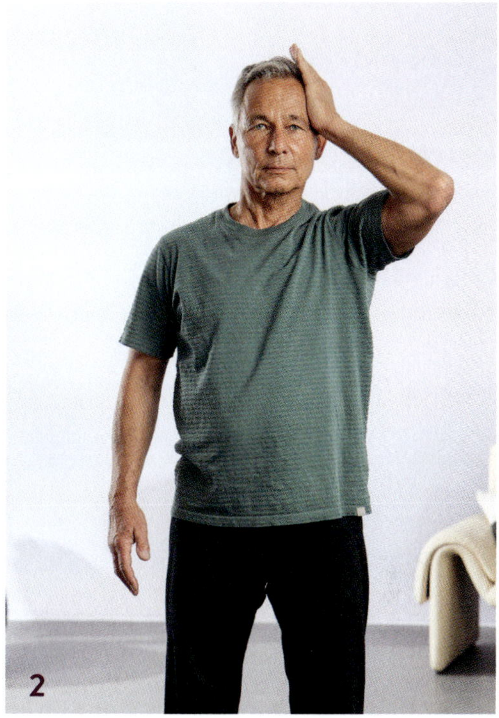
2

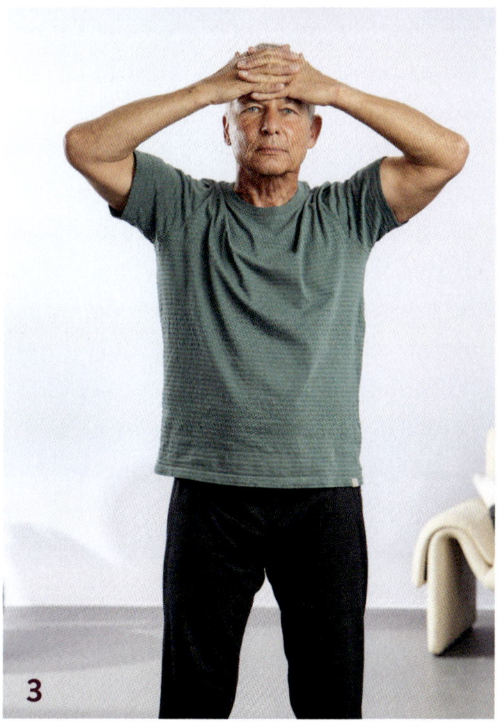
3

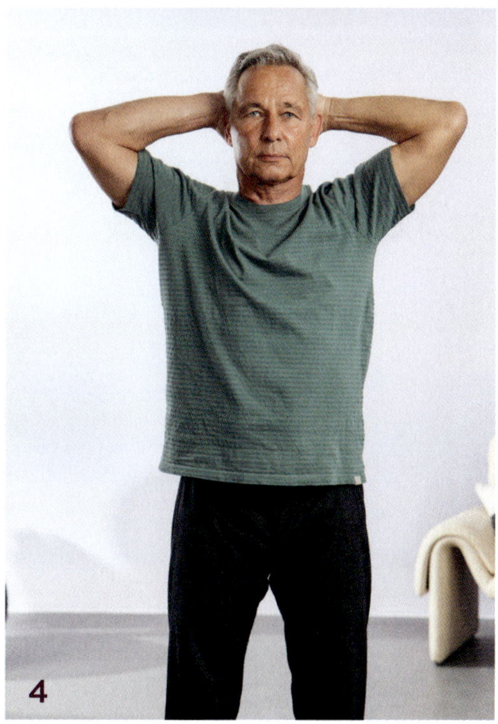
4

Seilziehen

Material: starres Band

Die untere Rückenmuskulatur ist im Alltag vielen Belastungen ausgesetzt und neigt daher oft und schnell zu einer Überlastung. Gerade mit zunehmendem Alter ist es besonders wichtig, hier für eine entsprechende Stabilität zu sorgen.

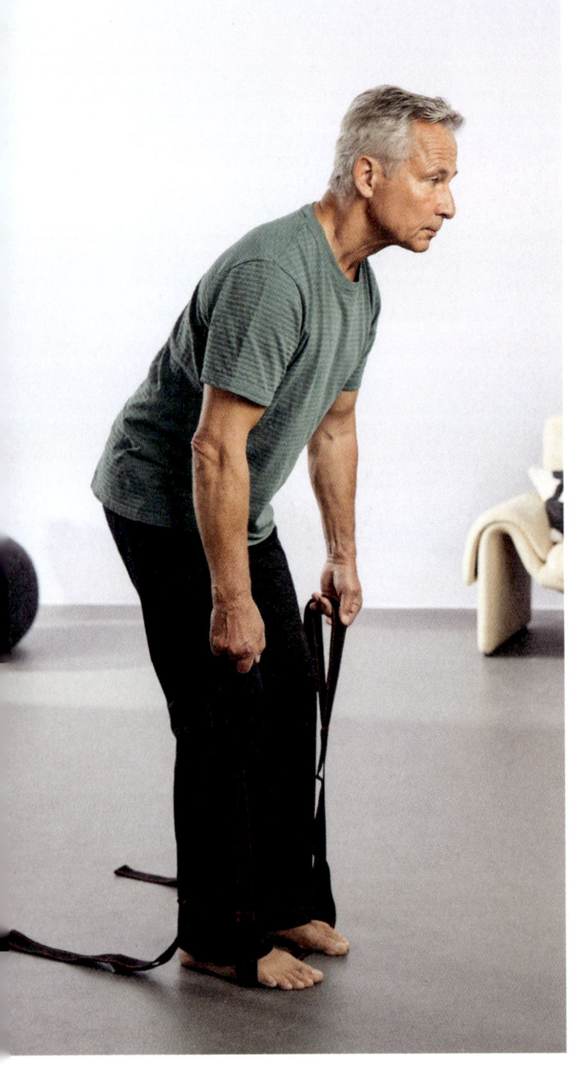

- Nehmen Sie das Band in beide Hände und legen Sie die Bandmitte auf den Boden. Stellen Sie sich mit beiden Füßen hüftbreit auf das Band. Achten Sie darauf, dass das Band genau mittig unter den Füßen liegt.
- Beugen Sie die Knie leicht und neigen Sie sich mit geradem Rücken nach vorn. Der Kopf bleibt über Herzhöhe. Strecken Sie die Ellenbogen und fassen Sie das Band so, dass es stramm ist.
- Bauen Sie nun einen gleichmäßigen Zug auf und versuchen Sie, sich aufzurichten. Atmen Sie ruhig und gleichmäßig durch die Nase weiter. Halten Sie den Zug für 30 bis 60 Sekunden. Konzentrieren Sie sich auf die Muskulatur im unteren Rücken und in der Oberschenkelrückseite.
- Lösen Sie den Zug langsam. Wiederholen Sie die Übung 3- bis 5-mal.

Hinweis: Sie können die Übung beliebig variieren, indem Sie die Halteposition durch unterschiedliche Winkel der Oberkörperneigung verändern.

Die Mitte kräftigen

Material: starres Band

Die Rumpfmuskulatur ist der Dreh- und Angelpunkt in Ihrem Körper und sorgt für eine stabile Körpermitte. Nur eine gut funktionierende Rumpfmuskulatur ermöglicht es Ihnen, den vollen Bewegungsumfang und die Kraft in Armen und Beinen zu nutzen.

- Befestigen Sie das Band auf Bauchhöhe an einer externen Stelle. Stellen Sie sich hüftbreit und mit lang aufgerichteter Wirbelsäule seitlich zum Band.
- Fassen Sie das Band mit beiden Händen und strecken Sie beide Arme lang nach vorn auf Brusthöhe aus. Bauen Sie nun einen gleichmäßigen Zug auf das Band auf. Der Körper bleibt dabei stabil in der Mitte. Spüren Sie, wie die Rumpfmuskulatur arbeitet. Halten Sie den Zug für 30 bis 60 Sekunden. Atem Sie dabei ruhig und gleichmäßig weiter.
- Wiederholen Sie die Übung 3- bis 5-mal. Wechseln Sie im Anschluss auf die andere Seite.

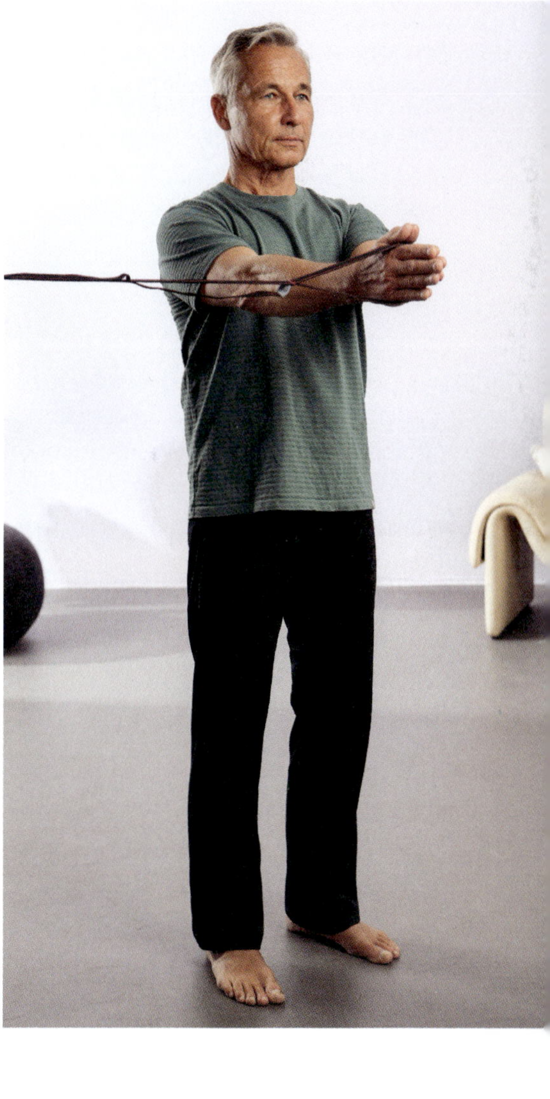

Hinweise
- Vergessen Sie nicht zu testen, ob eine Seite für Sie bessere Ergebnisse liefert.
- Alternativ können Sie die Übung auch ohne Band an einem Türrahmen oder Pfeiler durchführen und mit den ausgestreckten Armen seitlich dagegendrücken.

Aufstehen gegen einen Widerstand

Material: starres Band

Ihre Beine tragen Sie schon Ihr gesamtes Leben und eine kräftige Beinmuskulatur ist das A und O für Mobilität. Leider nimmt gerade durch mangelnde Bewegung die Kraft der Beine ab, was wiederum zu weniger Bewegung führt. Durchbrechen Sie diesen Kreislauf mit dieser Übung.

1. Setzen Sie sich mit lang aufgerichteter Wirbelsäule hin. Nehmen Sie das Band in beide Hände. Platzieren Sie es vor sich auf dem Boden und stellen Sie die Füße hüftbreit darauf. Achten Sie darauf, dass das Band genau mittig unter den Füßen liegt und noch etwas locker ist. Sie brauchen etwas Luft für die Bewegung nach oben.
2. Heben Sie nun das Gesäß von der Sitzfläche an, als ob Sie aufstehen wollten. Sie erzeugen dadurch Spannung auf das Band. Drücken Sie die Beine in den Boden und ziehen Sie zeitgleich das Band mit beiden Händen nach oben. Achten Sie darauf, dass die Ellenbogen gestreckt bleiben und der Rücken gerade. Konzentrieren Sie sich auf die Beinmuskulatur und halten Sie die Position für 30 bis 60 Sekunden. Lösen Sie die Spannung langsam und setzen Sie sich wieder hin. Wiederholen Sie die Übung 3- bis 5-mal.

Hinweis: Sie können die Übung beliebig variieren, indem Sie die Halteposition durch unterschiedliche Beugungsgrade in den Knien verändern.

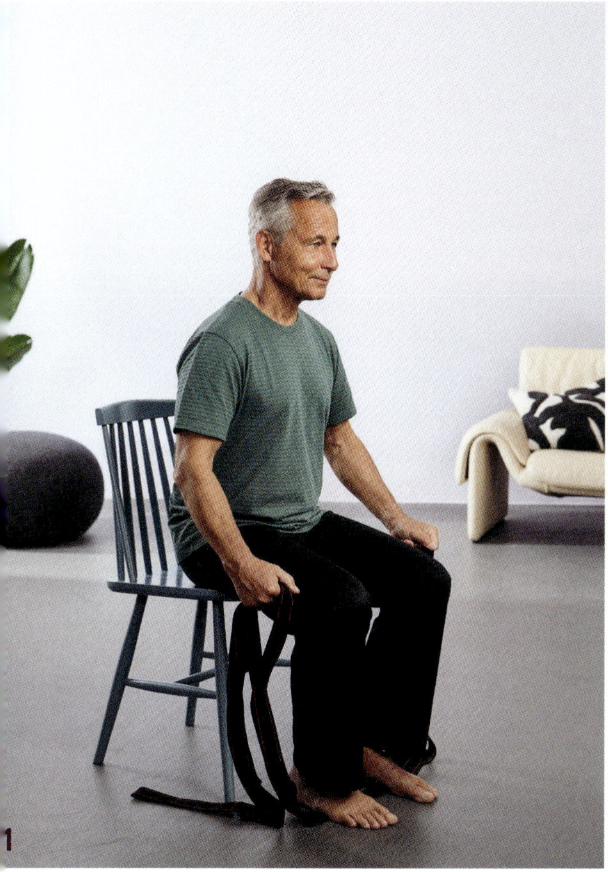

1

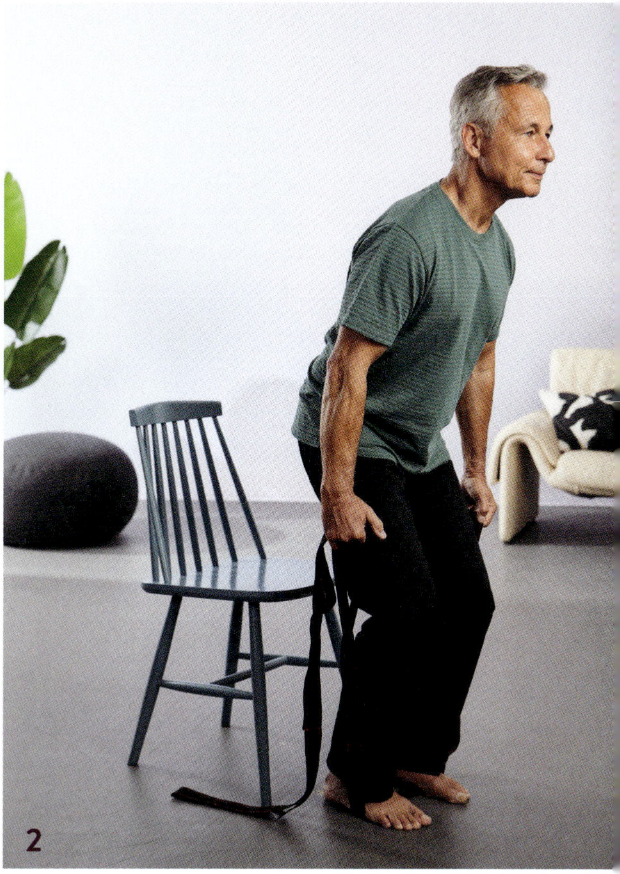

2

PROTEIN - DAS RICHTIGE BAUMATERIAL

Um der altersbedingten Abnahme der Muskelmasse entgegenzuwirken, müssen Sie die Muskulatur nicht nur durch Training fordern, sondern auch die notwendigen Bausteine liefern. Proteine sind ein essenzieller Makronährstoff und das Baumaterial für die Muskulatur. Eiweiß ist sowohl in tierischen wie auch pflanzlichen Lebensmitteln enthalten. Gute tierische Eiweißquellen sind Fisch, Fleisch, Käse, Eier sowie Quark und Joghurt. Bei den Pflanzen punkten Hülsenfrüchte (Bohnen, Erbsen, Linsen), Soja sowie Nüsse und Samen, Quinoa, Amaranth oder Hafer mit Eiweiß. Die Zusammensetzung tierischen Proteins ist dabei dem menschlichen Protein ähnlicher und weist daher eine höhere Proteinqualität als pflanzliche Lebensmittel auf. Für Erwachsene ab 65 Jahren gilt 1,0 Gramm Protein je Kilogramm Körpergewicht als Richtwert für die tägliche Aufnahmemenge. Um Ihren Eiweißbedarf nun adäquat zu decken, können Sie folgende einfache Regel beachten: Integrieren Sie in jede Mahlzeit eine Proteinquelle und gestalten Sie die Auswahl abwechslungsreich. Optimal ist eine Kombination aus tierischen und pflanzlichen Lebensmitteln.

Trainingsempfehlungen und Übungsevaluierung zur Verbesserung von Beweglichkeit und Kraft

Die hier gezeigten Übungen dienen dazu, die Beweglichkeit und die Ansteuerung von Gelenken und Muskulatur generell zu verbessern und somit das allgemeine Wohlbefinden zu steigern. Gemäß dem Prinzip »Sensorik vor Motorik« (Seite 62) können Sie die sensorische Aktivierung komplett oder in einzelnen Teilen vor den Mobilisationsübungen im Bereich des zu mobilisierenden Gelenks oder bei den Kräftigungsübungen bei der beanspruchten Muskulatur durchführen. Dies ermöglicht Ihnen eine effektivere motorische Ansteuerung und verbessert dadurch die Ausführung der Bewegungen. Evaluieren Sie die Übungen anhand der Testmethode in Kapitel 3 durch zum Beispiel einen Beweglichkeitstest (Seite 45) und notieren Sie sich die Ergebnisse in der nachfolgenden

Tabelle. Führen Sie die positiv getesteten Übungen mehrmals täglich durch. Optimal sind zwei bis drei kurze Einheiten zu je 5 bis maximal 10 Minuten am Tag. Hierbei können Sie Mobilisations- und Kräftigungsübungen in einer Einheit kombinieren, oder Sie wechseln die beiden Kategorien in je eigenen Einheiten ab. Hören Sie hier auf Ihren Körper und darauf, was Ihnen guttut. Mehrere kleine Trainingseinheiten eignen sich eher als eine große, denn Wiederholung fördert die Neuroplastizität. Um die Beweglichkeit und Kraft zu erhalten, ist es selbstverständlich auch möglich, ja sogar sinnvoll, neutral getestete Übungen regelmäßig mehrmals pro Woche durchzuführen.

Beachten Sie für die Ausführung der Kräftigungsübungen die Hinweise für das Loaded-Mobility-Training (Seite 93) und für das isometrische Training (Seite 101).

Unabhängig davon, ob es sich um die Mobilisationsübungen oder Kräftigungsübungen handelt, ist es wichtig, dass Sie während der Übungen auf Ihren Körper hören und keine Schmerzen provozieren. Bei Schmerzen im mobilisierten Gelenk verringern Sie den Bewegungsumfang und die Geschwindigkeit. Für die Kräftigungsübungen können Sie in diesem Fall ein Fitnessband mit einem leichte(re)n Widerstand wählen, den Zug beziehungsweise Druck verringern, die Position anpassen oder die Wiederholungsanzahl oder die Haltedauer verringern. Sollte hierdurch keine Besserung eintreten, suchen Sie nach alternativen Bewegungsformen oder wählen Sie andere Übungen aus.

Testergebnisse der Mobilisationsübungen			
Übung	**Positiv**	**Neutral**	**Aufzuarbeiten**
Sensorische Aktivierung			
Ja sagen			
Nein sagen			
Kopfseitneige			
Das Huhn – mit dem Kopf vor- und zurückgleiten			
Die bezaubernde Jeannie – mit dem Kopf zu den Seiten gleiten			
Kopfkreise			

Testergebnisse der Mobilisationsübungen			
Übung	**Positiv**	**Neutral**	**Aufzuarbeiten**
Mit dem Brustkorb vor- und zurückgleiten			
Mit dem Brustkorb zu den Seiten gleiten			
Brustkorbkreise			
Einmal um die Welt – Mobilisation des unteren Rückens			
Schulterkreise ► vorn ► seitlich ► hinten ► vor den Körper führen			
Buchstaben oder Zahlen malen			
Schulterblattmobilisation			
Schulterblattkreise			
Unendlichkeitszeichen malen			
Fingerwelle			
Hula-Hoop-Kreise ► im Uhrzeigersinn ► gegen den Uhrzeigersinn			
Hüftkreise ► vorn ► seitlich ► hinten ► vor den Körper führen			
Kniekreise beidseitig ► im Uhrzeigersinn ► gegen den Uhrzeigersinn			

Testergebnisse der Kräftigungsübungen			
Übung	**Positiv**	**Neutral**	**Aufzuarbeiten**
Kniekreise mit Fitnessband ► vorn ► hinten			
Armkreise mit Fitnessband ► vorn ► vor den Körper führen ► seitlich ► hinten			
Hüftkreise mit Fitnessband ► vorn ► vor den Körper führen ► seitlich ► hinten			
Hüftkreise mit Fitnessband im Sitzen			
Kopfdrücken ► rechts ► links ► vorn ► hinten			
Seilziehen			
Die Mitte kräftigen ► rechts ► links			
Aufstehen gegen einen Widerstand			

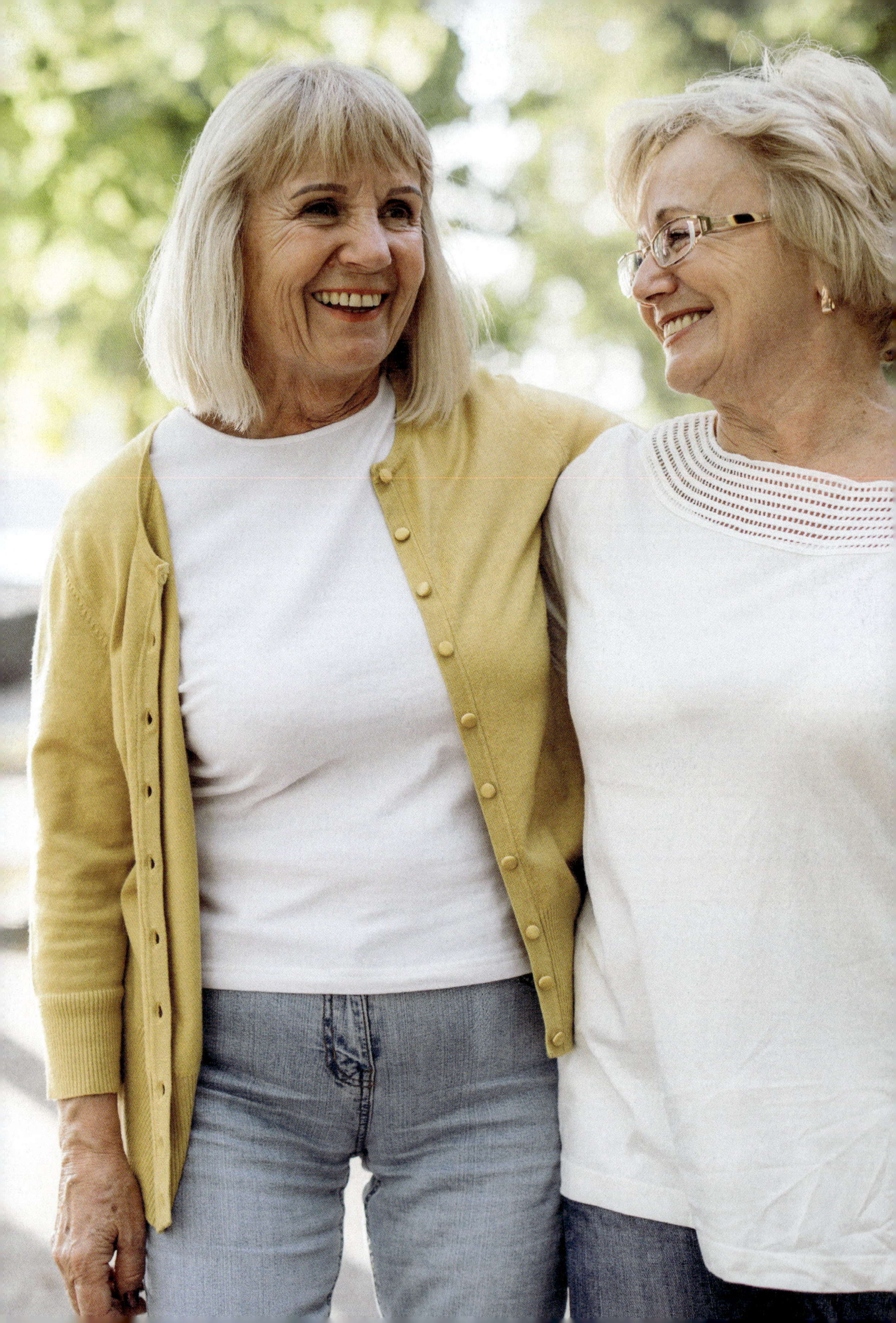

Kapitel 5

Sicher unterwegs – stabil gehen und Stürze vermeiden

Stabilität und Sicherheit gewinnen für ein angstfreies Leben

Für viele ältere Menschen ist die Angst vor dem Stürzen ein ständiger Begleiter. Diese Furcht ist nicht unbegründet, da Stürze im Alter schwerwiegende Folgen haben können. Die Auswirkungen sind nicht nur körperlicher Natur – wie Knochenbrüche oder Prellungen –, sondern betreffen auch die Psyche und den Alltag. Schon allein diese Angst trägt dazu bei, dass viele Senioren sich nicht nur langsamer bewegen, sondern auch weniger, und stattdessen viel sitzen. Dies setzt einen Teufelskreis in Gang. Erinnern Sie sich dazu an den Alterskreislauf auf Seite 14. Wenig Bewegung schwächt die Muskulatur, verringert die Flexibilität der Gelenke, mindert die Ausdauer und beeinträchtigt das Gehirn. Das alles macht den Körper anfälliger für Stürze und Verletzungen, was die Angst weiter verstärkt. Doch was können Sie tun, um diesem Kreislauf zu entkommen?

Mit den richtigen Übungen und Techniken können Sie die Angst vor dem Stürzen überwinden, die Bewegungssicherheit erhöhen und die Stabilität verbessern, um so Ihren Alltag wieder aktiv zu gestalten. Wesentliche Aspekte für einen stabilen und sicheren Gang liegen in einem funktionsfähigen Gleichgewichtssystem, einem guten visuellen System und einem adäquat arbeitenden Kleinhirn. Schauen wir uns diese drei Aspekte genauer an.

Das Gleichgewicht – unser innerer Kompass

Im Innenohr befindet sich das Gleichgewichtssystem, auch vestibuläres System genannt. Es ist für die Wahrnehmung von Bewegungen sowie die Position des Körpers im Raum verantwortlich und hilft Ihnen, die Balance zu halten und stabile Bewegungen auszuführen. Sie können sich den Gleichgewichtssinn wie einen inneren Kompass vorstellen – ein System, das Ihnen sagt, wo oben und unten ist und in welche Richtung Sie sich bewegen. Es hat ein eigenes Koordinatensystem, das Ihre Position im Raum bestimmt und Ihren Körper entsprechend ausrichtet. Ohne funktionsfähiges Gleichgewicht würden Sie umfallen, denn es stabilisiert Sie gegen die Schwerkraft. Zusätzlich zu diesen Grundaufgaben hat das vestibuläre System noch eine Reihe weiterer Funktionen und ist somit beteiligt an:

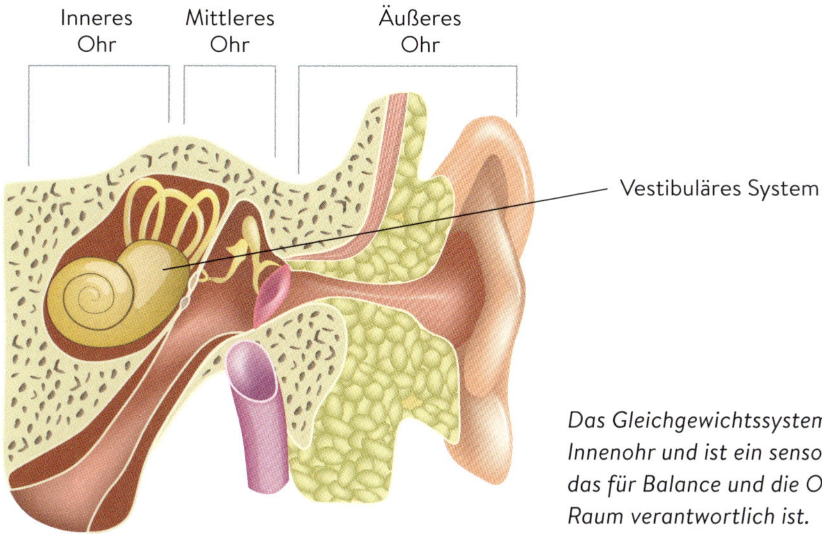

Das Gleichgewichtssystem sitzt im Innenohr und ist ein sensorisches System, das für Balance und die Orientierung im Raum verantwortlich ist.

- der Anpassung der Muskelspannung sowie der automatischen Stabilität,
- der richtigen Positionierung der Körperteile zueinander,
- der Aufrichtung der Wirbelsäule sowie der Anpassung von Kopf- und Augenposition,
- der Aufrechterhaltung des klaren Sehens, während der Körper sich bewegt,
- der Bestimmung über Richtung und Geschwindigkeit der Bewegung,
- der Atmung und Blutdruckregulation.

Mangelnde oder schlechte Informationen aus dem vestibulären System sorgen für eine erhöhte Unsicherheit. Dies kann sich zum einen bei Bewegungen, zum anderen aber auch in Ruhe in Form von Schwindel und Übelkeit widerspiegeln. Bei jeder Form von Bewegung sorgen die Informationen aus dem Gleichgewichtssystem für die nötige Stabilität. Funktionelle Defizite im Gleichgewichtssystem führen immer zu Asymmetrien und Disbalancen im Körper. Dies geschieht sowohl auf motorischer als auch auf struktureller Ebene. Probleme mit dem Gleichgewicht können sich auf unterschiedliche Weise äußern:

- breiter Stand oder Gang
- Blick zum Boden beim Laufen
- Schwierigkeiten, geradeaus zu laufen
- Gangunsicherheit
- Verspannungen in Nacken und Rücken

- veränderte Körper- oder Kopfposition (Hohlkreuz, Rundrücken, seitlich geneigter Kopf)
- Reiseübelkeit
- Schwierigkeiten beim Treppensteigen, Hinsetzen, Aufstehen, Radfahren
- Schwindel, Unwohlsein

WENN SICH ALLES DREHT

Erinnern Sie sich an die letzte Karussellfahrt auf dem Jahrmarkt oder die letzte Bootstour. Die Aktivität beginnt meist harmlos und freudig, aber sobald Sie wieder festen Boden unter den Füßen haben, scheint die Welt um Sie herum noch immer in Bewegung zu sein. Die Beine fühlen sich wackelig an, der Boden unter den Füßen schwankt. Manchmal braucht es nur ein paar Sekunden, bis sich das Gefühl legt, in anderen Fällen können diese Eindrücke noch Minuten oder länger anhalten. Diese Phänomene sind ein alltägliches Beispiel für Schwindel, eine Erfahrung, die viele ältere Menschen auch ohne Jahrmarkt oder Bootstour kennen.

Was genau passiert da im Körper? Der Gleichgewichtssinn misst ständig, wo oben und unten ist und wie Sie sich im Raum bewegen. Ihre Augen und Ihr Bewegungsapparat senden dabei zusätzliche Informationen, die helfen, die Umgebung und Ihre Position darin zu bestimmen. Liegt hier eine Diskrepanz vor, so kann Schwindel eine mögliche Konsequenz daraus sein. Das Betreten und das Verlassen eines Karussells oder Bootes führen zu einer signifikanten Veränderung der Umgebung – von einem sich bewegenden auf einen festen Untergrund. Das Gehirn muss diese neue Information schnell verarbeiten und Anpassungen vornehmen, damit Sie nicht stürzen. Es kompensiert die wahrgenommene Bewegung durch feine motorische Anpassungen in den Gelenken und durch Stabilisierungsbemühungen der Muskulatur. Diese Anpassung ist eine ständige Aufgabe des Gleichgewichtssinns. Wenn das Karussell sich dreht oder stoppt, kommt es zu einem Moment der Unsicherheit, in dem Ihr Gehirn sich schnell an die veränderten Bedingungen anpassen muss.

Für ältere Menschen können dieses ständige Anpassen und das Stabilisieren eine Herausforderung sein, insbesondere wenn das vestibuläre System nicht mehr optimal funktioniert und Schwindel vermehrt auftritt. Die Fähigkeit, stabil und sicher zu gehen, wird zunehmend eingeschränkt, was nicht nur die Angst vor Stürzen zusätzlich erhöht, sondern die gesamte Lebensweise einschränken kann.

Augen auf für einen stabilen Gang

Zusätzlich zum Gleichgewicht spielen auch die Augen, das visuelle System, eine maßgebliche Rolle, wenn es um das Thema Gangsicherheit und Sturzprophylaxe geht. Die beiden Systeme sind eng miteinander verbunden und arbeiten häufig gemeinsam. Daher ist es wichtig, beide Aspekte in diesem Zusammenhang zu beachten. Ihre Augen liefern dem Gehirn wesentliche Informationen über Ihre Umgebung und helfen Ihnen, sich sicher zu bewegen. Einschränkungen im visuellen System, wie etwa eine verschlechterte Sehschärfe oder ein eingeschränktes Gesichtsfeld, können das Gleichgewicht erheblich beeinträchtigen. Wenn Ihre Augen nicht mehr in der Lage sind, klare und präzise Informationen zu liefern, hat das Gehirn Schwierigkeiten, Bewegungen korrekt zu steuern und auszugleichen. Neben den hier vorgestellten Übungen für das visuelle System empfehlen wir Ihnen daher zusätzlich auch, sich die Übungen in Kapitel 6 (ab Seite 151) anzuschauen und auszutesten.

Die Rolle des Kleinhirns für die Stabilität

Wie bereits erwähnt, gibt es noch eine weitere Struktur, die für die Stabilität verantwortlich ist: das Kleinhirn. Dieses haben Sie in Kapitel 2 (Seite 29) bereits kennengelernt. Das Kleinhirn leistet eine phänomenale Arbeit, wenn es darum geht, Gleichgewicht und Stabilität aufrechtzuerhalten. Gleichgewicht und Kleinhirn sind eng miteinander verbunden und haben gegenseitige Wechselwirkungen. Im Kleinhirn werden Informationen aus dem Gleichgewichtsorgan verarbeitet und eine entsprechende Reaktion veranlasst. Es ist wichtig für Ihre Gleichgewichtskontrolle. Hier geschehen eine kontinuierliche Überprüfung, Neuberechnung und Justierung der Lage der einzelnen Körperteile, der Stellung der Gelenke und der Spannung der Muskulatur. Zusätzlich sorgt es für eine gute Koordination von Kopf, Körper und Gliedmaßen sowie die Feinabstimmung der Augenbewegungen. Dies alles ist wichtig für einen stabilen Gang. Die Kommunikation zwischen Gehirn und Körper läuft wechselseitig ab. Das Kleinhirn nimmt neben sensorischen Informationen aus dem Körper von Füßen, Beinen und Rumpf zusätzlich Lageinformationen aus dem Gleichgewichtsorgan auf. Auf dieser Basis schickt es über absteigende Bahnen wieder motorische Befehle (Bewegung) an den Körper. Das rechte Kleinhirn ist für die Aufrichtung und Koordination der rechten

Körperhälfte verantwortlich. Das linke Kleinhirn für Koordination und Aufrichtung der linken Körperhälfte. Ein funktionsfähiges Kleinhirn sorgt für optimale Auswertung der Informationen und Integration und damit für ein besseres Ergebnis: bessere Balance, sicherer Gang und bessere Bewegungsausführung. Wie Sie das Kleinhirn aktivieren können, dazu kommen wir jetzt.

Vorbereitungsübungen für mehr Stabilität

Die nachfolgenden Übungen werden Sie sicher überraschen, denn Sie werden mit der Zunge trainieren. Zu Recht werden Sie sich jetzt fragen: Aber ich möchte doch stabiler und sicherer gehen. Was hat meine Zunge damit zu tun? Wie Sie sehen werden: eine ganze Menge. Lassen Sie uns einen kleinen Abstecher machen und beleuchten, was die Zunge mit dem Kleinhirn und damit Stabilität zu tun hat.

Die Zunge, ein unauffälliger Muskel im Mund, ist ein Schlüsselakteur für die Aufrechterhaltung der Körperbalance und -koordination und spielt eine zentrale Rolle für Stabilität und Sicherheit im Alltag. Die Verbindung zwischen Zunge und Kleinhirn ist dabei entscheidend. Das Kleinhirn, insbesondere der zentral gelegene Vermis, ist eine Art Koordinationszentrum unseres Körpers, genauer gesagt der Körpermitte. Zungenbewegungen oder deren sensorische Aktivierung stimulieren aktiv dieses Koordinationszentrum, was wiederum die muskuläre Spannung und die Haltung der gesamten Körpermitte, unter anderem die Aufrichtung der Wirbelsäule, beeinflusst. Darüber hinaus aktivieren Zungenbewegungen das supplementär-motorische Areal, das für die Planung und Koordination komplexer Bewegungen im Körper zuständig ist. Die Feinabstimmung von Bewegungen verbessert sich.

Zungenübungen fördern zudem die sensorische Wahrnehmung und Aktivität des Hirnstamms, der als Verkehrsknotenpunkt für zahlreiche Nervensignale dient. Dies verbessert die Sensibilität und Reaktionsfähigkeit des Körpers auf äußere Reize. Alle genannten Komponenten sind für einen stabilen Gang wichtig. In diesem Kontext gewinnt die Zunge eine ganz andere Bedeutung, nicht wahr?

Die folgenden Zungenübungen sind einfach durchführbar und zielen darauf ab, diesen oft übersehenen Bereich zu stimulieren. Testen Sie dazu die einzelnen Übungen und nutzen Sie diese bei einem positiven Re-Test als Voraktivierung zu den Gleichgewichtsübungen. Sie werden erstaunt sein, wie solche kleinen Übungen im Mundraum zu einem Gefühl der Stärkung und Sicherheit im gesamten Körper führen können.

Die richtige Zungenposition einnehmen

Wenn sich die Zunge in der richtigen Position befindet, so wirkt sich dies positiv auf Kopf- und Rumpfstabilität aus. Die Zunge stabilisiert Kopf und Nacken sozusagen von innen und sorgt dafür, dass das Gehirn eine adäquate Körperspannung aufbauen kann.

In Ruhe, das heißt, wenn Sie nicht essen, trinken oder sprechen, sollte sich die Zungenspitze oben am Gaumen befinden, kurz hinter den oberen Schneidezähnen, ohne diese dabei zu berühren. Sprechen Sie einmal den Buchstaben »N« laut aus. Genau hier soll die Zungenspitze liegen. Zusätzlich liegt die restliche Zunge hinten im Rachenraum oben am Gaumen an. Probieren Sie es aus und bringen Sie die Zunge in diese Position. Das mag sich am Anfang vielleicht ungewohnt anfühlen, wird sich aber schnell ändern. Die Zunge kann, wie jeder andere Muskel im Körper, trainiert werden, und was Ihnen heute noch seltsam erscheint, kann schnell Ihr neues »Normal« werden.

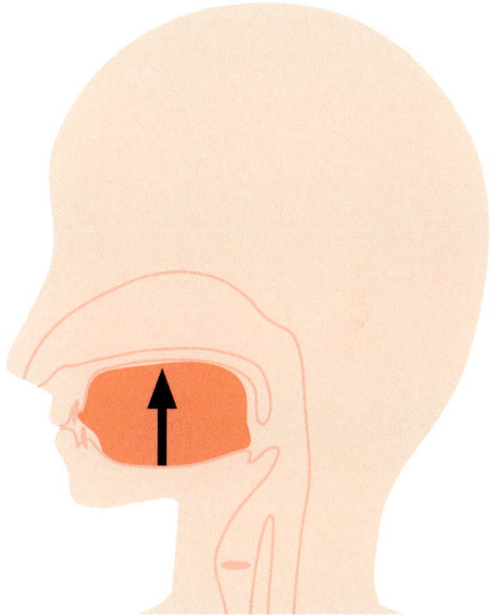

Die optimale Zungenposition befindet sich oben angelegt am Gaumen und hat einen großen Einfluss auf die Stabilität der Körpermitte.

Sie sind sich nicht sicher, ob Ihre Zunge in der richtigen Position ist? Versuchen Sie Folgendes: Stellen oder setzen Sie sich mit gerade aufgerichteter Wirbelsäule hin. Ihre Zähne berühren sich sanft. Nehmen Sie ein breites Grinsen ein und legen Sie die Zungenspitze kurz hinter die oberen Schneidezähne an den Gaumen. Versuchen Sie nun zu schlucken. Beim Schluckvorgang drückt sich die Zunge automatisch nach oben an den Gaumen und nimmt die optimale Position ein. Spüren Sie in sich hinein und legen Sie die Aufmerksamkeit auf Ihre Zunge. Versuchen Sie, die Zungenposition für einige Sekunden nach dem Schlucken zu halten. Wiederholen Sie die Übung 2- bis 3-mal.

Hinweise

- Diese Übung hilft Ihnen dabei, ein besseres Gefühl für die optimale Zungenposition zu bekommen.
- Mit etwas Übung wird es Ihnen gelingen, die optimale Zungenruheposition auch ohne das breite Grinsen einzunehmen. Übung macht hier den Meister. Überprüfen Sie die Zungenposition mehrfach am Tag und korrigieren Sie diese bei Bedarf, zum Beispiel beim Warten auf den Kaffee, an der Ampel, auf der Toilette oder abends vorm Einschlafen, denn auch im Schlaf sollte sich die Zunge in dieser Position befinden. Ein positiver Nebeneffekt ist die hierdurch verringerte Gefahr zu schnarchen. Also üben Sie fleißig! Nicht nur Ihre Gesundheit wird es Ihnen danken, sondern sicherlich auch Ihr Partner.

Sensorische Stimulation der Zunge

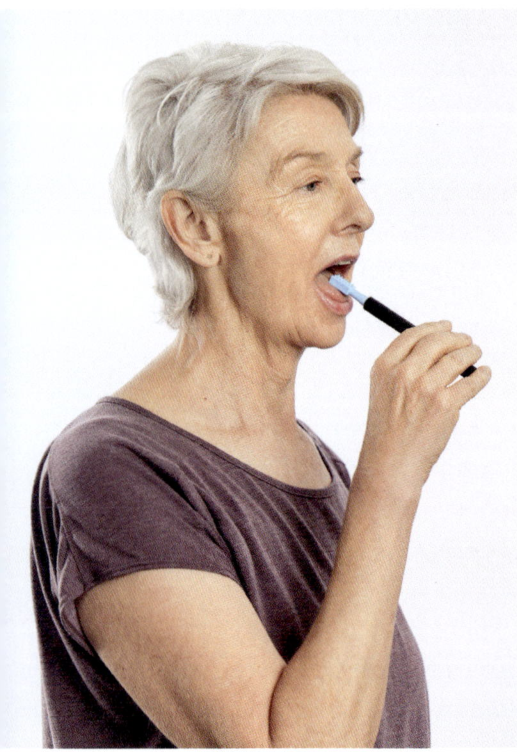

Material: Z-Vibe oder elektrische Zahnbürste

- Stellen oder setzen Sie sich mit gerade aufgerichteter Wirbelsäule hin und entspannen Sie das Gesicht. Öffnen Sie den Mund und schieben Sie die Zunge leicht heraus. Schalten Sie das Z-Vibe ein und legen Sie es auf die Zunge.
- Konzentrieren Sie sich auf das vibrierende Gefühl auf der Zunge. Das Z-Vibe bietet verschiedene Aufsätze mit unterschiedlichen Strukturen, die Sie erspüren können. Dies fördert die Aufmerksamkeit und Konzentration zusätzlich. Gibt es Bereiche, an denen Sie weniger oder mehr spüren?
- Streichen Sie das Z-Vibe für 10 bis 20 Sekunden über die Zunge. Der Druck sollte nicht zu fest sein und die Vibration nicht unangenehm werden.

Zungenkreise

Das Zungenkreisen ist eine einfache und wirkungsvolle Übung, die Stabilität in der Körpermitte zu verbessern.

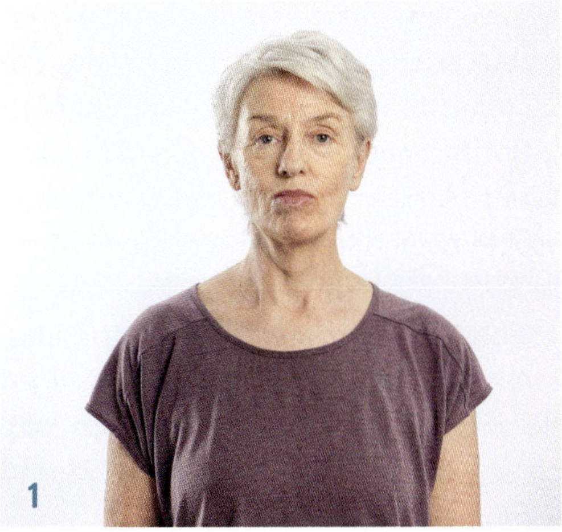

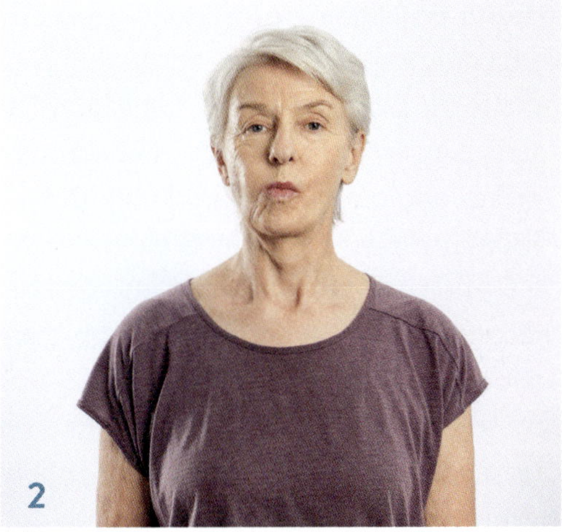

1. Stellen oder setzen Sie sich mit gerade aufgerichteter Wirbelsäule hin und entspannen Sie das Gesicht. Die Lippen sind geschlossen, wobei der Kiefer leicht geöffnet bleibt. Legen Sie die Zungenspitze an die oberen Schneidezähne und beginnen Sie, im Uhrzeigersinn die Außenseite der Zähne mit der Zunge entlangzufahren.
2. Wenn Sie hinten bei dem letzten Backenzahn angelangt sind, wechseln Sie dort zum Unterkiefer. Fahren Sie nun die gesamte untere Zahnreihe entlang und kehren Sie hinten wieder nach oben und zurück in die Mitte zum Startpunkt. Versuchen Sie, drei bis fünf flüssige und große Kreisbewegungen durchzuführen. Wechseln Sie die Richtung und führen die Kreise gegen den Uhrzeigersinn aus. Testen Sie, welche Kreisrichtung für Sie das bessere Ergebnis liefert.

Tipp: Statt an der Zahnaußenseite können Sie die Zungenspitze auch an der Zahninnenseite entlangfahren. Die Lippen bleiben dabei geschlossen und der Kiefer entspannt. Das ist Ihnen auf Dauer zu langweilig? Kein Problem! Zählen Sie dabei die Zähne. Dies erhöht den kognitiven Anspruch der Übung.

Mobilisationsübungen für mehr Gangsicherheit

Im Alltag kommt den Füßen eine tragende Rolle zu. Sie sind das Fundament unserer Mobilität. Eine bewusste Fußkontrolle ist entscheidend für eine sichere Gangart und die allgemeine Stabilität des Körpers. Sie ermöglicht es, auf unterschiedlichen Untergründen sicher zu gehen, Unebenheiten auszugleichen und Schritte präzise zu platzieren. Das alles ist wichtig, um Stürze zu vermeiden. Zusätzlich spielt die Beweglichkeit der Füße auch bei der Balance eine wichtige Rolle. Jede Versteifung oder Einschränkung im Fuß kann sich auf den gesamten Körper auswirken und das Risiko für Gleichgewichtsprobleme und Instabilität erhöhen.

Gezielte Mobilisationsübungen für die Füße fördern die Propriozeption in diesem Bereich. Dies unterstützt nicht nur einen flüssigen und natürlichen Gang, sondern trägt auch dazu bei, die Muskulatur des Unterkörpers zu stabilisieren und somit die Belastung für Gelenke wie Knie und Hüfte zu minimieren. Kurzum, die bevorstehenden Mobilisationsübungen sind mehr als nur Fußpflege; sie sind eine Investition in die Gesamtmobilität und Gangsicherheit.

Fußkreise

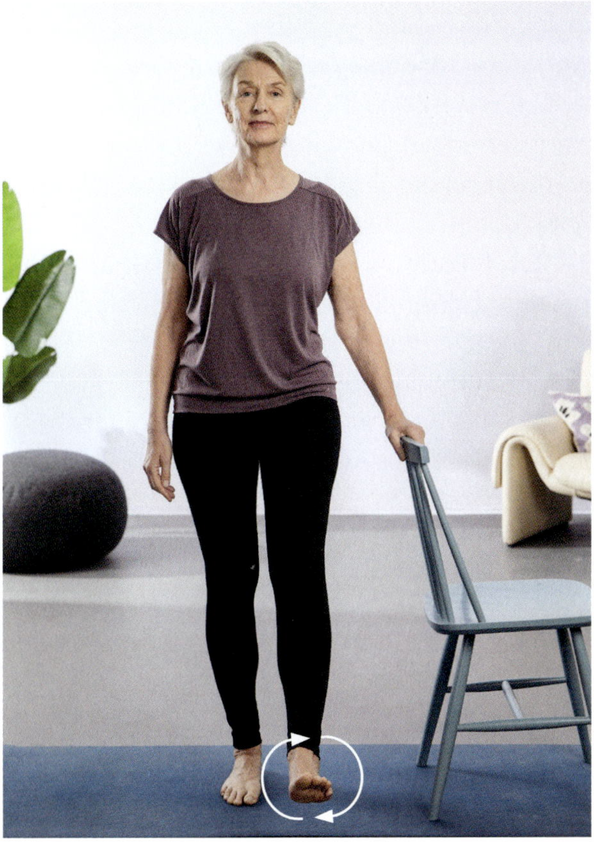

- Stellen Sie sich mit aufrechter Wirbelsäule neben einen Stuhl oder eine Wand und halten Sie sich daran fest. Heben Sie das linke Bein leicht nach oben. Der Fuß ist locker.
- Beginnen Sie nun, einen großen Kreis mit dem Fuß zu malen. Achten Sie darauf, dass das Knie dabei gestreckt bleibt und die Zehen locker sind. Konzentrieren Sie sich auf die Bewegung im Sprunggelenk.
- Führen Sie drei bis fünf Kreise aus und wechseln Sie danach die Richtung. Führen Sie die Übung im Anschluss mit dem rechten Bein durch.

Hinweis: Sollten Sie Gleichgewichtsprobleme oder Schwierigkeiten haben, auf einem Bein zu stehen, können Sie die Übung alternativ im Sitzen durchführen.

Fußwelle

1. Setzen Sie sich mit aufrechter Wirbelsäule auf ein Sofa. Legen Sie ein Bein hoch, sodass der Unterschenkel bequem auf dem Polster liegt. Achten Sie darauf, dass der Fuß frei ist und nicht aufliegt; die Fußspitze zeigt zur Decke.
2. Rollen Sie nun die Zehen langsam und so weit wie möglich ein.
3. Halten Sie die Fußzehen eingerollt und strecken Sie das Sprunggelenk, sodass die Fußsohle Richtung Boden zeigt.
4. Strecken Sie in dieser Position langsam die Zehen und ziehen Sie die Zehen Richtung Schienbein. Lassen Sie die Zehen wieder locker und kehren Sie zur Ausgangsposition zurück. Beschreiben Sie drei bis fünf Wellen mit dem Fuß. Wechseln Sie dann zur anderen Seite.

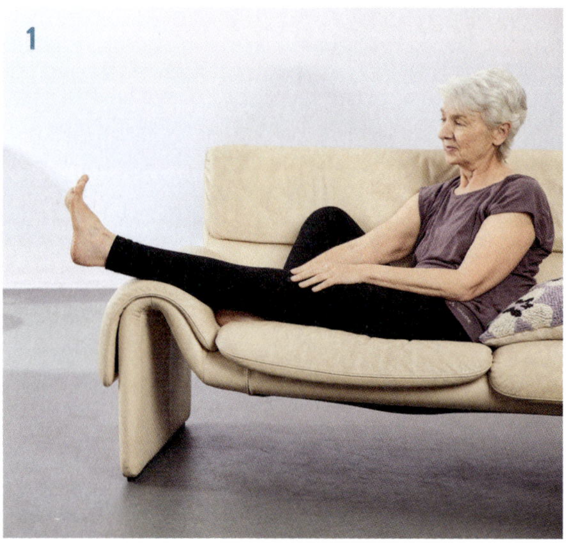

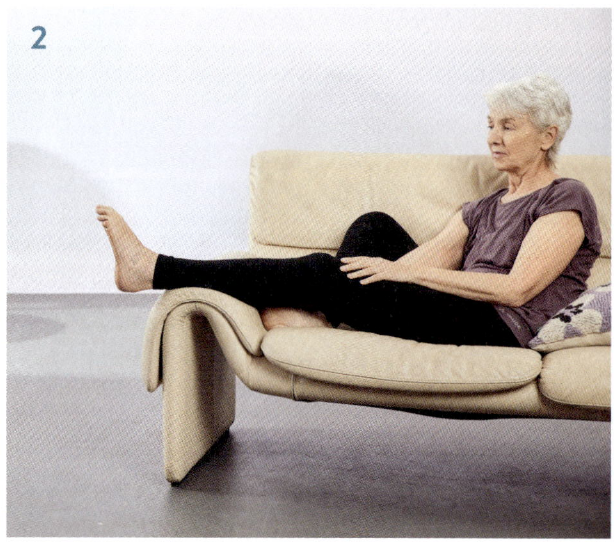

Hinweise

- Führen Sie die Übung barfuß oder in Socken aus.
- Alternativ können Sie die Übung auf zwei Stühlen durchführen: Auf dem einen sitzen Sie, auf den anderen legen Sie das Bein mit dem Unterschenkel ab. Wichtig ist, dass die Ferse frei in der Luft hängt. Zu Beginn mag die Bewegung und Anspannung etwas ungewohnt erscheinen. Schließlich schicken wir unsere Füße die meiste Zeit durch unser Schuhwerk in den Urlaub.
- Es kann auch sein, dass Sie Krämpfe in der Fußsohle bekommen. Machen Sie in diesem Fall bitte eine Pause. Mit mehr Übung wird sich die motorische Ansteuerung verbessern und damit auch das Risiko, einen Krampf zu erleiden, sinken.

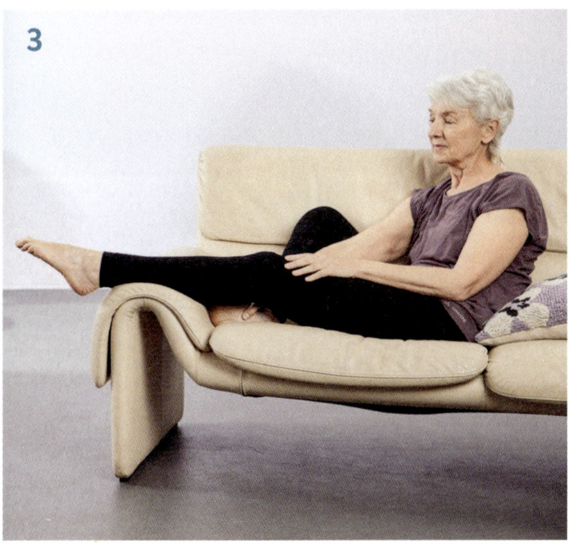

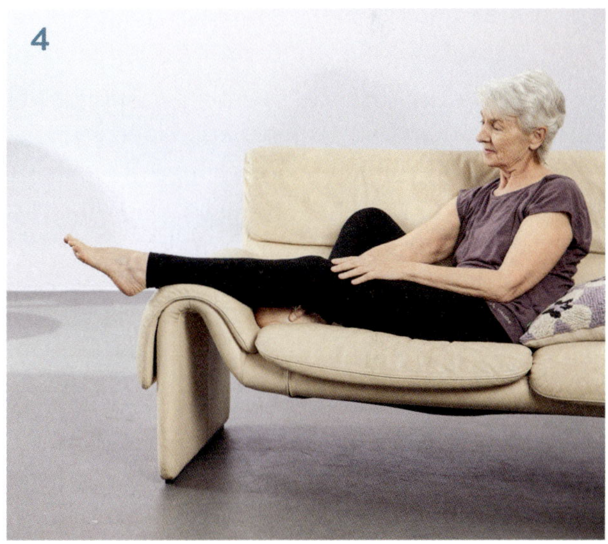

Sicherer Gang durch Gleichgewichtstraining

Wie Sie bereits erfahren haben, spielt das Training des Gleichgewichtssystems eine entscheidende Rolle für die Sturzprophylaxe und einen sicheren Gang. Daher wollen wir uns nun diesem wichtigen Bereich des Körpers zuwenden. Die nachfolgenden Übungen legen den Schwerpunkt auf eine gezielte Aktivierung des Gleichgewichts, um so die Orientierung im Raum als auch die Stabilität bei jeder Bewegung zu verbessern. Sie sind leicht und ohne viel Equipment durchzuführen, weisen aber dennoch eine hohe Effektivität auf.

Bevor Sie mit dem Gleichgewichtstraining beginnen, ist es sinnvoll, dessen Aufbau und Arbeitsweise zu verstehen. Das Gleichgewichtsorgan befindet sich im Innenohr (Seite 115) und ist für die Steuerung des Gleichgewichtssinns zuständig. Es misst Beschleunigung von Kopf und Körper und setzt sich aus zwei Makulaorganen und drei Bogengängen zusammen. Die Bogengänge messen Dreh- und Rotationsbewegungen von Kopf und Körper wie zum Beispiel beim Ja- oder Nein-Sagen. Die beiden Makulaorgane, die sich Sacculus und Utriculus nennen, nehmen geradlinige Beschleunigung wahr. Der Sacculus nimmt vertikale Beschleunigung wahr, wie beim Aufzugfahren, der Utriculus horizontale wie zum Beispiel beim Autofahren.

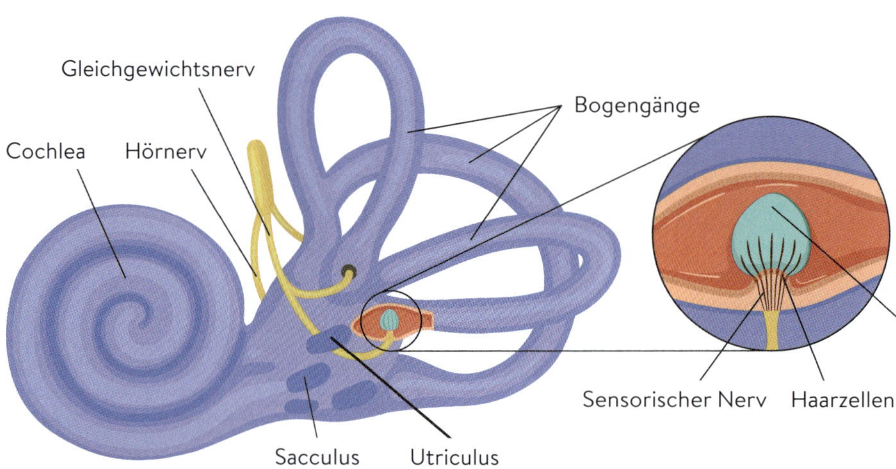

Das Gleichgewichtsorgan im Innenohr besteht aus fünf verschiedenen Bereichen – zwei Makulaorganen und drei Bogengängen.

WARUM WACKELUNTERLAGEN NICHT HELFEN

Häufig wird Gleichgewichtstraining wie folgt beworben, und zwar als Training auf einem Wackelpad oder mit Übungen auf dem Balance Pad oder Balance Board. Das ist schön und gut, um das Fußgelenk zu stabilisieren und die Propriozeption (Tiefenwahrnehmung) zu fördern. Mit wirkungsvollem Gleichgewichtstraining hat dies jedoch wenig zu tun. Wie Sie bereits wissen, sitzt das Gleichgewicht im Ohr. Um es zu aktivieren, müssen Sie Kopf und/oder Körper bewegen. Stehen auf einem Wackelbrett leistet dies nicht. Es erzielt weder den gewünschten Effekt einer Stabilisierung der Körpermitte noch verbessert es die Balance. Ganz im Gegenteil: Bei bereits bestehenden Problemen mit dem Gleichgewicht kann diese Art des Trainings schnell überfordern und sogar das Gegenteil bewirken. Oder was glauben Sie, wie sicher sich Ihr Gehirn fühlt, wenn auf einmal ein scheinbares Erdbeben passiert?

In allen fünf Bestandteilen des Gleichgewichtsorgans befindet sich eine gallertartige Flüssigkeit. Kleine Sinneshärchen messen den Stand der Flüssigkeit und geben diese Information an das Gehirn weiter. Für diese Weiterleitung ist der achte Hirnnerv verantwortlich, der den passenden Namen Hör- und Gleichgewichtsnerv trägt. Durch die Übungen in diesem Kapitel aktivieren Sie alle Bereiche des Gleichgewichts.

Trainingshinweise für das Gleichgewichtstraining

Das Gleichgewichtssystem ist sehr komplex und steht in enger Verbindung zu den Augen. Dies kann das Gleichgewichtstraining gerade zu Beginn herausfordernd erscheinen lassen.

Beginnen Sie daher mit langsamen Bewegungen, um ein Gefühl für die richtige Ausführung und den richtigen Bewegungsumfang zu erlangen. Dies gilt insbesondere bei Drehbewegungen der Halswirbelsäule wie dem Kopfkarussell mit Fixpunkt (Seite 130/131). Mit zunehmender Sicherheit in der Ausführung sollten Sie die Bewegungsgeschwindigkeit steigern. Das ist wichtig, denn hierdurch erzielen Sie eine stärkere Aktivierung des Gleichgewichtssystems. Bleiben Sie bei der Geschwindigkeit jedoch stets in einem für Sie angenehmen Tempo.

Wählen Sie zu Beginn eine für Sie angemessene und sichere Ausgangsposition. Am sichersten ist eine Standposition mit großer Standfläche (breiter Fußabstand), also etwas weiter als schulterbreit. Um das Training später zu intensivieren, können Sie die Ausgangsposition schwieriger gestalten. Verringern Sie die Standfläche (enger Fußabstand oder platzieren Sie die Füße direkt aneinander). Dies fordert das Gleichgewicht zunehmend und gestaltet Ihr Training abwechslungsreich und progressiv.

Auf und nieder – immer wieder

Material: VOR-Chart

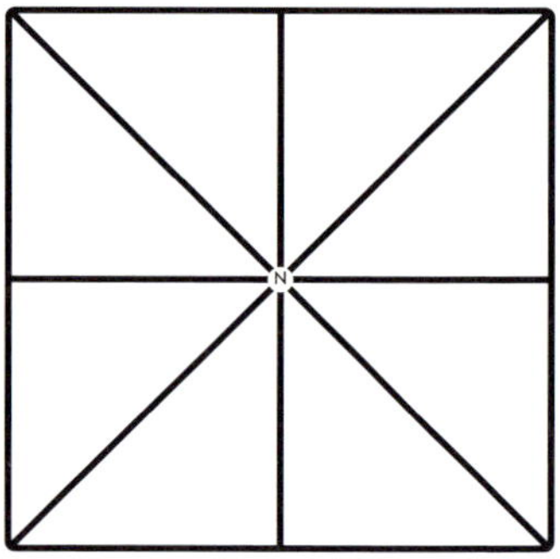

Auf- und Abwärtsbewegungen ergeben sich nicht nur beim Gehen, sondern auch beim Aufstehen und Hinsetzen. Prinzipiell handelt es sich um eine vertikale Beschleunigung, die vor allem den Sacculus im Gleichgewichtssystem aktiviert. Das Gehirn registriert diese Beschleunigung und ergreift entsprechende Maßnahmen zur Gewährleistung der Sicherheit, insbesondere Anpassungen der Nacken-, Kopf- und Wirbelsäulenposition, die eine wichtige Rolle für die Gangsicherheit spielen.

1. Befestigen Sie das VOR-Chart auf Augenhöhe an der Wand. Entfernen Sie sich so weit vom Chart, dass Sie den Buchstaben in der Mitte noch klar und deutlich erkennen können. Stellen Sie sich aufrecht hin. Platzieren Sie die Füße hüftbreit auseinander, die Fußspitzen zeigen nach vorn. Fixieren Sie den Buchstaben mit beiden Augen.
2. Halten Sie den Blick auf dem Buchstaben und beugen Sie schnell die Knie, sodass Sie in eine kleine Hockposition sinken. Strecken Sie die Knie wieder. Wiederholen Sie die Bewegung nach unten und oben 3- bis 5-mal. Wechseln Sie anschließend das Tempo. Beugen Sie langsam die Knie und kommen Sie schnell nach oben in den Stand.

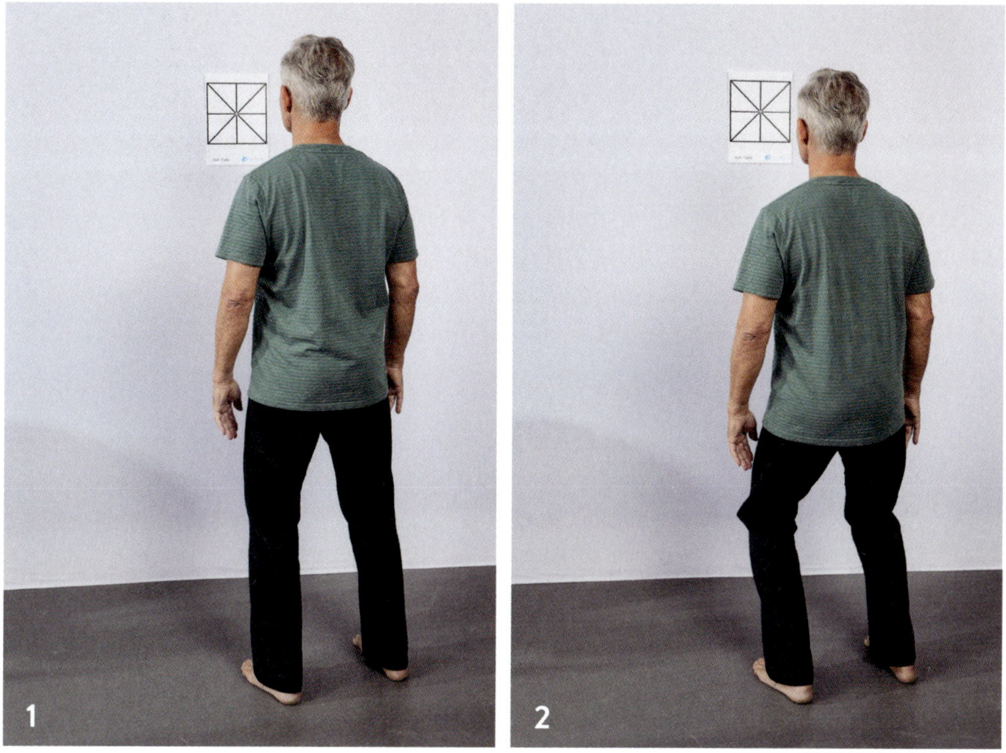

Hinweise

- Der Buchstabe sollte während der Bewegung klar und deutlich erkennbar bleiben.
- Testen Sie, welche der beiden Varianten für Sie das bessere Ergebnis liefert.
- Lassen Sie den Körper während der Übung locker und entspannt. Ihr Atem fließt ruhig und gleichmäßig weiter. Sollte der Buchstabe verschwimmen oder unscharf werden, verlangsamen Sie die Bewegung. Alternativ zu dem VOR-Chart können Sie einen Klebepunkt an der Wand fixieren oder sich auch ein anderes beliebiges kleines, aber gut sichtbares visuelles Ziel suchen.

Kopfkarussell mit Fixpunkt

Material: VOR-Chart

Die Bewegung des Kopfes mit einem visuellen Fixpunkt trainiert den vestibulookulären Reflex, kurz VOR genannt. Diese Übung ist eine äußerst wichtige und effektive Form, das Gleichgewicht zu trainieren. Sie verbessern hierdurch die Fähigkeit, Informationen über die Augen aufzunehmen, während sich der Kopf bewegt. Dies ist eine wichtige Komponente für einen sicheren Gang.

1. Befestigen Sie das VOR-Chart auf Augenhöhe an einer Wand. Entfernen Sie sich so weit von der Wand, dass Sie den Buchstaben in der Mitte noch klar und deutlich erkennen. Stellen Sie sich mit langer Wirbelsäule aufrecht hin. Die Füße stehen hüftbreit auseinander. Fixieren Sie mit beiden Augen den Buchstaben in der Mitte.
2. **a** Bewegen Sie nun den Kopf langsam entlang der vertikalen Linie nach oben. Die Nasenspitze fährt die Linie entlang. Halten Sie den Blick auf dem Buchstaben fixiert. Der Buchstabe sollte klar und deutlich erkennbar bleiben.
   b Senken Sie den Kopf anschließend nach unten und ziehen Sie das Kinn zum Brustbein. Halten Sie den Blick weiterhin auf dem Buchstaben. Wiederholen Sie die Hoch-tief-Bewegung 4- bis 8-mal.
3. **a** Richten Sie den Kopf neutral aus und bewegen Sie ihn langsam nach rechts entlang der horizontalen Linie. Ihr Blick bleibt während der Bewegung in der Mitte auf dem Buchstaben fixiert.
   b Bewegen Sie den Kopf von hier aus nach links. Der Buchstabe sollte während der gesamten Bewegung mit beiden Augen klar und deutlich erkennbar bleiben. Wiederholen Sie die Rechts-links-Bewegung 4- bis 8-mal.

Hinweis: Gerade zu Beginn kann diese Art des Gleichgewichtstrainings ungewohnt und herausfordernd sein. Achten Sie darauf, die Kopfbewegung langsam durchzuführen und die Geschwindigkeit erst mit mehr Übung zu erhöhen. Auch der Bewegungsradius sollte nicht zu groß sein, sodass Sie den Buchstaben während der Bewegung immer mit beiden Augen scharf erkennen können. Sollten Sie sich bei der Übung unsicher fühlen oder sollte Ihnen gar schwindelig werden, können Sie die Übung auch im Sitzen oder Liegen durchführen.

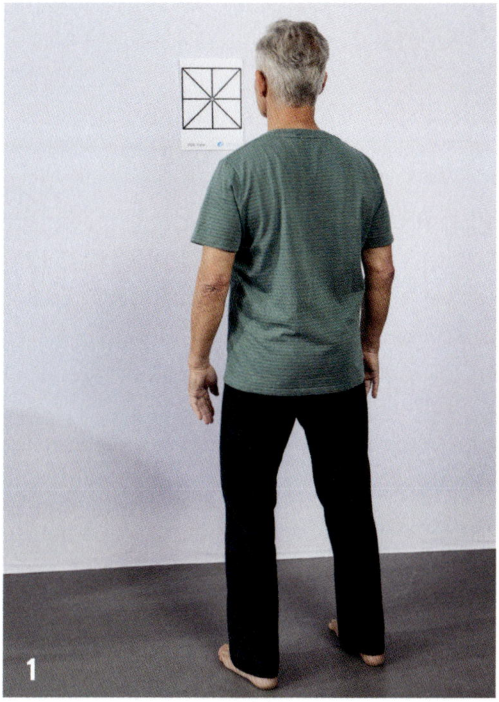
1

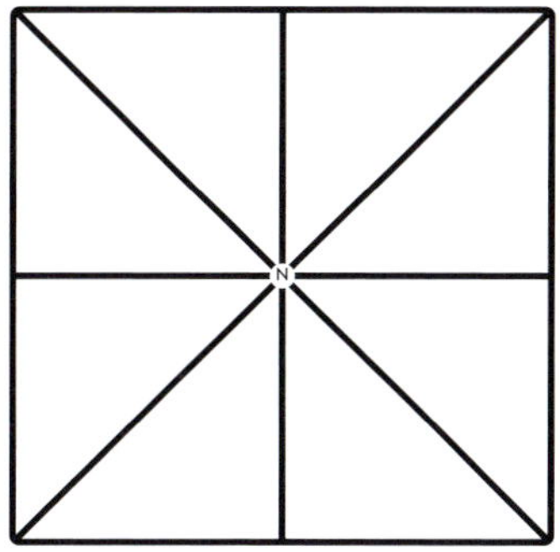
N

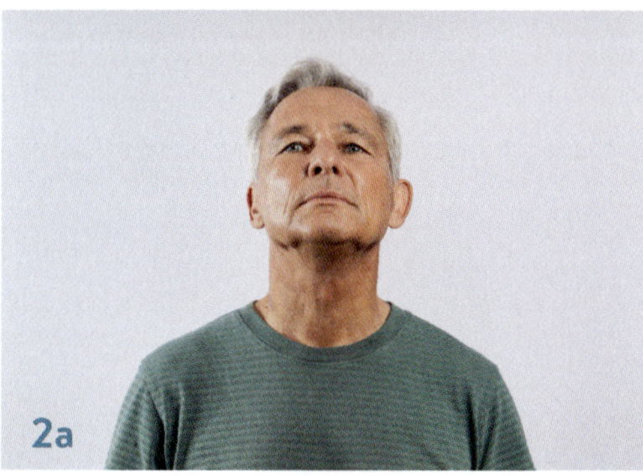
2a

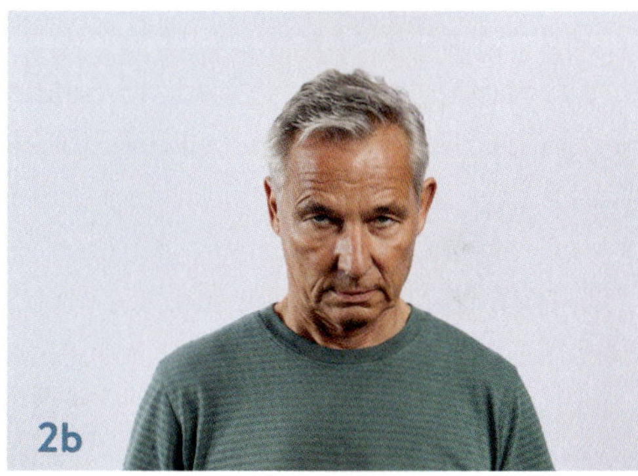
2b

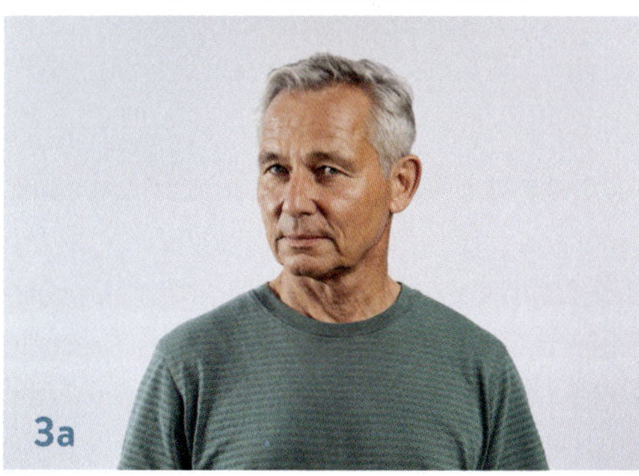
3a

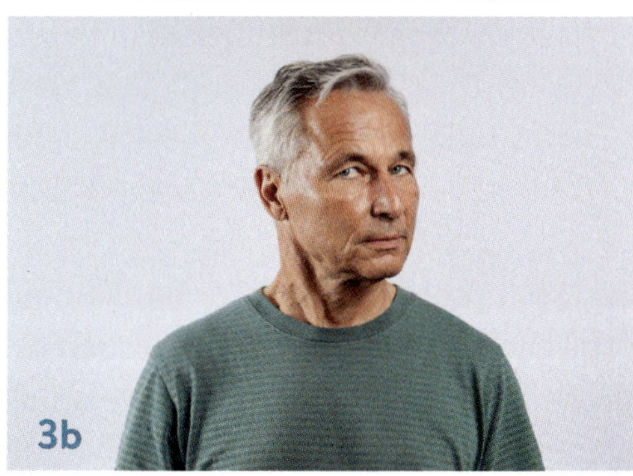
3b

Wippen auf dem Pezziball

Material: Pezziball, VOR-Chart

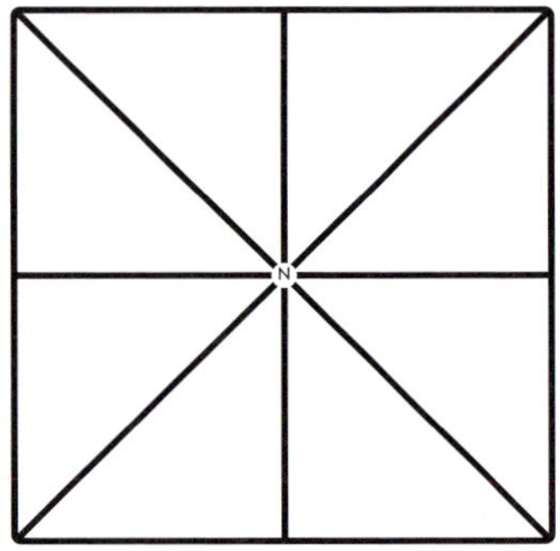

Auch durch diese Übung wird der Sacculus aktiviert. Die sitzende Position hat den Vorteil, dass es zu weniger Druck auf die unteren Gelenke kommt. Diese Übung bietet sich daher bei starken Knie- oder Rückenbeschwerden an und ist gleichwohl geeignet, wenn starke Einschränkungen im Gleichgewichtssystem vorliegen.

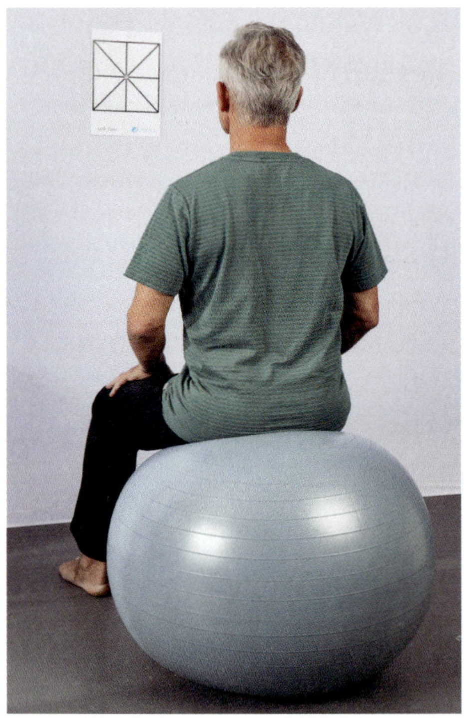

- Setzen Sie sich mit langer und aufrechter Wirbelsäule auf einen Pezziball und stellen Sie die Füße breit auseinander. Fixieren Sie mit den Augen ein visuelles Ziel, das Sie klar und deutlich erkennen.
- Wippen Sie nun für 20 bis 45 Sekunden auf dem Gymnastikball locker auf und ab. Atmen Sie dabei ruhig und gleichmäßig weiter. Achten Sie darauf, dass das visuelle Ziel während der Bewegung klar und deutlich erkennbar bleibt. Sollte das Bild unscharf werden, reduzieren Sie die Bewegungsgeschwindigkeit. Passen Sie die Wippgeschwindigkeit entsprechend so an, dass Sie sich sicher fühlen. Die Übung darf Spaß machen.

Tipp: Mit mehr Übung können Sie die Kopfposition verändern. Neigen Sie den Kopf nach rechts oder links zur Seite. Fixieren Sie dabei weiterhin das Ziel mit beiden Augen. Sie sind schon Pezziball-Profi? Dann führen Sie die Übung mit geschlossenen Augen durch.

Wandliegestütz

Material: VOR-Chart

Mit dieser Übung aktivieren Sie vornehmlich den Utriculus im Gleichgewichtssystem. Dieser wird sowohl bei Bewegungen nach vorn und hinten aktiviert wie auch bei Seitwärtsbewegungen.

1. Heften Sie das VOR-Chart auf Augenhöhe an eine Wand. Stellen Sie sich hüftbreit mit etwas Abstand von der Wand hin. Strecken Sie beide Arme nach vorn auf Brusthöhe aus und legen Sie die Hände schulterbreit an die Wand. Das VOR-Chart befindet sich vor Ihrem Gesicht. Fixieren Sie den Buchstaben in der Mitte des Charts mit beiden Augen.
2. Beugen Sie nun zügig beide Arme, sodass sich der Körper auf die Wand zubewegt. Beugen Sie die Ellenbogen nur so weit, dass Sie den Buchstaben in der Mitte des Charts noch klar und deutlich erkennen können. Drücken Sie sich mit etwas Schwung wieder in die Ausgangsposition zurück, indem Sie beide Arme strecken. Führen Sie fünf bis zehn zügige Wiederholungen aus.

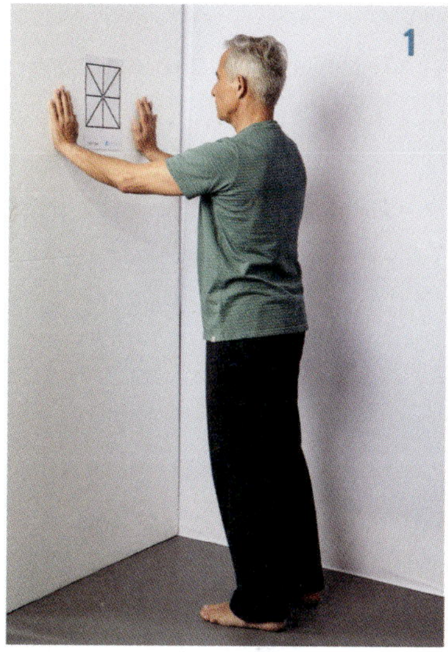

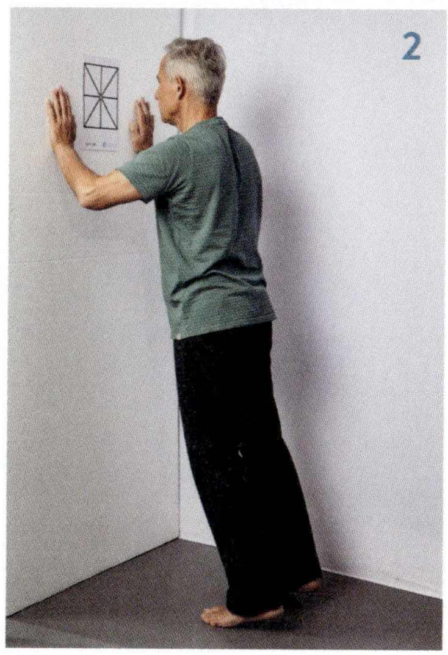

Hinweis: Der Fokus der Übung liegt auf der Aktivierung des Utriculus im Gleichgewichtsorgan. Wählen Sie daher einen Abstand zur Wand, der es Ihnen ermöglicht, den Liegestütz mit wenig Kraftaufwand durchzuführen. Es ist keine Kräftigungsübung. Je näher Sie die Füße zur Wand platzieren, desto weniger Kraftaufwand ist nötig.

Alltagstipp

DREHEN UND SCHAUKELN FÜR DAS GLEICHGEWICHT

Besitzen Sie einen Drehstuhl oder gar Schaukelstuhl? Wenn ja, hervorragend! Mit beiden Sitzgelegenheiten lässt sich das Gleichgewicht einfach und wunderbar trainieren. Machen Sie es sich im Schaukelstuhl bequem und schaukeln Sie eine Runde vor und zurück. Dabei werden alle Bereiche des Gleichgewichtsorgans aktiviert. Alternativ können Sie sich auch auf einen Drehstuhl setzen und sich langsam mit dem Stuhl im oder auch gegen den Uhrzeigersinn drehen. Im Laufe der Zeit können und sollten Sie die Geschwindigkeit der Bewegungen erhöhen. Das hält Ihren Gleichgewichtssinn bei Laune.

Oder wie wäre es, wenn Sie mit Ihren Enkelkindern einen Abstecher auf den Spielplatz machen würden? Dort gibt es sicher eine Schaukel. Statt die Kinder nur anzuschubsen, setzen Sie sich auch einmal auf die Schaukel. Wann haben Sie das letzte Mal geschaukelt?

Orientierungsübungen, um den Überblick zu behalten

Die Wichtigkeit des visuellen Systems bei der Orientierung und Sturzprophylaxe kann nicht genug betont werden. Ein gut funktionierendes visuelles System hilft Ihnen, Hindernisse frühzeitig zu erkennen, Entfernungen richtig einzuschätzen und sich sicher im Raum zu bewegen. Stellen Sie sich vor, Sie schlendern durch eine belebte Einkaufspassage und müssen ständig Menschen und Hindernissen ausweichen. Ohne eine gute periphere Wahrnehmung und eine funktionierende Integration von visuellen und vestibulären Informationen ist dies kaum möglich. Die nächsten Übungen zielen darauf ab, genau das zu trainieren. Sie sind darauf ausgelegt, die Fähigkeit zur räumlichen Orientierung zu stärken und so das Risiko von Stürzen zu minimieren. Indem Sie das visuelle System trainieren, können Sie Balance und Stabilität verbessern und sicherer durch den Alltag gehen.

Blickfeld erweitern

Material: Tafel für peripheres Sehen

Die Fähigkeit, die Umgebung wahrzunehmen, die außerhalb des Blickfokus liegt, wird als periphere Wahrnehmung bezeichnet. Wie gut Sie Objekte sehen können, die sich nicht unmittelbar in Ihrem Sichtfeld befinden, hat einen großen Stellenwert, um sich zurechtzufinden. Zusätzlich hat es einen Einfluss auf die Vorhersagbarkeit und Sicherheit für das Gehirn. Die periphere Wahrnehmung hilft dabei, Bedrohungen aus der Umgebung frühzeitig und bewusst wahrzunehmen.

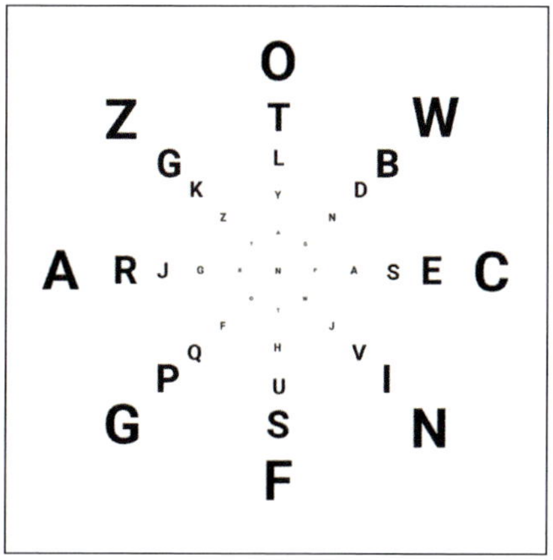

- Befestigen Sie die Tafel auf Augenhöhe an einer Wand oder halten Sie sie vor sich. Der Abstand sollte möglichst gering sein, jedoch so, dass Sie die Buchstaben im Zentrum noch klar erkennen können.
- Fixieren Sie mit beiden Augen den Buchstaben im Zentrum und beginnen Sie, nacheinander die Buchstabenkreise von innen nach außen zu lesen. Die Augen bleiben auf dem Buchstaben im Zentrum fixiert. Versuchen Sie, den Blick so entspannt wie möglich zu halten. Führen Sie zwei bis drei Durchgänge aus mit jeweils mindestens 30 Sekunden Pause dazwischen.

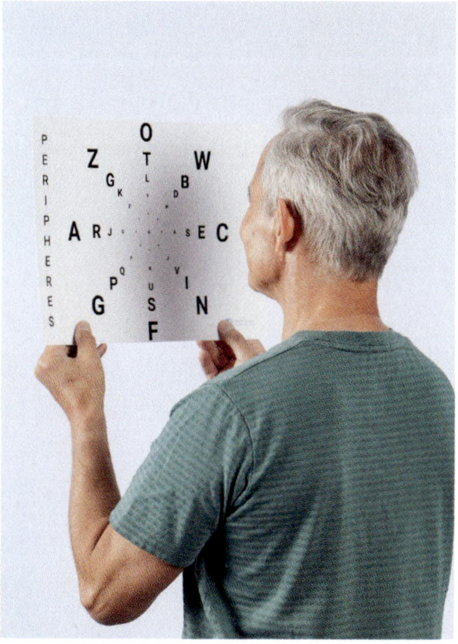

Hinweis: Führen Sie die Übung am besten ohne Brille aus. Sollte es einen Quadranten geben, in dem Sie keinerlei periphere Wahrnehmung haben, so suchen Sie bitte einen Arzt auf, um schwerwiegendere Erkrankungen auszuschließen.

Unendlichkeitsgang

Material: zwei Hindernisse (Plastikflaschen, Schuhe oder Ähnliches), VOR-Chart

Diese Übung ist ideal für das Gleichgewichtssystem, weil damit sämtliche Bereiche des Gleichgewichts aktiviert werden. Sie ist komplex und variabel zugleich. Das Gehirn steht vor der Aufgabe, Informationen von den Augen, den Gleichgewichtsorganen und Bewegungen aus dem Körper wahrzunehmen und zu integrieren. Während die Augen ein Ziel fixieren, bewegt sich gleichzeitig der Körper.

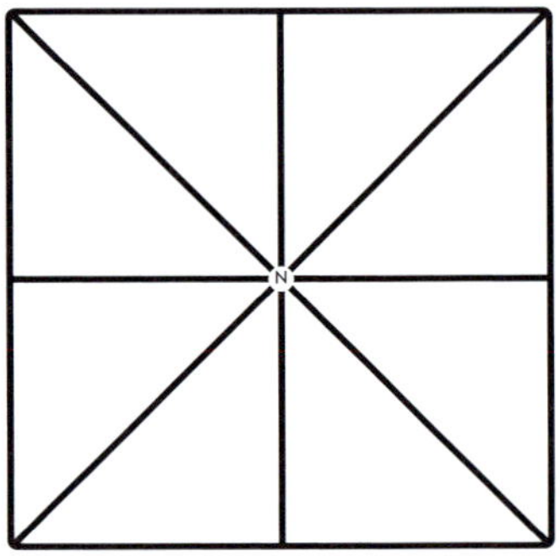

1. Stellen Sie zwei große Plastikflaschen im Abstand von drei bis vier Metern auf. Platzieren Sie die VOR-Tafel mittig auf Augenhöhe zwischen beiden Flaschen an einer Wand. Stellen Sie sich seitlich neben eine Flasche und fixieren Sie den Buchstaben im Zentrum.
2. Umrunden Sie nun in Form einer liegenden Acht die beiden Hindernisse. Drehen Sie den Körper hierfür nach links und umrunden Sie die links neben Ihnen stehende Flasche mit der linken Schulter. Kopf und Blick bleiben auf dem visuellen Ziel.
3. Gehen Sie anschließend in einer Diagonalen auf das gegenüberliegende Hindernis zu und umrunden Sie dieses mit der rechten Schulter.
4. Folgen Sie auf einer Diagonalen der liegenden Acht wieder zur ersten Flasche. Umrunden Sie beide Flaschen 5- bis 8-mal.

Hinweise

- Sicher wird es eine Zeit lang dauern, bis Sie den »Dreh« heraushaben. Starten Sie langsam. Achten Sie darauf, dass Augen und Kopf stets auf dem visuellen Ziel bleiben. Das ist hier die große Herausforderung. Der Oberkörper zeigt dabei konstant in Laufrichtung. Ihnen fällt die Übung besonders schwer? Üben Sie zuerst lediglich die Laufrichtung ohne visuelles Ziel. Stellen Sie dann zwei Stühle anstatt der Flaschen auf. Sie werden sehen, wie schnell sich Ihre Orientierung verbessert.

- Mithilfe der Gehgeschwindigkeit können Sie die Übungsintensität variieren. Starten Sie langsam und erhöhen Sie mit der Zeit das Tempo. Sie können später sogar joggen.
- Verwenden Sie verschiedene Objekte als Markierung oder unterschiedliche visuelle Ziele. Sie meistern den Unendlichkeitsgang bereits perfekt? Wie wäre es, wenn Sie sich rückwärts gehend um die Markierungen fortbewegen? Probieren Sie es einmal aus.

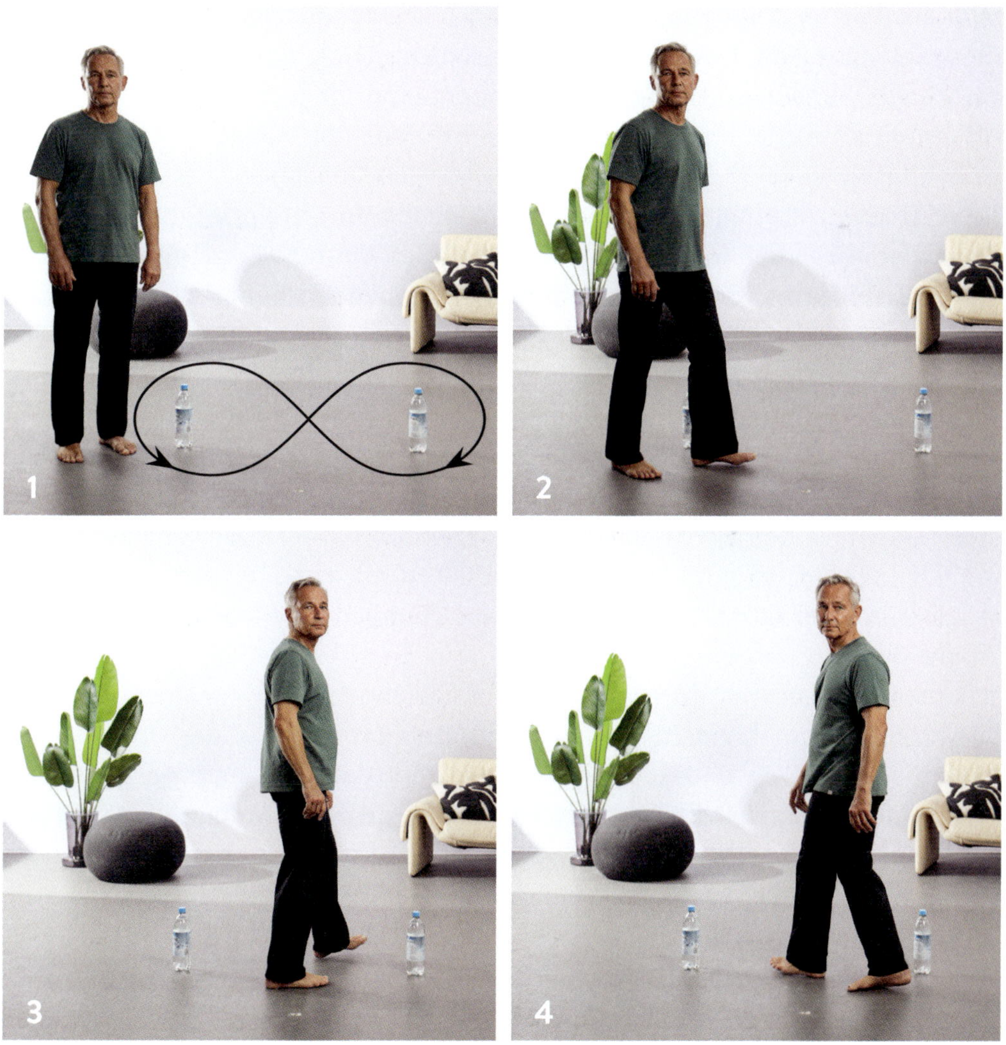

Trainingsempfehlungen und Übungsevaluierung zur Verbesserung von Gleichgewicht und Stabilität

Die Übungen in diesem Kapitel zielen auf verschiedene Bereiche, die für einen stabilen Gang notwendig sind. Testen Sie zuerst die beiden Vorbereitungsübungen auf ihre individuelle Wirkung auf Sie. Nutzen Sie dazu die Standfestigkeitstests aus Kapitel 3 auf den Seiten 51 und 52. Die Zunge spielt eine große Rolle für unsere Stabilität. Sowohl eine sensorische als auch motorische Aktivierung der Zunge vor den Gleichgewichtsübungen kann Ihnen eine effektivere Ansteuerung ermöglichen und dadurch die Effizienz der Übung verbessern. Bei einem positiven Re-Test können Sie diese vor den Gleichgewichts- oder Orientierungsübungen in Ihren Trainingsplan einbauen. Ermitteln Sie, basierend auf den Ergebnissen der Testmethode aus Kapitel 3, die positiv getesteten Übungen für sich. Nutzen Sie hierfür gern die nachfolgende Übungstabelle.

Führen Sie die Übungen für das Gleichgewichtssystem und zur visuellen Wahrnehmung mehrmals täglich durch. Optimal sind zwei bis drei kurze Einheiten zu je circa 5 Minuten am Tag. Insbesondere für die Gleichgewichts- und Orientierungsübungen ist das absolut ausreichend, da diese Übungen das Nervensystem stark fordern und viel Energie verbrauchen. Die Übungen zur Fußmobilisation können Sie dabei zusätzlich integrieren oder auch separat ausführen. Um die Balance und Stabilität zu erhalten, ist es selbstverständlich auch möglich, ja sogar sinnvoll, neutral getestete Übungen regelmäßig mehrmals pro Woche durchzuführen.

Unabhängig davon, ob es sich um die Gleichgewichts-, visuelle oder Mobilisationsübungen handelt: Es ist wichtig, dass Sie während der Übungen auf Ihren Körper hören und kein Unwohlsein oder gar Schmerzen provozieren. Wenn einer dieser Faktoren auftritt, verringern Sie den Bewegungsumfang und die Geschwindigkeit. Lesen Sie hierzu bitte auch die Übungshinweise für das Gleichgewichtstraining auf den Seiten 127 und 128. Sollte hierdurch keine Besserung eintreten, suchen Sie nach alternativen Bewegungsformen oder wählen Sie eine alternative Übung.

Testergebnisse Stabilitätsübungen			
Übung	**Positiv**	**Neutral**	**Aufzuarbeiten**
Die richtige Zungenposition einnehmen			
Sensorische Stimulation der Zunge			
Zungenkreise ▶ im Uhrzeigersinn ▶ gegen den Uhrzeigersinn			
Fußkreise			
Fußwelle			
Auf und nieder – immer wieder			
Kopfkarussell mit Fixpunkt ▶ oben ▶ unten ▶ rechts ▶ links			
Wippen auf dem Pezziball			
Wandliegestütz			
Blickfeld erweitern			
Unendlichkeitsgang			

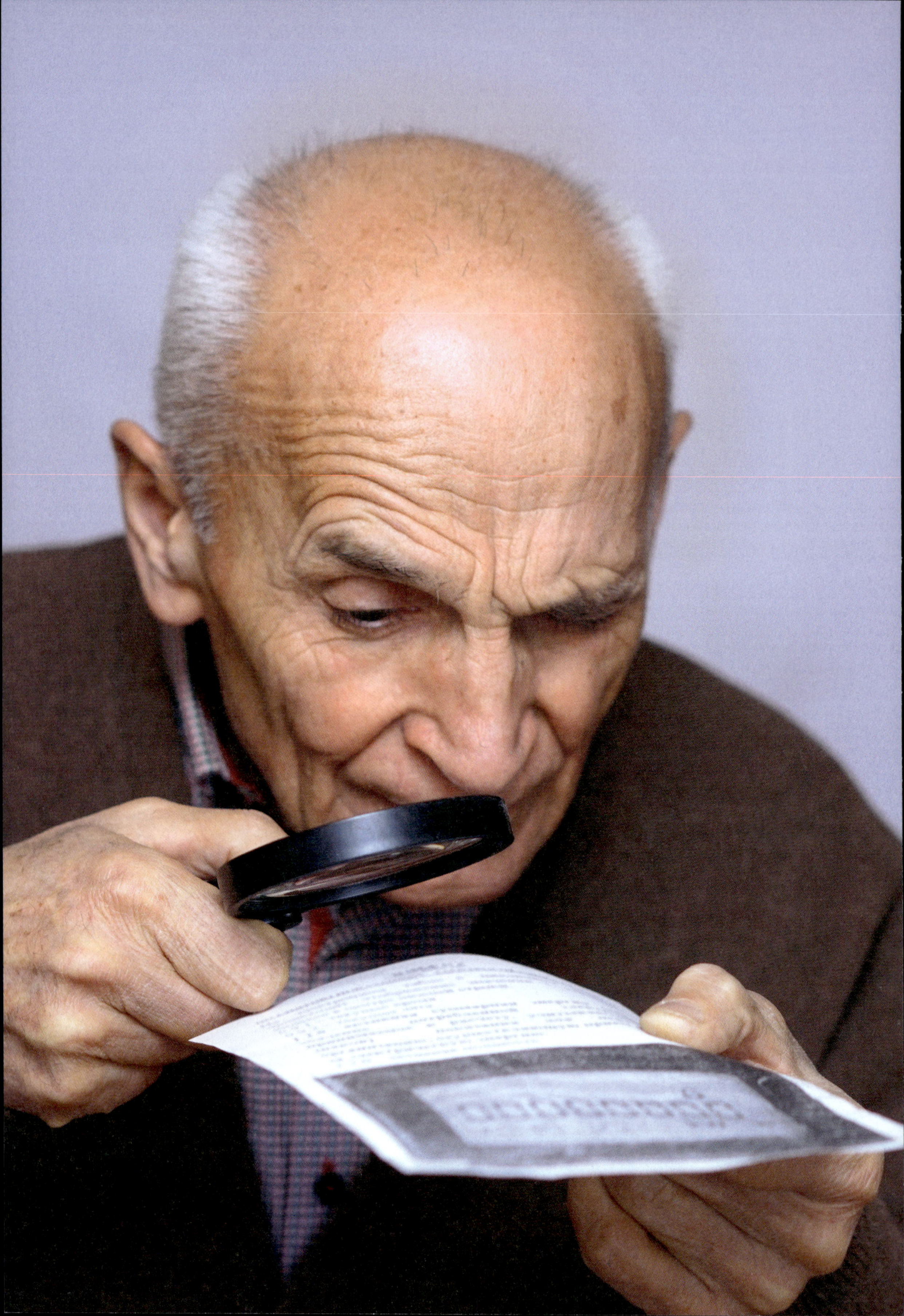

Kapitel 6

Brille ade, Durchblick olé – das Sehvermögen stärken

Wenn der Arm beim Lesen länger wird - Altersweitsichtigkeit und andere visuelle Einschränkungen

Sehen ist einer der wichtigsten Sinne, wenn es um Orientierung und Bewegung geht. Er beeinflusst das tägliche Leben sehr stark. Bis zu 80 Prozent aller Informationen nehmen wir über unsere Augen auf. Doch gerade im Alter lässt die Sehfähigkeit oft nach, was zu erheblichen Herausforderungen führen kann. Aber warum sehen wir im Alter schlechter und welche Probleme sind damit verbunden?

Mit zunehmendem Alter nimmt die Elastizität der Linse ab, ein Prozess, der als Presbyopie bekannt ist. Dies führt dazu, dass die Fähigkeit zur Nahakkommodation abnimmt – die bekannte Altersweitsichtigkeit. Nahe Objekte können nicht mehr scharf gesehen werden und oft wird eine Lesebrille nötig. Darüber hinaus können strukturelle Veränderungen der Augenmuskeln und eine eingeschränkte Beweglichkeit der Augen auftreten.

Die Geschwindigkeit und Koordination, die durch die äußeren Augenmuskeln gesteuert werden, nehmen ab, was die Fähigkeit zur schnellen Änderung der Blickrichtung beeinträchtigt. Ebenso kommt es dazu, dass die inneren Augenmuskeln, die für die Anpassung der Linsenkrümmung und die Anpassung der Pupille an Lichtverhältnisse zuständig sind, ihre Funktion nicht mehr optimal erfüllen.

Unser moderner Lebensstil trägt in entschiedenem Maß zu diesen Sehproblemen bei. Viel Zeit vor dem Fernseher, am PC oder Smartphone und der überwiegende Aufenthalt in Innenräumen belasten die Augen und führen zu Überanstrengung sowie »einseitiger« Nutzung der Augen, denn die Augenmuskeln funktionieren wie jeder andere Muskel im Körper nach dem Prinzip »Use it, or lose it«. Ein Mangel an Augenbewegungen und einseitige Sehgewohnheiten führen zu einer Verschlechterung der Sehfähigkeit.

Dies macht sich wiederum negativ im Gehirn bemerkbar, denn die Augen sind eng mit dem Gehirn verbunden – sie sind buchstäblich eine Ausstülpung des Gehirns. Probleme im visuellen System können daher weitreichende Auswirkungen haben. Was unsere Augen auch sehr interessant im Hinblick auf neuronale Prozesse im Gehirn und die allgemeine Gehirngesundheit macht.

Neben der klassischen Sehfähigkeit beeinflussen die Augen auch die Fähigkeit, Distanzen einzuschätzen, Hindernisse zu erkennen und die Ausrichtung des

Körpers zu steuern. Das visuelle System arbeitet dabei eng mit dem Gleichgewichtssystem zusammen und ist ein wichtiger Faktor für einen sicheren Gang, seine Funktionsfähigkeit dient also auch zur Sturzprophylaxe. Ein Beispiel aus dem Alltag: Stellen Sie sich vor, Sie gehen spazieren und plötzlich bemerken Sie, dass Sie Schwierigkeiten haben, die Schilder in der Ferne zu lesen oder Hindernisse auf dem Weg rechtzeitig zu erkennen. Diese Schwierigkeiten können nicht nur frustrierend sein, sondern auch zu Unsicherheit führen und das Risiko für Stürze erhöhen. Wenn Sie Schwierigkeiten haben, Distanzen einzuschätzen oder Hindernisse zu erkennen, kann das Ihre Fähigkeit beeinträchtigen, sich sicher und unabhängig zu bewegen.

Doch dem ist noch nicht genug. Das visuelle System ist darüber hinaus sehr eng mit unserer Muskulatur, gerade im Hals- und Nackenbereich sowie dem Rumpf verbunden. Diese Verbindung spielt bei allen Alltagsbewegungen eine bedeutende Rolle, kann jedoch, bei Problemen mit dem visuellen System, also mit den Augen, zu weitreichenden Folgen wie Kopfschmerzen oder Nackenverspannungen führen.

Umso wichtiger ist es, die Sehfähigkeit durch gezieltes Training zu unterstützen und so dem natürlichen Alterungsprozess entgegenzuwirken. Schauen wir uns nun an, wie das Sehen eigentlich funktioniert und welche Fähigkeiten es alles beinhaltet und beeinflusst. Sie werden erstaunt sein.

Wie das Sehen funktioniert

Erst durch eine Kombination physikalischer, chemischer und neurologischer Prozesse wird das Sehen ermöglicht. Es handelt sich um einen komplexen Vorgang: Die Augen nehmen Bilder aus der Umwelt auf und leiten sie an das Gehirn weiter. Licht fällt in das Auge, passiert die Hornhaut und die Linse, wo es gebündelt und auf die Netzhaut projiziert wird. Hier entsteht ein klares Bild. Abhängig von der Form des Auges und der entsprechenden Lichtbrechung kann eine Fehlsichtigkeit entstehen, die durch Brillen oder Kontaktlinsen korrigiert wird.

Die Netzhaut besteht aus ungefähr 130 Millionen Fotorezeptoren, winzigen Zellen, die Licht absorbieren und Informationen über die Umgebung an das Gehirn weiterleiten. Diese Fotorezeptoren enthalten Proteinmoleküle, die als Opsine bezeichnet werden und die eine entscheidende Rolle bei der Umwandlung von Licht in neuronale Signale spielen:

- **Stäbchen** sind besonders empfindlich bei schwachem Licht und helfen beim Sehen in dunkler Umgebung.
- **Zapfen** ermöglichen das Erkennen von Farben und feinen Details. Es gibt drei Arten von Zapfen, die auf unterschiedliche Wellenlängen des Lichts reagieren: Blau, Grün und Rot.
- **Melanopsin** ist nicht an der Bildbildung und -erfassung beteiligt, sondern reguliert unseren zirkadianen Rhythmus (die Anpassung von Körperfunktionen und Organtätigkeit an den Tagesablauf) und hormonelle Reaktionen auf Licht und Dunkelheit.

Die Signalübertragung erfolgt, wenn Licht auf die Netzhaut des Auges fällt und elektrische Signale erzeugt werden, die vom Sehnerv (Hirnnerv II) über die Sehbahn zum Gehirn geleitet werden. Dort kommen die Informationen im visuellen Kortex, genauer gesagt im Okzipitallappen, an. Dieser sitzt im hinteren Teil des

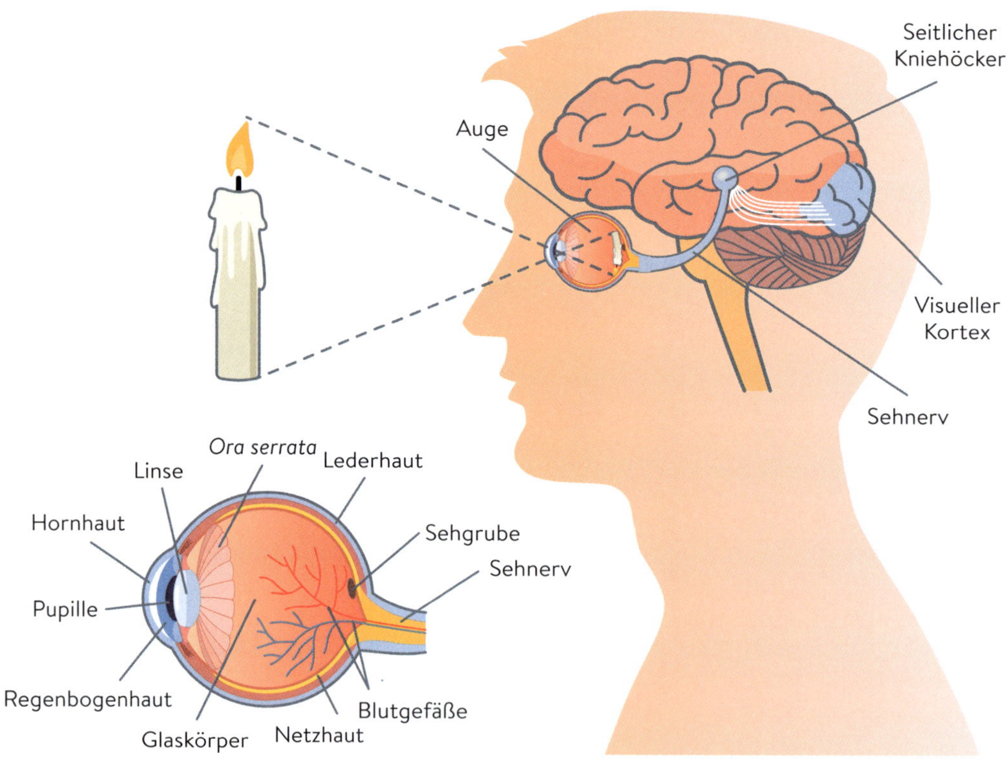

Sehen ist ein komplexer Vorgang, der nicht nur im Auge, sondern auch im Gehirn stattfindet.

Gehirns und ist für die Verarbeitung visueller Informationen zuständig, damit wir schlussendlich sehen können.

Das Gehirn kombiniert Informationen von beiden Augen, um ein dreidimensionales Bild zu erzeugen, das Entfernungen und Tiefenwahrnehmung ermöglicht, zum Beispiel, um beim Überqueren der Straße schnell die Entfernung und die Geschwindigkeit eines herannahenden Autos einzuschätzen. Hierzu kreuzt ein Teil der Informationen im Gehirn die Seite – Signale, die über das rechte Auge eingehen, gelangen auch zur linken Gehirnhälfte und die vom linken Auge zur rechten. Dieser Vorgang geschieht in der Sehnervenkreuzung *(Chiasma opticum)*. Indem jede Gehirnhälfte Informationen von beiden Augen erhält, kann ein ganzheitliches Bild der Umgebung erstellt werden. An diesem komplexen Vorgang sind folgende Hirnareale beteiligt:

- **Hirnnerven:** Sie spielen eine entscheidende Rolle im Sehprozess, insbesondere der Sehnerv (Hirnnerv II, *Nervus opticus*) und die Nerven, die die Augenmuskeln steuern – die Hirnnerven III *(Nervus oculomotorius)*, IV *(Nervus trochlearis)* und VI *(Nervus abducens)*.
- **Okzipitallappen:** Hier ist der Sitz des visuellen Kortex. Er ist zuständig für die grundlegende Verarbeitung und Integration visueller Reize.
- **Frontallappen:** Dieser Bereich ist an der höheren kognitiven Verarbeitung visueller Aufgaben wie Aufmerksamkeit und Entscheidungsfindung beteiligt.
- **Parietallappen:** Dieser Bereich ist für die räumliche Verarbeitung und die Lokalisierung von Objekten im Raum zuständig.
- **Temporallappen:** Dieser Bereich verarbeitet komplexe visuelle Informationen wie Gesichter, Formen und Objekterkennung.
- **Basalganglien:** Sie regulieren die Steuerung von Bewegungen und beeinflussen die Wahrnehmung.
- **Kleinhirn:** Es optimiert die Augenbewegungen und sorgt für deren Koordination mit Kopf- und Körperbewegungen.
- **Hirnstamm:** Dieser Teil des Gehirns hilft unter anderem dabei, die Augen in einer bestimmten Position zu halten.

All diese Hirnareale arbeiten eng zusammen und ermöglichen die Wahrnehmung und Verarbeitung visueller Informationen. Das Sehen findet nicht mit den Augen statt, sondern im Gehirn, wo visuelle Informationen verarbeitet und interpretiert werden. Im Alter können somit nicht nur Veränderungen der Augen das

Sehvermögen negativ beeinflussen, sondern auch strukturelle Veränderungen im Gehirn und eine Abnahme der neuronalen Effizienz. Es ist daher wichtig, die Augen und die am Sehen beteiligten Gehirnbereiche aktiv zu trainieren und zu unterstützen, um die Sehkraft und damit die allgemeine Lebensqualität zu erhalten.

Sehen - mehr als nur etwas scharf erkennen

Was beinhaltet das Sehvermögen nun alles? Beim Besuch eines Optikers oder Augenarztes wird häufig nur die Sehschärfe überprüft, die Fähigkeit, Details aus einer spezifischen Entfernung scharf zu sehen. Doch Sehen ist ein komplexer Prozess, der weit über die reine Sehschärfe hinausgeht und sowohl die Augen als auch das Gehirn umfasst.

Stellen Sie sich einen Nachmittag in der Fußgängerzone vor: Während Sie in einem Café sitzen und die benachbarten Tische beobachten, nutzt Ihr visuelles System sowohl foveales als auch peripheres Sehen. Das zentrale oder foveale (der Bereich des scharfen, fokussierten Sehens) Sehen ermöglicht es Ihnen, die Gesichter der Menschen scharf und bis ins Detail zu erkennen. Dies können wir jedoch nur in einem sehr kleinen Teil unseres Sichtfeldes. Den größeren Bereich umfasst das periphere Sehen. Hier werden vorbeilaufende Menschen, also Bewegungen, am Rand des Sichtfelds erfasst.

In der Netzhautperipherie befinden sich vorwiegend die Stäbchen, die empfindlich auf hell und dunkel reagieren. Dies macht das periphere Sehen auch bei äußerst geringer Helligkeit zum Beispiel in der Nacht möglich. Beide Fähigkeiten sind entscheidend, um sich effektiv in der Umwelt zurechtzufinden und auf potenzielle Gefahren schnell reagieren zu können. Die visuelle Hierarchie umfasst verschiedene Ebenen, die alle essenziell für ein vollständiges visuelles Erlebnis sind:

1. **Sehschärfe:** Das scharfe Erkennen von statischen und sich bewegenden Objekten in verschiedenen Entfernungen ist essenziell für das genaue Erkennen der Umwelt.
2. **Sichtfeld:** Es umfasst den gesamten Bereich, den wir mit einem oder auch beiden Augen wahrnehmen können.
3. **Akkommodation:** Die Anpassung der Linsenkrümmung, um das Bild in unterschiedlicher Distanz scharf zu stellen, hilft auch dabei, Räume und Entfernungen einzuschätzen.

4. **Blickstabilisierung:** Die Aufrechterhaltung des Fokus auf ein Objekt ist wichtig für eine sichere Fortbewegung.
5. **Augenfolgebewegungen:** Die Fähigkeit, sich bewegende Objekte mit den Augen verfolgen zu können, ist zum Beispiel im Straßenverkehr wichtig.
6. **Blickwechselsprünge (Sakkaden):** Schnelle Augenbewegungen, um den Blick zwischen verschiedenen Punkten zu wechseln, tragen zur Orientierung im Raum bei.
7. **Zweiäugiges Sehen (binokulares Sehen):** Die Koordination beider Augen, sich auf einen Fixpunkt einzustellen und diesen deutlich zu erkennen, ermöglicht die dreidimensionale Orientierung im Raum.
8. **Tiefenwahrnehmung (Stereopsis):** Sie ist ebenfalls wichtig für das räumliche (dreidimensionale) Sehen.
9. **Vergenzen:** Objekte in unterschiedlichen Entfernungen zu fixieren, ist ebenso bedeutsam für die Orientierung im Raum oder auch beim Lesen. Konvergenz bedeutet: Der Fokus der Augen – der Sehstrahl – zentriert sich und läuft zusammen, was die Nahsicht ermöglicht. Divergenz bedeutet: Die Augenbewegung driftet für die Fernsicht weiter auseinander.
10. **Visuelle Wahrnehmung:** Unterschiedliche Fähigkeiten, wie das Erkennen von Mustern, die visuelle Aufmerksamkeit und das visuelle Gedächtnis, weisen eine hohe Verbindung zu den auf Seite 145 genannten Hirnarealen auf.

Wie Sie sehen, sind unsere visuellen Fähigkeiten sehr vielfältig. Sie beeinflussen, wie sicher und selbstständig wir uns bewegen, und sind ein entscheidender Faktor für das Sicherheitsempfinden des Gehirns, das wir in Kapitel 2 (Seite 24) schon ausführlich besprochen haben. Nur wenn diese Fähigkeiten optimal funktionieren, fühlt sich das Gehirn sicher.

Sehen - eine trainierbare Fähigkeit

Wir haben schon angerissen, dass Sie einer nachlassenden Sehfähigkeit nicht machtlos ausgeliefert sind, sondern dass Sie diese grundlegende Sinnesfähigkeit auch trainieren können. Grundlage hierfür ist die Neuroplastizität des Gehirns, die es ermöglicht, neue neuronale Verknüpfungen zu bilden und bestehende zu verbessern. Diese Anpassungsfähigkeit des Gehirns kann genutzt werden, um die Sehfähigkeit zu optimieren.

DAS PROBLEM MIT DER BRILLE

Sehhilfen sind weitverbreitet. Egal ob Lesebrille, Gleitsichtbrille, Kontaktlinsen oder die Brille zum Autofahren, das Ziel ist klar: Die Sehhilfe dient dazu, besser zu sehen. Dabei gilt es jedoch zu berücksichtigen, dass das Tragen von Sehhilfen auch negative Folgen haben kann. Hierzu zählen:

- Kopfschmerzen
- Schwindel und Unwohlsein
- Einschränkungen in der Stabilität
- allgemeine Unsicherheit
- Reduktion der Augenbewegungen
- langfristige Verschlechterung der Sehfähigkeit

Sehhilfen sorgen dafür, dass die Augen weniger arbeiten müssen, und können so sogar zur weiteren Degeneration der Sehfähigkeit beitragen. Erinnern Sie sich hier an das »Use it, or lose it«-Prinzip. Andere Folgen ergeben sich aus der engen Verbindung von Augen und Gleichgewicht. Dies gilt insbesondere dann, wenn die Sehhilfe nicht optimal eingestellt ist.

Die Übungen, die Sie gleich kennenlernen werden, zielen darauf ab, die Zusammenarbeit zwischen Augen und Gehirn zu fördern, um so das Sehvermögen zu verbessern.

Sie können sich Augentraining ähnlich wie ein Krafttraining vorstellen, das Ihre Augenmuskeln trainiert. Das Ziel ist, die Augen fit und gesund zu halten und dadurch das Sehvermögen zu verbessern oder zumindest den Status quo zu erhalten und das Fortschreiten von Sehproblemen zu verlangsamen. Die altersbedingte Abnahme der dynamischen Sehfähigkeit, also der Fähigkeit, sich schnell bewegende Objekte mit den Augen zu verfolgen, kann durch gezieltes Training reduziert werden. Das gilt auch dann, wenn Sie vielleicht bemerkt haben, dass es zunehmend schwieriger wird, beim Lesen oder beim Betrachten von Objekten in der Nähe scharf zu sehen. Durch gezieltes Augentraining können Sie die Flexibilität und Kraft der Augenmuskeln verbessern, was Ihnen hilft, diese tägliche Aufgabe besser zu meistern. In folgenden Fällen kann ein Augentraining hilfreich sein:

- verringerte Sehschärfe
- trockene Augen
- verringertes peripheres Sichtfeld (siehe Übung »Blickfeld erweitern«, Seite 135)
- Probleme bei der Akkommodation, also der Anpassung, der Augen, je nachdem, ob in die Nähe oder die Ferne fokussiert wird
- Schmerzen oder Beschwerden bei Sehanstrengungen
- visuell induzierte Kopfschmerzen
- schlechte Kontrolle der Augenbewegung
- Überanstrengung der Augen
- den natürlichen Alterungsprozess der Augen verzögern

Natürlich sind nicht alle Augenprobleme durch Sehtraining vollständig lösbar, jedoch lassen sich viele Beeinträchtigungen zumindest positiv beeinflussen. Veränderungen an der Sehfunktion können sofort nach einem Training auftreten. Um jedoch dauerhafte Verbesserungen zu erzielen, ist kontinuierliches Training unerlässlich. Indem Sie die Augenmuskeln regelmäßig trainieren, unterstützen Sie die Fähigkeit Ihrer Augen, sich an unterschiedliche Sehbedingungen anzupassen, was besonders im Alltag von unschätzbarem Wert ist. Sogar eine Schmerzreduktion ist durch Augentraining möglich. Schon mit ein paar Minuten täglichem Augentraining investieren Sie in Ihre Unabhängigkeit und in Ihr Selbstvertrauen, sich sicher in der Umgebung zu bewegen. Besser sehen zu können macht einen erheblichen Unterschied in der Lebensqualität.

Augentraining richtig starten

Führen Sie das Augentraining in einer für Sie angenehmen Position durch. Das kann im Sitzen, im Stehen oder auch im Liegen sein. Zu Beginn ist Sitzen optimal, da Ihnen diese Position zusätzliche Stabilität und Sicherheit gibt. Sollte Ihnen das nicht möglich sein, weil Ihnen dabei unwohl wird oder es sehr anstrengend ist, legen Sie sich hin. Steigern Sie sich mit der Zeit und führen Sie die Übungen später im Stehen durch. Das sollte Ihr Ziel sein.

Führen Sie die Übungen möglichst ohne Brille oder andere Formen der Sehhilfe (Kontaktlinsen) durch. Insbesondere Brillen reduzieren durch die Begrenzung des Gestells das Ausmaß der Augenbewegungen. Der Bereich außerhalb der Brillengläser ist meist deutlich unschärfer und wird somit von den Augen nicht genutzt. Hierdurch kommt es zu einer Abschwächung der betroffenen Augenmuskulatur und somit einer weiteren Einschränkung in der Funktionsweise des visuellen Systems. Es ist also von Vorteil, beim Augentraining auf eine Brille zu verzichten. Sollte Ihre visuelle Fähigkeit ohne Sehhilfe jedoch so stark eingeschränkt sein, dass ein Augentraining ohne sie nicht möglich ist, dann sollten Sie sie selbstverständlich zum Training nutzen. In diesem Fall sind Kontaktlinsen zu bevorzugen. Für Übungen mit einem visuellen Ziel ist es wichtig, dass Sie dieses immer klar und deutlich erkennen, im Zweifelsfall eben mit Sehhilfe, wobei Sie den Abstand zum Ziel alternativ so variieren können, dass Sie eventuell doch darauf verzichten können.

KAROTTEN ESSEN - VITAMIN A FÜR DIE AUGEN

Sicher kennen Sie den Spruch: Karotten essen verbessert das Sehvermögen. Da ist in der Tat etwas Wahres dran, denn Karotten enthalten viel Betacarotin, eine Vorstufe von Vitamin A. Dieses Vitamin ist essenziell für den Sehvorgang und findet sich ausschließlich in tierischen Lebensmitteln. Das Lebensmittel mit dem höchsten Vitamin-A-Gehalt ist Leber. Weitere gute Quellen sind Eier, Milch und Milchprodukte, Camembert und Aal.

In pflanzlichen Lebensmitteln befinden sich Vorstufen von Vitamin A, sogenannte Karotinoide. Der bekannteste Vertreter ist Betacarotin. Neben der Karotte enthalten auch andere Lebensmittel wie Süßkartoffeln, Kürbis, rote Paprika, dunkelgrünes Blattgemüse, Feldsalat sowie Honigmelone, Aprikosen und Mango nennenswerte Mengen an Karotinoiden. Vitamin A und seine Vorstufen sind fettlöslich. Der Körper kann sie nur effektiv in Kombination mit etwas Fett aufnehmen; ein Teelöffel Öl oder Butter reicht bereits aus.

Augenentspannung

Diese Übung eignet sich nicht nur zu Beginn des Trainings, sondern auch am Schluss oder bei Bedarf zwischen den einzelnen Übungen.

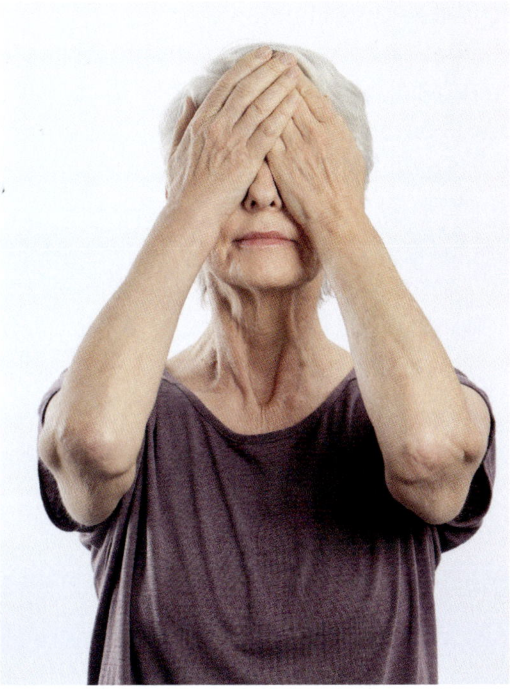

- Reiben Sie beide Hände aneinander, bis die Handflächen leicht erwärmt sind. Legen Sie die Hände übereinander. Die Finger sind fest geschlossen.
- Schließen Sie die Augen und bedecken Sie sie mit beiden Handflächen, wobei die Handinnenflächen etwas Abstand zu den Augenlidern halten. Warten Sie, bis sich eine völlige Dunkelheit eingestellt hat. Zu Beginn kann es vorkommen, dass Sie Farben, Blitze oder Sterne sehen. Es kann 30 bis 90 Sekunden dauern, bis diese verschwinden. Lassen Sie Ihren Augen Zeit. Im besten Fall sehen Sie nur noch tiefes Schwarz. Halten Sie die Position bis zu einigen Minuten.
- Nehmen Sie die Hände von den Augen und öffnen Sie sie langsam. Blinzeln Sie mehrfach und schnell. Dies befeuchtet die Augen und gibt den Pupillen Zeit, sich wieder an die Helligkeit anzupassen.

Tipp: Optional können Sie die Augen zusätzlich leicht hin und her bewegen, während sie geschlossen sind. Bewegen Sie sie nach rechts, links, oben und/oder unten – so, wie es Ihnen angenehm ist.

Dehnung des Sehnervs

Sie haben den Sehnerv *(Nervus opticus)*, der eine zentrale Rolle für das Sehvermögen spielt, bereits kennengelernt. Wie alle Nerven im Körper kann auch der Sehnerv von gezielten Übungen profitieren, die seine Flexibilität und Funktionalität unterstützen.

Auch wenn es auf den ersten Blick ungewöhnlich erscheinen mag, eine Dehnung speziell für den Sehnerv durchzuführen, zeigt sich, dass eine solche spezifische Intervention tatsächlich positive Auswirkungen auf das gesamte visuelle System und damit das Sehvermögen haben kann.

1

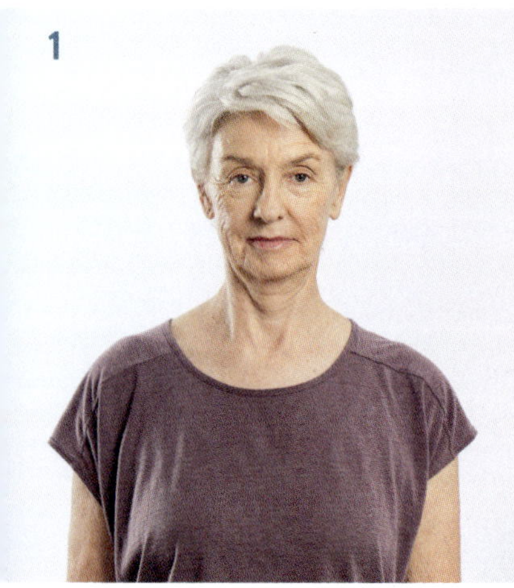

2

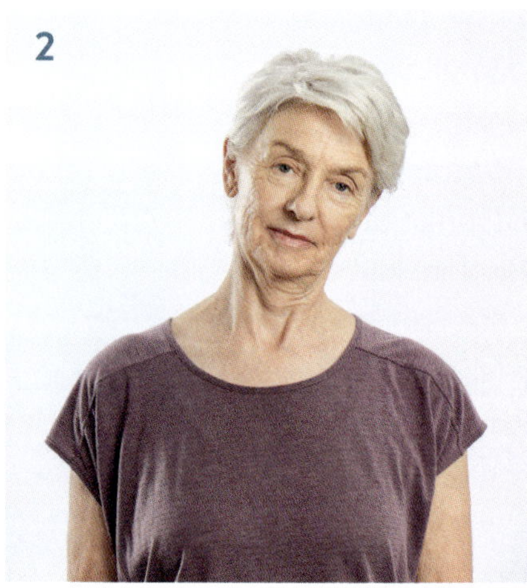

3

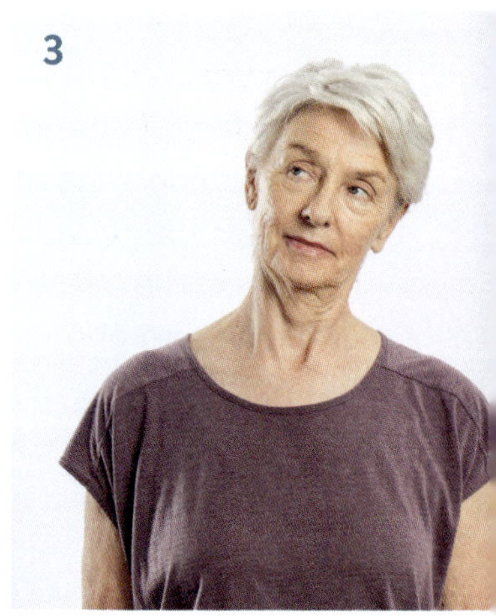

1. Stellen oder setzen Sie sich aufrecht mit langer Wirbelsäule hin. Rollen Sie das Kinn etwas ein, sodass ein leichtes Doppelkinn entsteht.
2. Neigen Sie nun den Kopf nach links zur Schulter. Die Schulter bleibt dabei entspannt. Halten Sie das Doppelkinn.
3. Blicken Sie anschließend mit beiden Augen diagonal nach rechts oben. Achten Sie darauf, dass Sie lediglich die Augen bewegen. Der Kopf bleibt ruhig. Halten Sie die Augenposition 5 bis 10 Sekunden. Wechseln Sie im Anschluss auf die andere Seite und führen Sie die Sehnervdehnung dort durch.

Hinweis: Die Dehnspannung sollte nicht zu hoch werden, um Verletzungen an den sensiblen Nerven zu vermeiden. Auf einer Skala von 1 bis 10 ist eine gefühlte Dehnung im Bereich von 2 bis 3 vollkommen ausreichend. Da die Augendehnung ein ungewohnter Reiz ist, kann es nach dieser Übung für die anschließenden 5 bis 10 Minuten zu einer kurzzeitigen Sehbeeinträchtigung kommen. Dies ist kein Grund zur Beunruhigung.

Kontraindikationen für Augendehnungen

Bei den folgenden Indikationen sollten Sie auf die Dehnung der Sehnerven verzichten:

- Grüner Star (Glaukom)
- Diabetes
- Netzhautablösung
- kürzliche Augenoperation
- Einnahme von Blutverdünnern
- Trigeminusneuralgie

Besser sehen - »Adleraugen« bis ins hohe Alter

Viele ältere Menschen erleben im Alltag Herausforderungen durch nachlassendes Sehvermögen, was das Lesen von Preisetiketten im Supermarkt oder das Erkennen von Gesichtern auf Distanz erschwert. Solche Einschränkungen können das Gefühl der Unabhängigkeit beeinträchtigen und zu Unsicherheit führen. Damit können Sie jetzt Schluss machen, denn wie Sie bereits wissen, können Sie die Augenmuskeln ähnlich wie die Muskeln in Armen und Beinen trainieren. Und nur so bleiben Ihre Augen stark und leistungsfähig.

Stellen Sie sich vor, wie es wäre, wieder ohne Brille die Zeitung lesen zu können oder das Straßenschild auch aus der Ferne zu erkennen. Solche alltäglichen Dinge sind oft durch einfaches und regelmäßiges Training der Augenmuskulatur wieder erreichbar.

Die nachfolgenden Übungen sind speziell darauf ausgerichtet, Ihre Sehfähigkeit bei regelmäßiger Durchführung nachhaltig zu verbessern und somit Ihre

Lebensqualität zu erhöhen. Sie sind so konzipiert, dass Sie sie leicht in den Alltag integrieren können und meist keine speziellen Hilfsmittel erfordern. Einige Übungen nutzen alltägliche Gegenstände wie Stifte, die als Fokuspunkte dienen, um die Augenmuskeln zu trainieren. Alternativ erfüllt auch der Zeigefinger diese Funktion. Lassen Sie uns also keine Zeit verlieren und direkt mit den Übungen beginnen.

VISION STICK UND SAKKADENTAFELN

Beim Vision Stick (deutsch: »Sehstab«) handelt es sich um ein mit Buchstaben oder Zahlen bedrucktes breites Holzstäbchen. Statt der Fingerspitze oder einer Stiftspitze wird hier der Buchstabe oder die Zahl mit den Augen fokussiert. Die Arbeit mit sogenannten Sakkadentafeln (Blicksprungtafeln) erfolgt nach dem gleichen Prinzip.

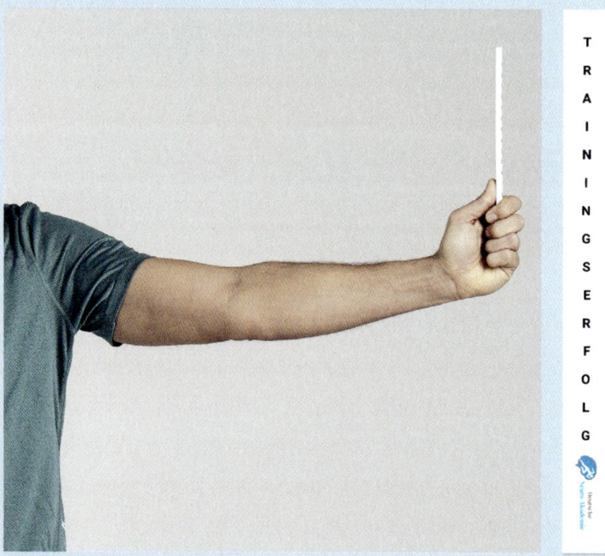

Übung mit Vision Stick

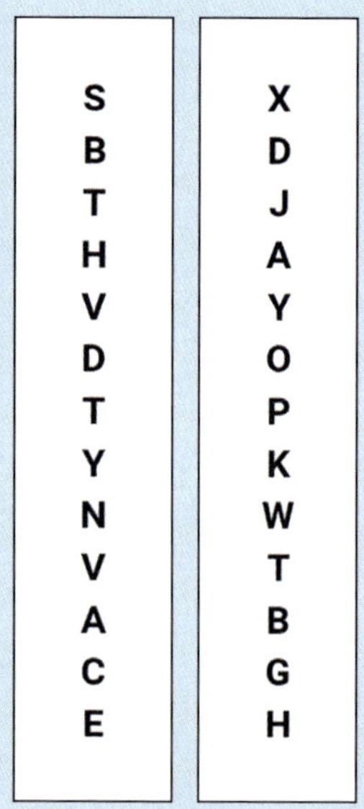

Sakkadentafeln

Blickkreise

Material: Stift oder Vision Stick

Die Blickverfolgung stellt eine alltägliche Augenbewegung dar und dient dazu, ein Objekt sicher im Blick halten zu können. Dies ist nicht nur im Straßenverkehr von hoher Relevanz, sondern auch beispielsweise beim Ballspiel mit den Enkeln.

1. Stellen oder setzen Sie sich aufrecht hin. Halten Sie den Stift mit der rechten Hand etwa eine Armlänge von sich entfernt mittig nach oben. Fixieren Sie mit beiden Augen die Stiftspitze. Diese sollte klar und deutlich erkennbar sein. Bewegen Sie nun den Stift in einem Halbkreis im Uhrzeigersinn nach unten. Der Blick folgt der Stiftspitze.
2. Wechseln Sie unten den Stift in die linke Hand. Führen Sie nun einen Halbkreis über die linke Seite aus. Der Blick folgt weiterhin der Stiftspitze, bis Sie sich wieder in der Ausgangsposition befinden. Oben übergeben Sie den Stift wieder in die rechte Hand. Führen Sie drei bis fünf Kreise durch. Wechseln Sie im Anschluss die Kreisrichtung.

Hinweise

- Die Stiftspitze sollte zu jeder Zeit klar und deutlich mit beiden Augen erkennbar sein. Passen Sie bei Bedarf die Geschwindigkeit und den Bewegungsumfang an. Der Kreis sollte groß, jedoch nicht zu groß sein.
- Testen Sie, welche Kreisrichtung für Sie das bessere Ergebnis liefert.

1

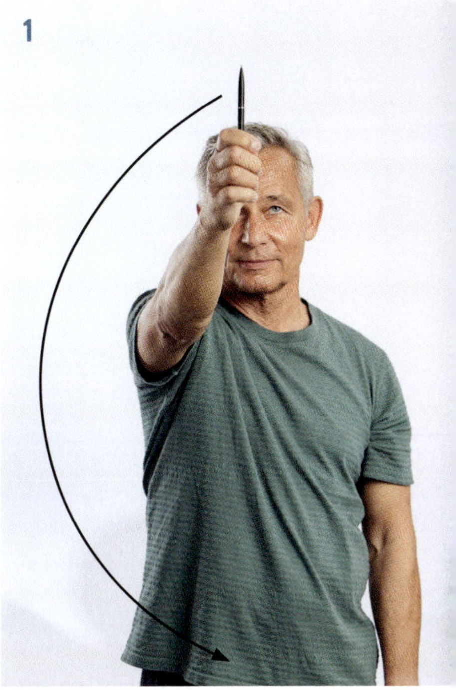

2

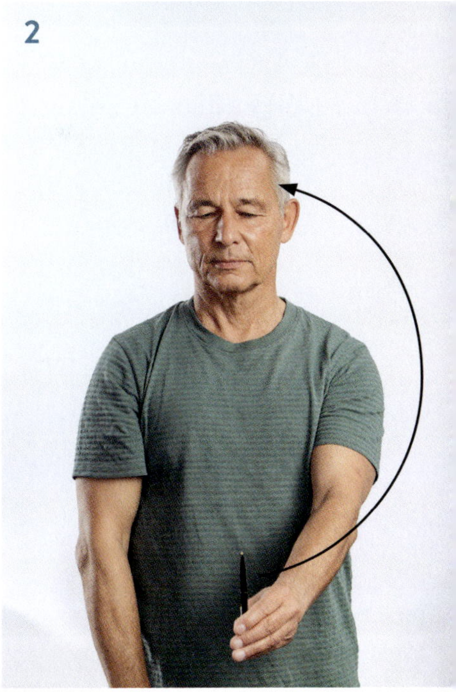

9-Punkte-Blickfixierung

Material: Stift oder Vision Stick

Über eine Blickstabilisierung an unterschiedlichen Punkten trainieren Sie die Augenmuskeln isometrisch und stärken sie hierdurch.

1. Stellen oder setzen Sie sich aufrecht hin. Halten Sie den Stift auf Augenhöhe etwa eine Armlänge vor sich. Fixieren Sie mit beiden Augen die Stiftspitze. Diese sollte klar und deutlich erkennbar sein. Halten Sie den Blick 5 bis 10 Sekunden auf der Stiftspitze. Blinzeln ist erlaubt.
2. Führen Sie den Stift nach rechts und halten Sie den Blick 5 bis 10 Sekunden auf dieser Seite. Die Stiftspitze sollte mit beiden Augen erkennbar bleiben. Überprüfen Sie dies, indem Sie in dieser Position das rechte Auge kurz schließen. Ist der Stift weiterhin sichtbar, passt die Position.
3. Führen Sie den Stift nach links außen und halten Sie den Blick dort ebenfalls 5 bis 10 Sekunden. Schließen Sie kurz das linke Auge, um zu überprüfen, ob der Stift sich in Ihrem Sichtfeld befindet.
4. Wiederholen Sie die Blickfixierung in gleicher Weise an den weiteren Positionen. Führen Sie den Stift und den Blick nach oben.
5. Führen Sie den Stift und den Blick nach unten.
6. Führen Sie den Stift und den Blick diagonal nach rechts oben.
7. Führen Sie den Stift und den Blick diagonal nach rechts unten.
8. Führen Sie den Stift und den Blick diagonal nach links oben.
9. Führen Sie den Stift und den Blick diagonal nach links unten.

Hinweis: Achten Sie darauf, den Kopf gerade zu halten und lediglich die Augen zu bewegen. Die Stiftspitze sollte zu jeder Zeit klar und mit beiden Augen erkennbar sein. Testen Sie, welche der neun Positionen für Sie das beste Ergebnis liefert.

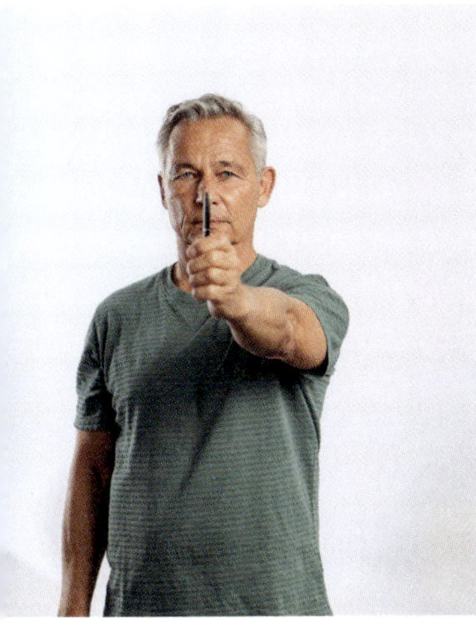

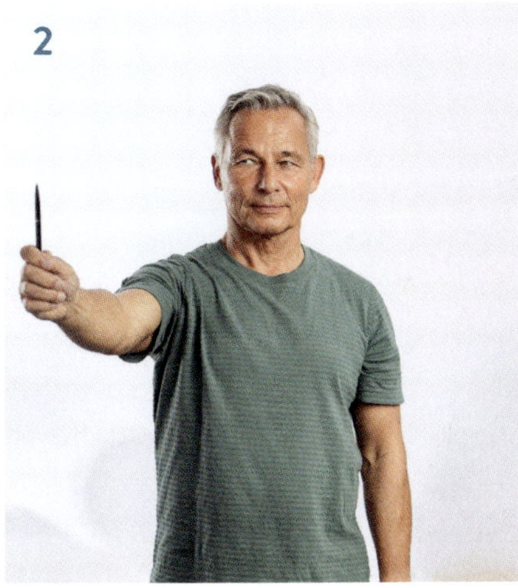
2

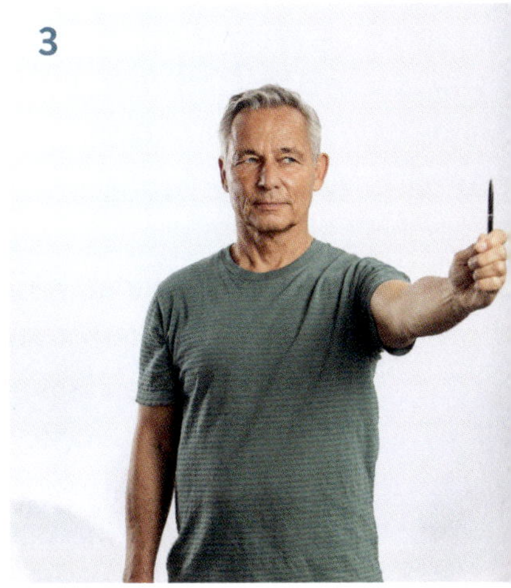
3

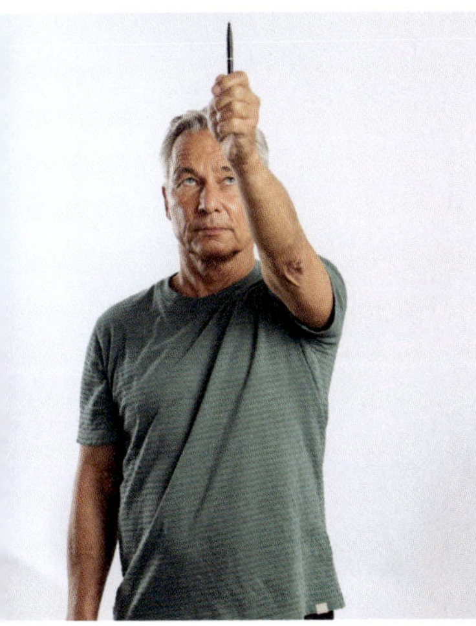

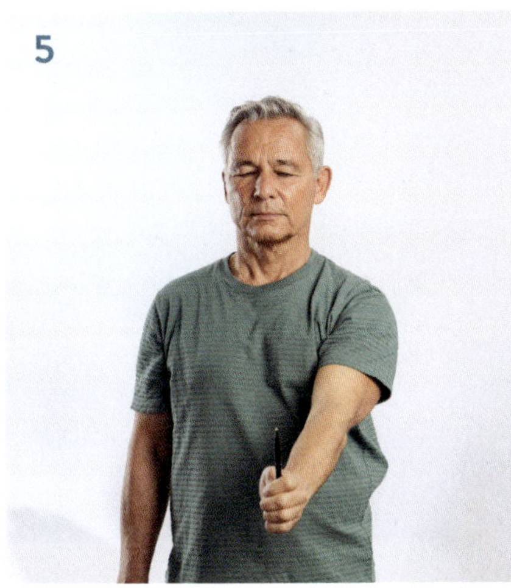
5

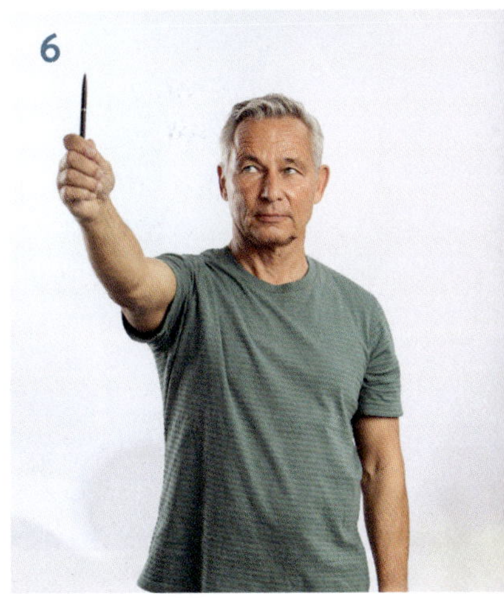
6

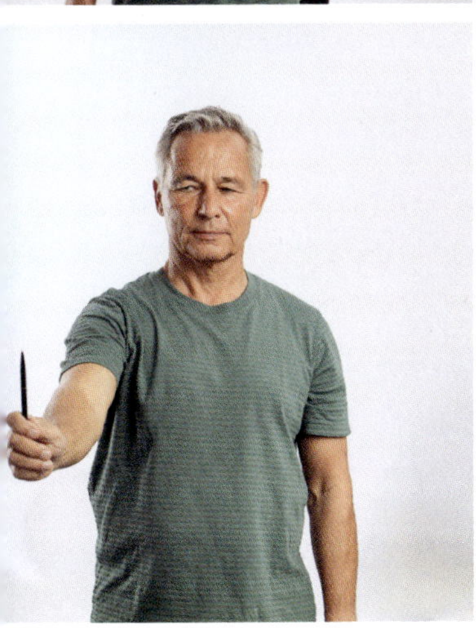

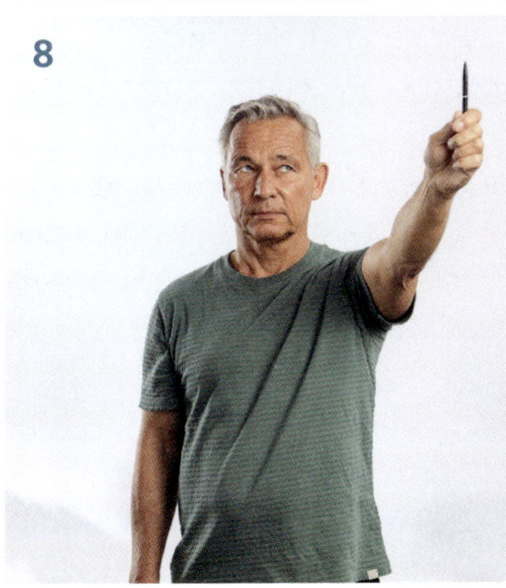
8

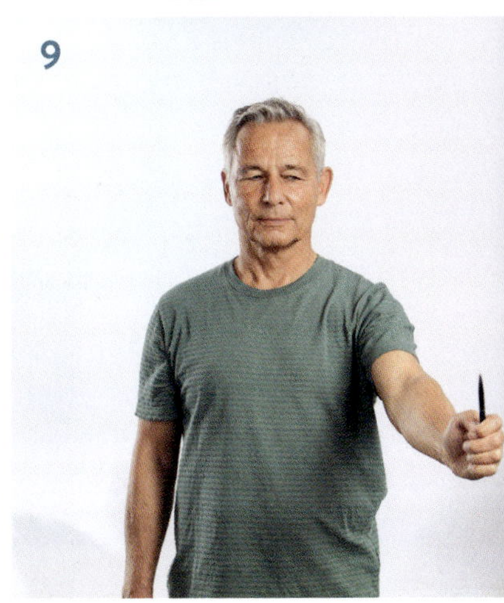
9

Blicksprünge

Material: zwei Stifte oder zwei Vision Sticks

Blicksprünge sind eine der häufigsten Augenbewegungen im Alltag. Die Augen machen dies unter anderem, um die Umgebung zu erfassen und zum Beispiel nach möglichen Hindernissen abzusuchen. Blicksprünge trainieren diese Fähigkeit und erhöhen das Sicherheitsempfinden des Gehirns.

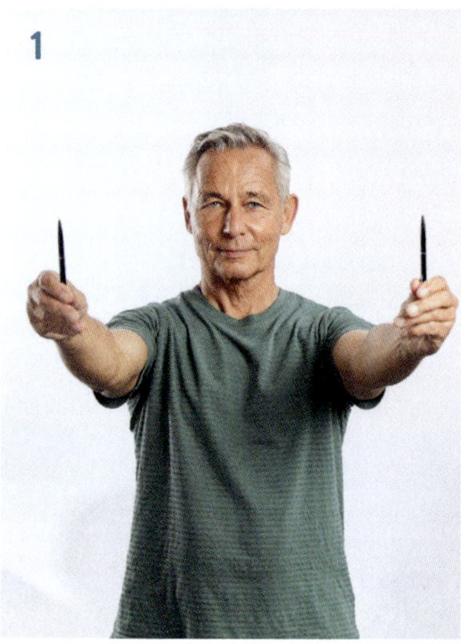
1

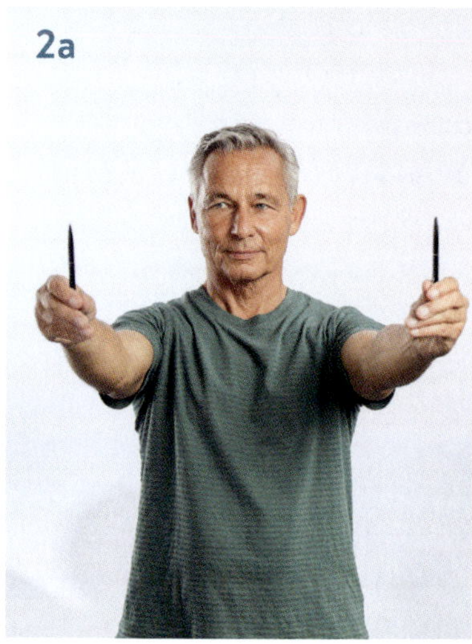
2a

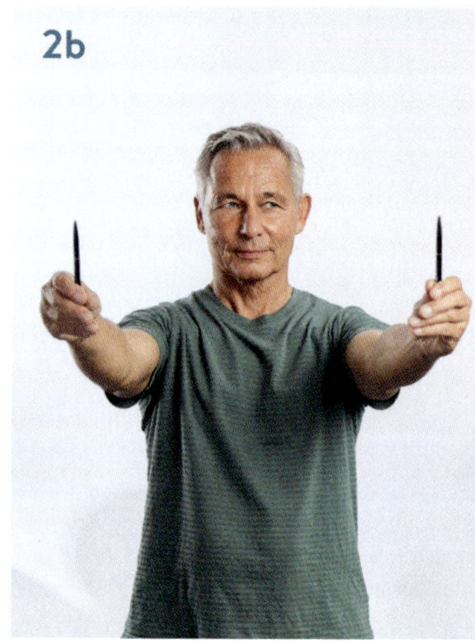
2b

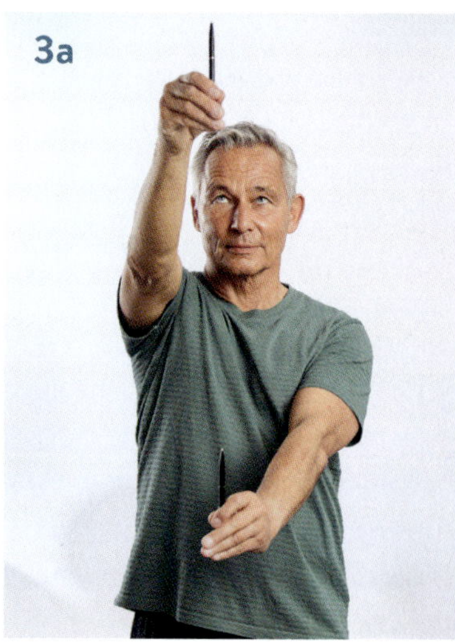
3a

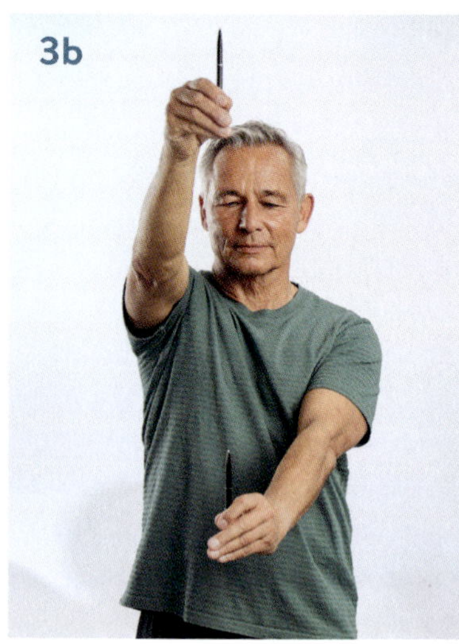
3b

1. Stellen oder setzen Sie sich aufrecht hin und halten Sie je einen Stift in der Hand. Die Stifte befinden sich auf Augenhöhe etwa eine Armlänge entfernt. Wählen Sie den Abstand zwischen den Stiften so, dass sich beide im Blickfeld der Augen befinden. Richten Sie den Blick geradeaus nach vorn.
2. **a** Springen Sie nun mit dem Blick horizontal zur rechten Stiftspitze. Halten Sie den Blick dort, bis die Spitze klar und deutlich erkennbar ist.
   b Wechseln Sie nun den Blick und springen zur linken Stiftspitze. Springen Sie erst wieder zurück, wenn auch hier das Objekt klar ist. Führen Sie fünf bis zehn horizontale Blicksprünge durch.
3. **a** Halten Sie die Stifte als Nächstes vertikal im Sichtfeld übereinander. Springen Sie mit den Augen zur oberen Stiftspitze. Halten Sie den Blick dort, bis die Spitze klar und deutlich erkennbar ist.
   b Springen Sie nun mit den Augen zum unteren Stift. Wechseln Sie erst wieder nach oben, wenn Sie auch hier das Objekt klar erkennen. Führen Sie fünf bis zehn vertikale Blicksprünge durch.

Hinweise

- Beide Stifte sollten zu jeder Zeit mit beiden Augen erkennbar sein. Überprüfen Sie dies, indem Sie in jeder Endposition nacheinander ein Auge kurz schließen und sich so vergewissern, dass Sie beide Stifte noch sehen. Achten Sie bei der Übung darauf, dass der Kopf stets ruhig bleibt und Sie nur mit den Augen von Ziel zu Ziel springen.
- Alternativ lassen sich Blicksprünge auch mit Sakkadentafeln (rechts) durchführen. Diese ermöglichen Ihnen, das Training mit unterschiedlichen Abständen und Weiten durchzuführen. Platzieren Sie hierfür die Sakkadentafeln auf Augenhöhe an der Wand. Für ein fortgeschrittenes Training können Sie die Buchstaben laut vorlesen. Dies fordert das Gehirn zusätzlich.

S	X
B	D
T	J
H	A
V	Y
D	O
T	P
Y	K
N	W
V	T
A	B
C	G
E	H

Tipp: Bei Beschwerden im Rücken oder auch allgemein chronischen Schmerzen bieten sich im Speziellen vertikale Augenbewegungen an. Diese aktivieren insbesondere das Mittelhirn, das unter anderem auch für die Schmerzwahrnehmung zuständig ist.

Nah-fern-Sprünge

Material: Nah-fern-Tafeln

Mit dieser Übung trainieren Sie die Akkommodationsfähigkeit Ihrer Augen. Das ist eine wichtige Eigenschaft im Alltag, zum Beispiel beim Autofahren oder auch beim Lesen, die mit zunehmendem Alter oft nachlässt. Zusätzlich trägt das scharfe Sehen in verschiedenen Entfernungen maßgeblich zum Sicherheitsempfinden des Gehirns bei.

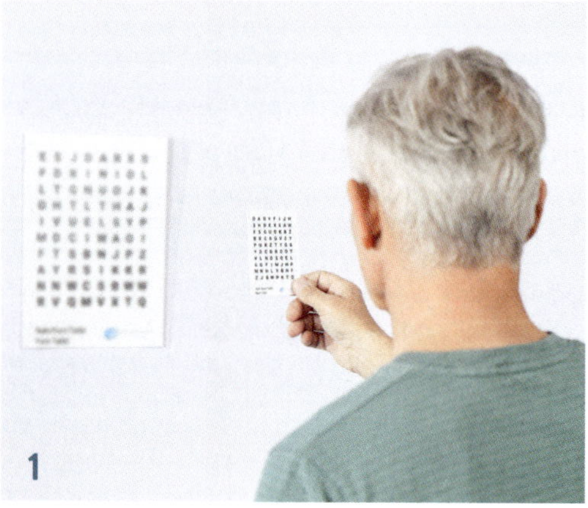
1

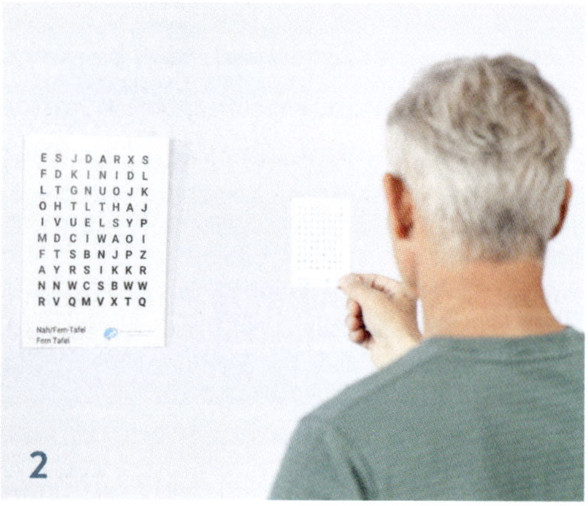

2

1. Heften Sie die größere Trainingstafel auf Augenhöhe an eine Wand. Entfernen Sie sich so weit von der Wand, dass Sie die Buchstaben noch scharf erkennen. Stellen oder setzen Sie sich aufrecht hin und halten Sie die kleine »Nahtafel« in einem Abstand von etwa 15 bis 20 Zentimetern vor die Augen. Auch hier sollten die Buchstaben klar und deutlich erkennbar sein.
2. Wechseln Sie den Blick von der nahen Tafel zu der weiter entfernten Tafel. Der Blickwechsel erfolgt, sobald Sie die Buchstaben klar und deutlich erkennen. Gehen Sie die Buchstaben auf beiden Tafeln der Reihe nach durch und führen Sie 10 bis 15 Wechsel durch.

Hinweis: Qualität kommt hier vor Quantität. Legen Sie den Fokus auf die korrekte Ausführung der Übung und das klare Erkennen der Buchstaben. Mit fortgeschrittenem Training können Sie die Geschwindigkeit erhöhen.

O	A	R	Y	F	I	J	H
S	H	D	E	X	E	A	W
F	S	G	U	O	K	B	Z
B	X	C	A	G	V	Z	Y
P	U	K	Z	T	T	G	S
Y	D	C	B	R	D	O	T
V	L	N	D	S	Q	E	L
G	Q	F	I	M	J	H	P
M	N	H	L	Y	B	N	F
Z	J	B	W	P	K	T	Q

E	**S**	**J**	**D**	**A**	**R**	**X**	**S**
F	**D**	**K**	**I**	**N**	**I**	**D**	**L**
L	**T**	**G**	**N**	**U**	**O**	**J**	**K**
O	**H**	**T**	**L**	**T**	**H**	**A**	**J**
I	**V**	**U**	**E**	**L**	**S**	**Y**	**P**
M	**D**	**C**	**I**	**W**	**A**	**O**	**I**
F	**T**	**S**	**B**	**N**	**J**	**P**	**Z**
A	**Y**	**R**	**S**	**I**	**K**	**K**	**R**
N	**N**	**W**	**C**	**S**	**B**	**W**	**W**
R	**V**	**Q**	**M**	**V**	**X**	**T**	**Q**

Tipp: Um den Reiz für das Gehirn zu erhöhen und Abwechslung in die Übung zu bringen, lesen Sie die Buchstaben laut vor. Sie können auch die Lesefolge abändern, beispielsweise von hinten nach vorn, von oben nach unten oder von unten nach oben. Seien Sie kreativ und gestalten Sie die Übung abwechslungsreich.

AKKOMMODATION

Ein zentraler Aspekt der Sehfähigkeit ist die Akkommodation, die es Ihnen ermöglicht, Objekte in verschiedenen Entfernungen scharf zu sehen. Dieser Prozess betrifft vor allem die Veränderung der Augenlinsenform durch die Aktivität der Ziliarmuskeln. Die Linse ist über viele kleine Zonulafasern mit dem Ziliarmuskel verbunden, der wie ein Ring die Linse umgibt. Wenn Sie in die Ferne schauen, entspannen sich die Ziliarmuskeln und werden dünner. Dies führt dazu, dass die Zonulafasern lang werden und an der Linse ziehen. Die Linse wird durch diese Spannung flacher. Dies verringert die Brechkraft der Linse und ist für das Sehen weit entfernter Objekte notwendig. Dieser Zustand wird als Fernakkommodation bezeichnet. Bei der Nahakkommodation hingegen ziehen sich die Ziliarmuskeln zusammen, wodurch die Zonulafasern erschlaffen und die Linse sich stärker wölben kann. Die Brechkraft der Linse erhöht sich, sodass Sie nahe Objekte scharf sehen können.

Während die natürliche Akkommodationsfähigkeit mit dem Alter nachlässt, können Übungen wie die vorherige helfen, die Flexibilität und Gesundheit der Augenmuskeln zu erhalten und die Effizienz der Akkommodation zu verbessern.

Augenliegestütz

Material: Stift oder Vision Stick

Mit dem Augenliegestütz trainieren Sie die Fähigkeit der Augen zur Konvergenz (das Zusammenführen der Augen) und Divergenz (das Auseinanderdriften der Augen). Dies brauchen Sie zum Beispiel beim Lesen oder Verfolgen von Objekten.

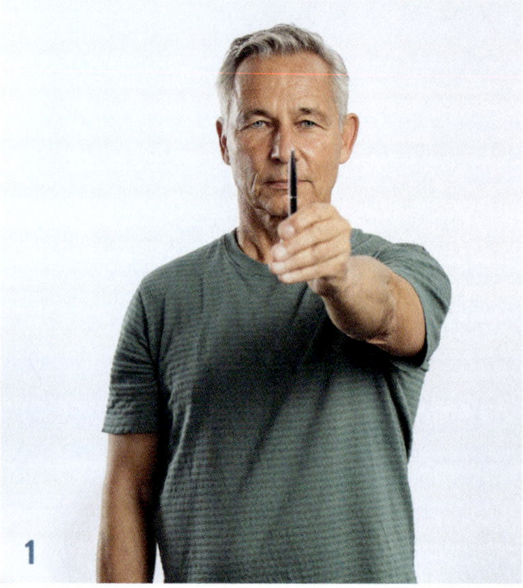

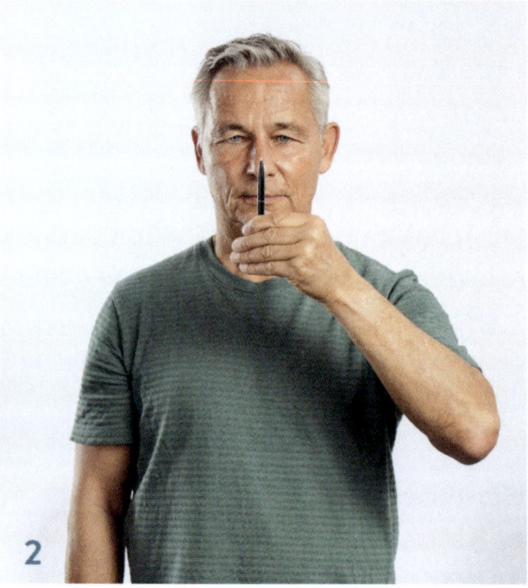

1. Stellen oder setzen Sie sich aufrecht hin und halten Sie den Stift auf Augenhöhe eine Armlänge entfernt. Fixieren Sie die Stiftspitze mit beiden Augen. Der Buchstabe sollte klar und deutlich erkennbar sein.
2. Bewegen Sie den Stift langsam Richtung Nase und halten Sie dabei den Blick auf der Spitze. Stoppen Sie die Bewegung, sobald der Buchstabe unscharf wird, und führen Sie den Stift langsam wieder in die Ausgangsposition zurück. Wiederholen Sie die Bewegung 3- bis 5-mal.

Hinweis: Die Stiftspitze oder die Buchstaben auf dem Vision Stick sollten zu jeder Zeit klar erkennbar sein und sich nicht doppeln. Achten Sie darauf, den Kopf gerade zu halten und nur die Augen zu bewegen. Eine zweite Person oder auch ein Video kann Ihnen helfen, die korrekte Ausführung zu überprüfen.

Visuelle Reize reduzieren für weniger Stress

Material: Rasterbrille/Lochbrille

Einschränkungen in der Sehfähigkeit entstehen häufig durch eine Überflutung des visuellen Systems mit Reizen. Rasterbrillen, auch Lochbrillen genannt, reduzieren den Lichteinfall auf die Netzhaut und helfen dabei, visuellen Stress zu reduzieren.

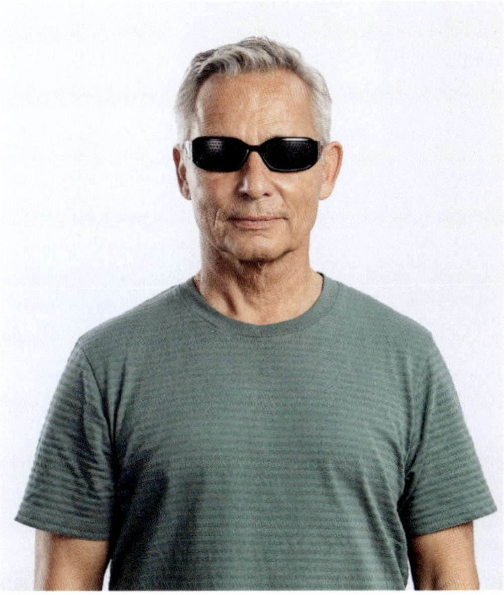

Tragen Sie die Rasterbrille im Alltag bis zu 10 Minuten, um von diesem Effekt zu profitieren. Steigern Sie die Tragedauer langsam.

Hinweise

- Rasterbrillen sind nicht für den Straßenverkehr geeignet.
- Sollten Sie unter einer sehr starken Sehschwäche leiden, ist von der Verwendung einer Rasterbrille abzuraten.
- Sollte sich beim Tragen ein Unwohlsein einstellen, nehmen Sie die Brille wieder ab.
- Es bietet sich an, die Brille insbesondere bei länger dauernder Bildschirmarbeit auszuprobieren oder wenn Sie viel fernsehen.
- Die Brille gibt es mit unterschiedlichen Lochformen (Kreise, Dreiecke, Trapeze) oder auch Lochabständen, die jeweils unterschiedliche Auswirkungen haben können. Hier gilt es: Testen Sie, womit Sie besser zurechtkommen und was bei Ihnen die größeren Erfolge bringt.

Trainingsempfehlungen und Übungsevaluierung zur Verbesserung des Sehvermögens

Gerade zu Beginn kann Augentraining als sehr anstrengend empfunden werden. Dies liegt zum einen an dem immensen Informationsfluss der Augen und zum anderen daran, dass die Augen im Alltag oft nur recht einseitig gebraucht werden. Beginnen Sie mit einer geringen Wiederholungszahl sowie Geschwindigkeit und steigern Sie den Umfang und eventuell auch das Tempo mit der Zeit. Ausreichend Pausen zwischen den Übungen sowie zwischen den Trainingseinheiten sind wichtig. Es genügt, wenn eine Trainingseinheit 3 bis 5 Minuten beträgt. Führen Sie lieber zwei bis drei Einheiten à 3 Minuten pro Tag durch als einmal 15 Minuten am Stück

Sie können auch mit geschlossenen Augen trainieren. Dies macht das Training leichter, da hier die Verarbeitung visueller Reize entfällt. Sie können die Augen auch geschlossen bewegen. Dies mag zu Beginn vielleicht ungewohnt sein, es ist aber möglich. Probieren Sie es einmal aus. Weitere Tipps finden Sie im Abschnitt »Augentraining richtig starten« auf Seite 149.

Gönnen Sie Ihren Augen nicht nur zu Beginn des Trainings eine Entspannung, sondern auch am Schluss oder gegebenenfalls sogar zwischen den einzelnen Übungen.

Überprüfen Sie anhand des Testprinzips, welche Übungen optimal für Sie geeignet sind. Evaluieren Sie die einzelnen Übungen mit den Sehtests aus Kapitel 3 (ab Seite 54), denn Veränderungen an der Sehfunktion können sofort auftreten. Bauen Sie positive oder neutrale Übungen in Ihre tägliche Routine ein. Tägliche Wiederholungen sind ein Schlüssel zum besseren Sehen und um dauerhafte Verbesserungen zu erzielen. Was machen Sie täglich? Zähne putzen, frühstücken, Zeitung lesen … kombinieren Sie die Augenübungen mit einer Gewohnheit, die Sie täglich tun und die Sie mögen.

Testergebnisse Sehtraining			
Übung	**Positiv**	**Neutral**	**Aufzuarbeiten**
Augenentspannung			
Dehnung des Sehnervs			
Blickkreise ► im Uhrzeigersinn ► gegen den Uhrzeigersinn			
9-Punkte-Blickfixierung ► mittig ► rechts ► links ► oben ► unten ► rechts oben ► rechts unten ► links oben ► links unten			
Blicksprünge ► vertikal ► horizontal			
Nah-fern-Sprünge			
Augenliegestütz			
Visuelle Reize reduzieren für weniger Stress			

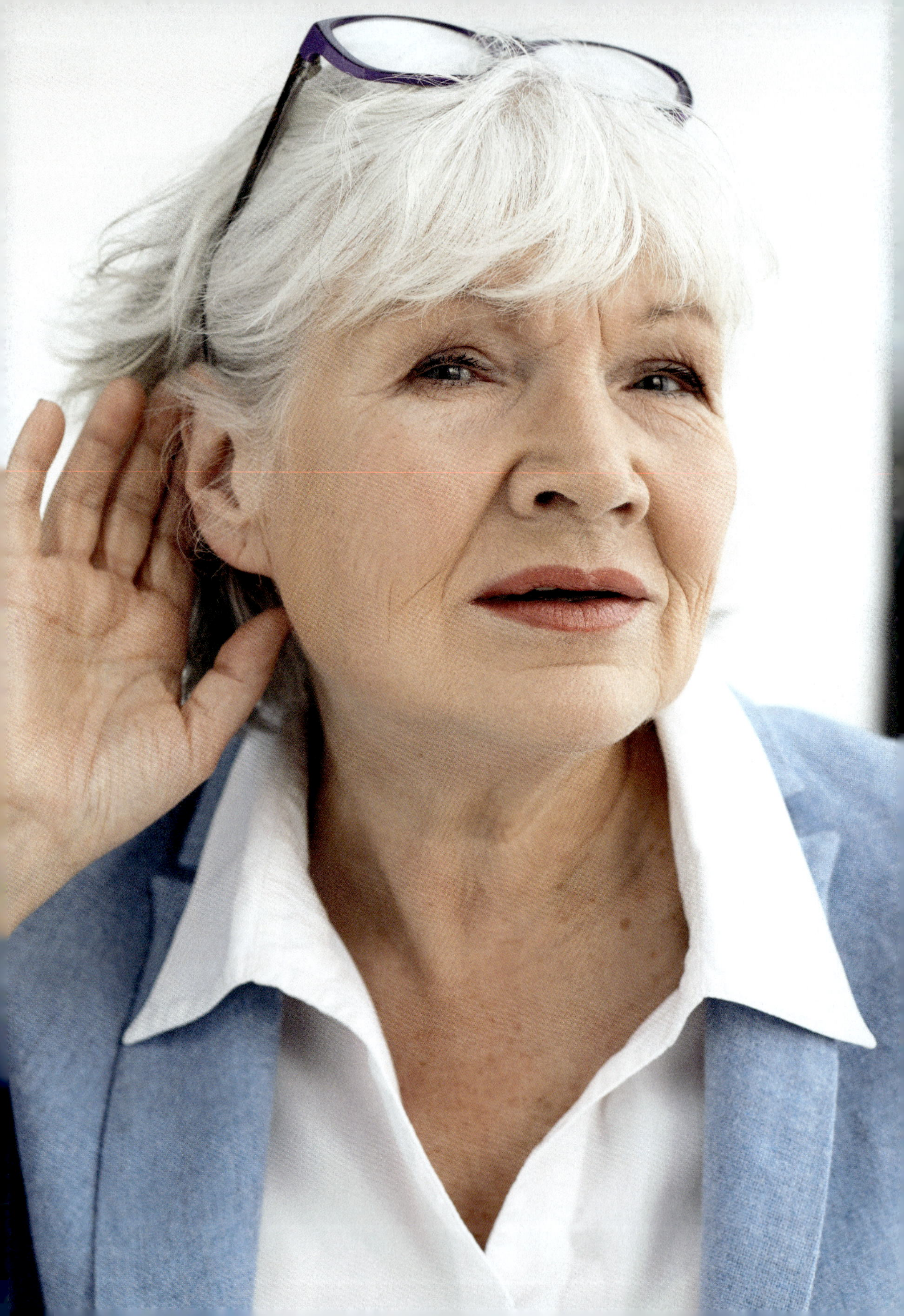

Kapitel 7

Mitreden leicht gemacht – das Hörvermögen verbessern

Wenn das Gehör nachlässt

Unser Gehör ist ein Wunderwerk der Natur, das eine zentrale Rolle in unserem Alltag und unserer Kommunikation spielt. Es erlaubt uns, mit unserer Umwelt in Verbindung zu treten, zu interagieren und die Welt um uns herum wahrzunehmen. Doch mit dem Alter kann die Leistungsfähigkeit unseres Gehörs abnehmen und die Lebensqualität mindern. Im Alltag sind es oft die kleinen Dinge, die durch eine Minderung des Hörvermögens zur großen Herausforderung werden. Stellen Sie sich vor, Sie sitzen mit Ihren Enkelkindern zusammen und können deren Geschichten und Fragen nicht mehr klar verstehen. Immer wieder müssen Sie nachhaken. Oder Sie gehen spazieren und hören die Klingel eines herannahenden Fahrrads nicht. Dies kann nicht nur frustrierend, sondern auch gefährlich sein. Vielleicht möchten Sie auch an einem Gespräch mit Freunden im Café teilnehmen, aber die Stimmen vermischen sich zu einem undeutlichen Rauschen, und Sie können die einzelnen Stimmen kaum auseinanderhalten. Bei der nächsten Einladung bleiben Sie lieber zu Hause. Diese Situationen verdeutlichen, wie wichtig das Hören für die soziale Teilhabe und Sicherheit im Alter ist. Es geht nicht nur um das bloße Wahrnehmen von Geräuschen, sondern vielmehr um die Fähigkeit, mit der Umwelt zu interagieren und unabhängig zu bleiben. Ein nachlassendes Hörvermögen kann zu Missverständnissen führen, die Kommunikation erschweren und die Teilnahme am gesellschaftlichen Leben stark einschränken.

Doch auch wenn Ihr Hörvermögen bereits etwas nachgelassen hat, gibt es gute Neuigkeiten. Genau wie andere Fähigkeiten des Körpers kann auch das Hörvermögen trainiert und verbessert werden. Die nachfolgenden Übungen können zur Verbesserung der auditiven Verarbeitung beitragen. Sie können dabei helfen, das Erkennen von Klangmustern und Tonhöhen zu schärfen, das Verstehen von Sprache in lauten Umgebungen zu verbessern und das räumliche Hören zu optimieren. Durch regelmäßiges Training können Sie beispielsweise lernen, Hintergrundgeräusche besser auszublenden, was besonders beim Verstehen von Gesprächen in einer lauten Umgebung, wie einem belebten Café oder während eines Familienessens, essenziell ist.

Es ist nie zu spät, um mit dem Training zu beginnen. Kleine Schritte können bereits einen großen Unterschied machen und die Lebensfreude sowie die Verbindung zur Welt um Sie herum stärken. Das Ziel ist es, die Welt nicht nur bloß zu hören, sondern sie auch zu verstehen.

Der akustische Sinn

Das menschliche Hören ist ein faszinierender und komplexer Prozess, der es uns ermöglicht, Schallwellen aus unserer Umgebung wahrzunehmen und zu interpretieren. Dieser Prozess beginnt, wenn Schallwellen in das Ohr eindringen und die Ohrmuschel treffen. Die wellenförmigen Luftschwingungen werden durch den äußeren Gehörgang geleitet und treffen auf das Trommelfell, eine dünne Membran, die zu vibrieren beginnt. Die Vibrationen des Trommelfells werden auf drei kleine Knochen im Mittelohr übertragen, die als Hammer, Amboss und Steigbügel bekannt sind. Diese Knochen verstärken die Schallwellen und übertragen sie zum sogenannten ovalen Fenster, einer Membran, die den Eingang zum Innenohr markiert.

Im Innenohr befindet sich die Cochlea. Dies ist ein schneckenförmig gewundenes Organ, das mit Flüssigkeit gefüllt ist. Hier findet die eigentliche Umwandlung von Schallwellen in elektrische Signale statt. Im Inneren der Cochlea gibt es Tausende von winzigen Haarzellen, die auf die durch die Flüssigkeit übertragenen Vibrationen reagieren. Diese Haarzellen wandeln die mechanischen

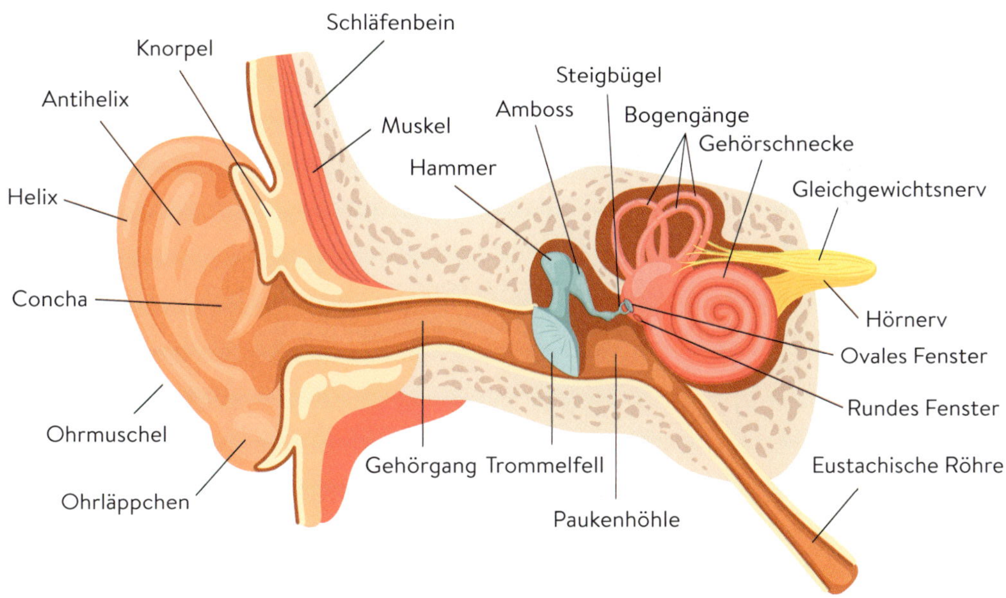

Das Ohr nimmt Töne auf und bündelt die Schallwellen, die im Innenohr umgewandelt und an den Hörnerv weitergegeben werden.

Bewegungen in elektrische Impulse um, die über den Hörnerv an das Gehirn gesendet werden.

Im Gehirn werden die Signale in den Hörzentren des Temporallappens weiterverarbeitet. Der primäre auditorische Kortex ist der dafür zuständige Hauptbereich und analysiert die Signale, um Tonhöhe, Lautstärke und Klangfarbe zu erkennen. Ferner werden hier Geräusche identifiziert und lokalisiert. Interessanterweise ist der auditorische Kortex kontralateral organisiert, was bedeutet, dass Geräusche, die auf das rechte Ohr treffen, hauptsächlich in der linken Hemisphäre verarbeitet werden und umgekehrt. Dies trägt zur genauen Lokalisierung von Geräuschen bei und ermöglicht es uns, Richtung und Distanz der Schallquelle einzuschätzen.

Mit fortschreitendem Alter können verschiedene Faktoren die Hörfähigkeit beeinträchtigen. Veränderungen im Innenohr, im Hörnerv, aber auch in anderen neuronalen Bereichen können das Hörvermögen einschränken. Dies führt zu einer verminderten Fähigkeit, hohe Frequenzen zu hören oder Sprache insbesondere in lauten Umgebungen zu verstehen. Auch die Richtung genau zu bestimmen, aus der ein Geräusch kommt, kann erschwert sein. Außerdem gibt es Hinweise darauf, dass Mundatmung die auditive Verarbeitung negativ beeinträchtigen kann, also die Fähigkeit, gesprochene Sprache zu verstehen, Musik zu genießen, Laute zu unterscheiden und Hintergrundgeräusche auszublenden.

Die zuvor genannten Beeinträchtigungen erschweren die soziale Interaktion, was in Isolation münden kann. Zusätzlich kann eine abnehmende Hörleistung die kognitive Belastung erhöhen, da das Gehirn mehr Ressourcen aufwenden muss, um unvollständige oder fehlinterpretierte auditive Informationen zu verarbeiten. Diese zusätzliche Anstrengung kann sich negativ auf andere kognitive Funktionen auswirken und ist ein Risikofaktor für die Entwicklung von Demenzerkrankungen. Die Bedeutung des Hörens, insbesondere im Alter, kann daher nicht genug betont werden.

Die unsichtbaren Helfer des Gehörs aktivieren

Mithilfe von gezieltem Training können Sie das Gehör unterstützen und die Funktion der Ohren verbessern. Bevor wir das Gehör gezielt trainieren, ist es sinnvoll, diese Gehirnleistung neuronal vorzubereiten. Die nachfolgenden Übungen können Ihnen genau diese Unterstützung bieten. Sie mögen auf den ersten Blick befremdlich erscheinen, doch werden hierdurch verschiedene Hirnnerven aktiviert, die im Hintergrund agieren und für ein gut funktionierendes Gehör mitverantwortlich sind. Für die Funktionsweise des Gehörs spielen insbesondere zwei Hirnnerven eine wesentliche Rolle: der Trigeminusnerv (Hirnnerv V) und der Faszialisnerv (Hirnnerv VII). Diese Nerven sind zwar nicht direkt in den Hörvorgang eingebunden, jedoch sind ihre Funktionen entscheidend für einwandfreie Hörfähigkeiten.

Der Trigeminusnerv steuert die Spannungszustände der Gesichtsmuskulatur und beeinflusst so indirekt die Funktion der Eustachischen Röhre. Diese ist essenziell für den Druckausgleich zwischen dem Mittelohr und dem Nasen-Rachen-Raum, ein Vorgang, der für das Hören unverzichtbar ist.

Der Fazialisnerv wiederum ist primär für die motorische Steuerung der Gesichtsmuskulatur zuständig und wirkt sich über den Stapediusmuskel im Ohr auf das Hören aus. Dieser kleine Muskel im Mittelohr hilft, die Bewegungen des Steigbügelknochens zu regulieren, was für die Modulation der Lautstärke sowie den Schutz des Innenohrs vor lauten Geräuschen unerlässlich ist.

Durch die gezielte Aktivierung und das Training dieser Nerven können wir also die indirekten Funktionen, die sie für das Gehör erfüllen, optimieren und somit die Hörfähigkeit unterstützen und verbessern. In den folgenden Abschnitten finden Sie drei spezifische Übungen, die genau auf diese Bereiche abzielen und Ihnen helfen, Ihr Gehör langfristig zu stärken, und die die weiteren Hörübungen vorbereiten.

Beißen

Material: Holzstäbchen

Mit dieser Übung aktivieren Sie den Trigeminusnerv (Hirnnerv V). Neben seiner bereits beschriebenen Funktion trägt er zur sensorischen Wahrnehmung des Gesichts bei und unterstützt motorische Funktionen, insbesondere im Bereich der Kaumuskulatur. Daher lässt er sich durch Beißen einfach und effektiv aktivieren.

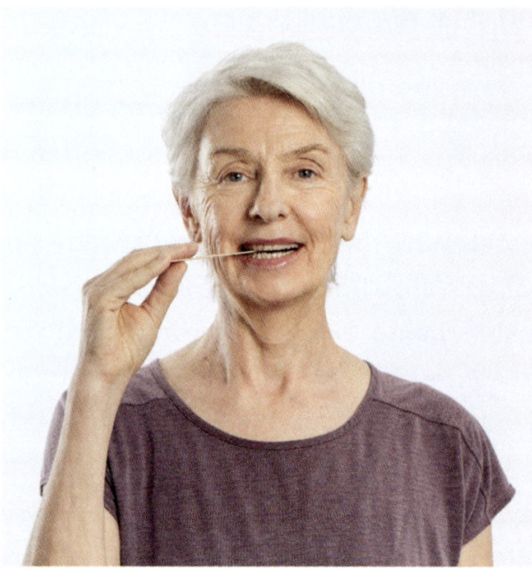

- ► Stellen oder setzen Sie sich aufrecht mit langer Wirbelsäule hin. Öffnen Sie den Mund und nehmen Sie das Holzstäbchen auf die rechte Seite zwischen die Backenzähne. Schließen Sie die Zähne und beißen Sie fest auf das Stäbchen. Der Druck sollte fest, aber nicht unangenehm sein.
- ► Halten Sie den festen Biss wenige Sekunden und lösen Sie die Spannung. Das Gesicht bleibt während der Übung entspannt.
- ► Wiederholen Sie die Übung 2- bis 3-mal für 5 bis 10 Sekunden. Wechseln Sie anschließend die Seite und beißen Sie mit der linken Seite zu. Testen Sie, welche Seite für Sie das bessere Ergebnis liefert.

Hinweis: Sollten Sie kein Holzstäbchen zur Hand haben, eignet sich auch ein Bleistift oder eine Zahnbürste.

Zähne vibrieren

Material: Z-Vibe oder elektrische Zahnbürste

Diese Übung ähnelt in der Wirkung der vorherigen. Mit der Vibration setzen Sie jedoch einen anderen Impuls für das Nervensystem, was zu einer anderen Reaktion führen kann. Probieren Sie es aus!

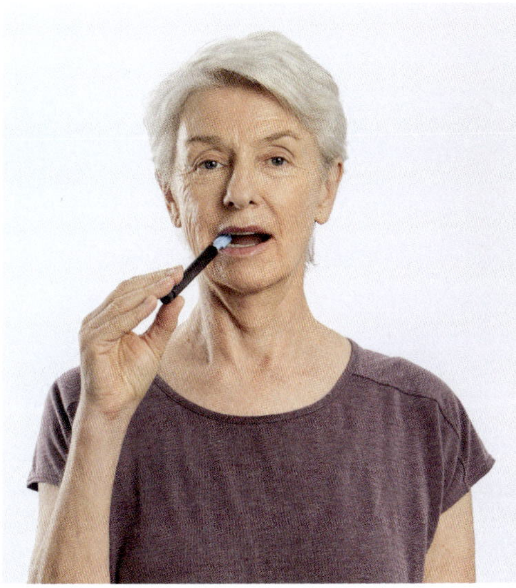

- Stellen oder setzen Sie sich aufrecht mit langer Wirbelsäule hin. Schalten Sie das Z-Vibe (oder die elektrische Zahnbürste) an. Öffnen Sie den Mund und nehmen Sie das Z-Vibe auf die rechte Seite zwischen die Backenzähne. Schließen Sie die Zähne sanft, sodass Sie die Vibration an den Zähnen spüren.
- Halten Sie den Biss circa 20 Sekunden. Das Gesicht bleibt während der Übung entspannt.
- Wiederholen Sie die Übung 2- bis 3-mal. Wechseln Sie anschließend die Seite und vibrieren Sie die linke Zahnreihe. Testen Sie, welche Seite für Sie das bessere Ergebnis liefert.

Grimassen schneiden

Versetzen Sie sich zurück in Ihre Kindheit. Sicher haben Sie dort die eine oder andere Grimasse gezogen. Durch diese einfache Übung aktivieren Sie den Hirnnerv VII, den Gesichtsnerv. Diese Übung hilft nicht nur dabei, das Gehör zu verbessern, sondern ist sogar lustig. Ihrer Fantasie sind keine Grenzen gesetzt. Legen Sie los und aktivieren Sie Ihre Gesichtsmuskeln.

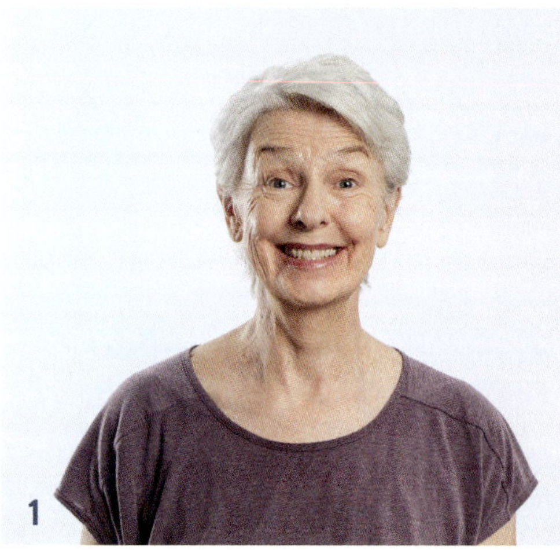
1

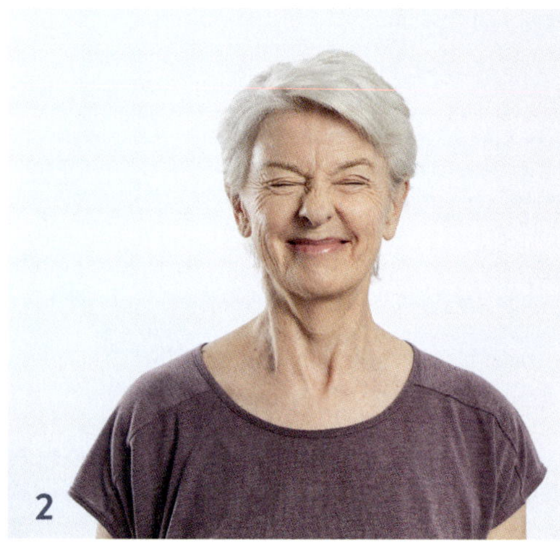
2

1. Begeben Sie sich in eine angenehme Position. Spannen Sie nun so viele Muskeln im Gesicht an wie möglich. Ziehen Sie die Mundwinkel weit nach oben und grinsen Sie breit. Öffnen Sie zusätzlich beide Augen weit. Halten Sie diese Position des »künstlichen Lachens« für einige Sekunden.
2. Runzeln Sie anschließend die Stirn so gut wie möglich und kneifen Sie beide Augen fest zusammen. Pressen Sie zusätzlich die Lippen aufeinander. Sie dürfen grummelig und mürrisch schauen. Halten Sie die Anspannung im Gesicht für einige Sekunden. Prüfen Sie, welche Grimasse das beste Ergebnis für Sie liefert.

Hinweis: Welche Gesichtsausdrücke fallen Ihnen noch ein? Traurig, erschrocken, wütend, zweifelnd. Werden Sie kreativ und versuchen Sie, verschiedene Gefühlsausdrücke darzustellen. Die Übung darf Spaß machen und Sie zum Lachen bringen.

Hörtraining für eine gute Orientierung

Ein geschärftes Gehör ist ein unverzichtbarer Verbündeter im täglichen Leben. Es ermöglicht nicht nur den Genuss von Musik und Gesprächen, sondern erhöht maßgeblich unsere Sicherheit. Die Fähigkeit, Geräusche korrekt zu lokalisieren und zu identifizieren, schärft das Bewusstsein für unsere Umgebung und unterstützt uns dabei, auf mögliche Gefahren oder Veränderungen adäquat zu reagieren.

Mit den kommenden Übungen, die Sie einfach zu Hause durchführen können, haben Sie die entsprechenden Werkzeuge an der Hand, um das Gehör gezielt zu trainieren. Das Einzige, was Sie benötigen, ist ein Trainingspartner und eine Geräuschquelle. Sie werden hierdurch die akustische Wahrnehmung schärfen und Ihre Fähigkeit, Geräuschquellen zu orten, verbessern. Zusätzlich kann dieses Training weitere weitreichende positive Auswirkungen haben: Neben einer erhöhten Aufmerksamkeit und schnelleren Reaktionsfähigkeit fördert es auch das Gedächtnis und die räumliche Orientierung.

Gerade im Alter kann die Fähigkeit, Geräusche richtig einzuordnen, nachlassen. Es ist somit wichtig, das Zusammenspiel von Hören und räumlicher Wahrnehmung gezielt zu fördern. Dies verbessert nicht nur die akustische Orientierung, sondern stabilisiert auch den gesamten Körper, denn eine präzise auditive Wahrnehmung ist eng mit der Körperhaltung und der Balance verknüpft. Wenn wir uns unserer akustischen Umgebung bewusster werden, können wir Haltung und Gleichgewicht besser regulieren, was wiederum das Risiko von Stürzen mindert.

Eine gestärkte auditive Fähigkeit ist zudem eine wirksame Methode, das allgemeine Stressniveau zu senken. In einer Welt voller Geräusche hilft ein gezieltes Training dabei, Ruhe und Fokus zu finden, indem wir lernen, unerwünschte Geräusche auszublenden und uns auf die für uns relevanten Töne zu konzentrieren.

Tonlandkarte zeichnen

1
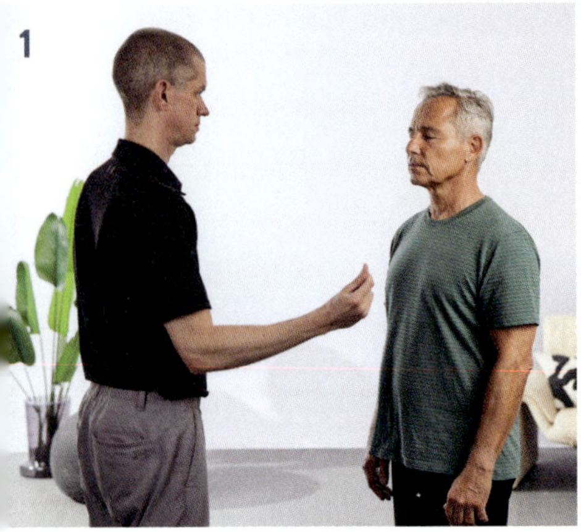

2
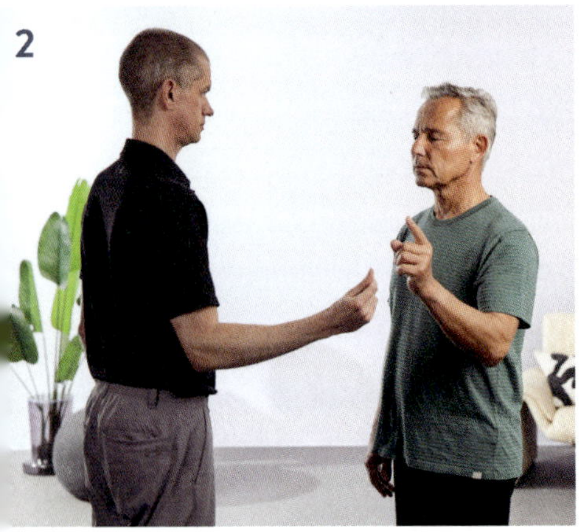

3
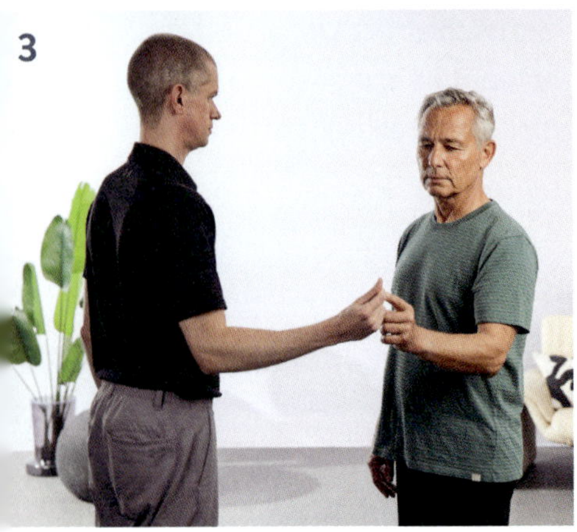

Stimmen und Geräusche korrekt und präzise lokalisieren zu können spielt eine entscheidende Rolle für das Gehör. Diese Übung hilft Ihnen dabei, Geräusche richtig zu orten.

1. Setzen oder stellen Sie sich bequem hin, achten Sie auf eine gerade und entspannte Wirbelsäule und eine ruhige, gleichmäßige Atmung. Ihr Trainingspartner steht Ihnen in circa 1 Meter Entfernung gegenüber. Schließen Sie die Augen. Nun beginnt Ihr Trainingspartner an einer frei gewählten Position zu schnippen oder zu klatschen.
2. Versuchen Sie, die Herkunft des Tones zu orten, und zeigen Sie mit dem Finger in die Richtung, aus der Sie das Geräusch wahrnehmen.
3. Öffnen Sie die Augen und überprüfen Sie, ob Ihre Vermutung stimmte. Haben Sie die korrekte Position verfehlt, so korrigieren Sie die Position und zeigen Sie mit der Fingerspitze auf die richtige Stelle. Schließen Sie nun wieder die Augen. Ihr Partner erzeugt erneut ein Geräusch an einer anderen Stelle und Sie wiederholen den Zeigevorgang. Führen Sie fünf bis acht Wiederholungen aus und versuchen Sie hierbei, alle Raumrichtungen abzudecken. Unten rechts und oben, unten links und oben sowie mittig oben und unten.

Hinweis: Sollte sich herausstellen, dass Sie die Ortung in einem Quadranten besonders herausfordert, so üben Sie hier explizit.

Variante: Tonfrequenzen erkennen

Material: Mobiltelefon mit Tongenerator-App

Diese Übung gleicht vom Ablauf der vorherigen, nur dass es hier darum geht, bestimmte Tonfrequenzen zu erkennen. Für ein effektives Training der Tonfrequenzerkennung brauchen Sie lediglich ein Mobiltelefon mit einem Tongenerator. Dieser ist als kostenfreie App für alle Betriebssysteme verfügbar. In der App können Sie gezielt verschiedene Frequenzen abspielen. Beginnen Sie mit grundlegenden Frequenzen von 60, 500 und 2000 Hertz.

1. Die Übungsdurchführung ist analog der vorherigen Übung »Tonlandkarte zeichnen«. Statt des Schnipsens oder Klatschens spielt Ihr Partner eine der Frequenzen für 1 bis 2 Sekunden an einer beliebigen Raumposition ab.
2. Versuchen Sie, die Geräuschherkunft zu orten und bei Bedarf zu korrigieren.
3. Wiederholen Sie den Vorgang in allen Raumpositionen. Wechseln Sie nach einer Weile die Frequenz und wiederholen Sie die Übungen in allen Bereichen. Eine Übungseinheit sollte insgesamt etwa 3 bis 5 Minuten dauern.

Hinweis: Wenn Sie während des Trainings Bereiche oder spezifische Frequenzen identifizieren, die Ihnen Probleme bereiten, sollten Sie diese verstärkt in Ihr Übungsregime integrieren. Ziel ist es, durch regelmäßiges Training die Sensibilität und Genauigkeit Ihrer Hörwahrnehmung zu verbessern und somit Ihr allgemeines Hörvermögen zu stärken.

1

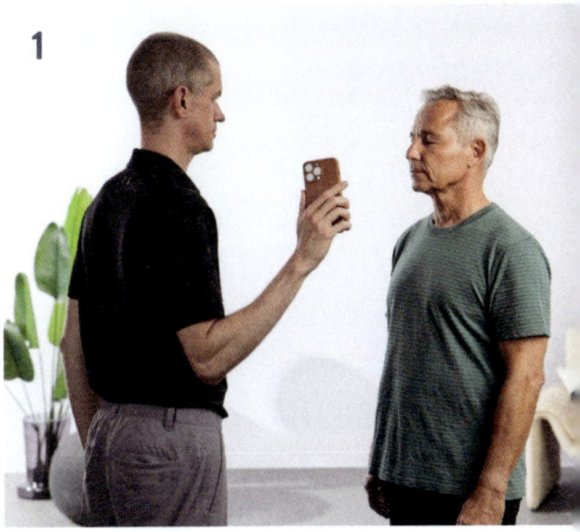

2

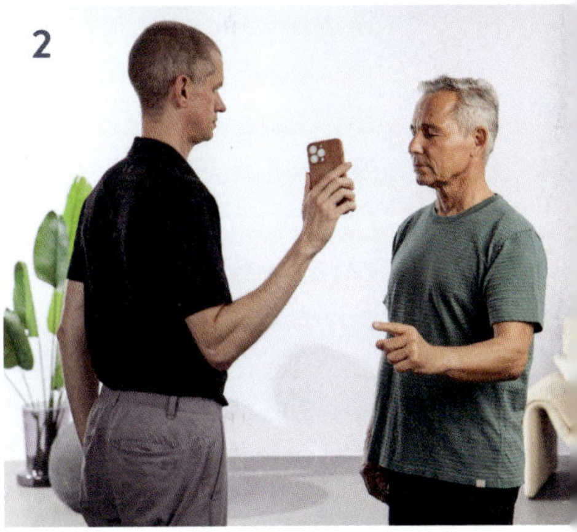

3

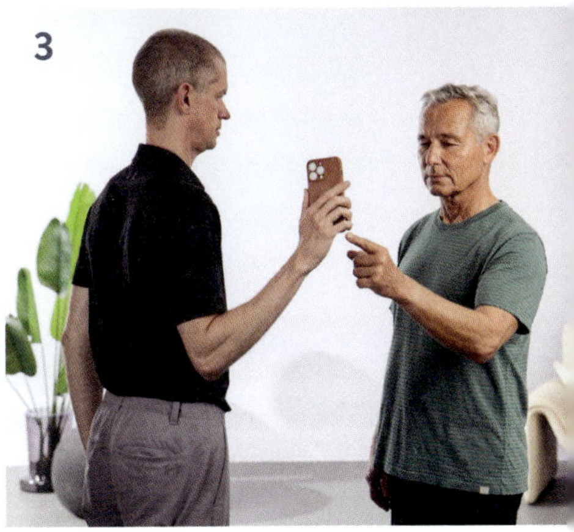

Töne verfolgen

Material: Mobiltelefon mit Tongenerator-App oder andere konstante Geräuschquelle

Neben den vorherigen Übungen, die das Gehör lokal trainieren, indem einzelne Tonquellen und -frequenzen identifiziert und geortet werden, kann und sollte auch die dynamische Ortung von Geräuschen trainiert werden. Hier ist die Verwendung eines Dauertons, zum Beispiel von einem Tongenerator, optimal. Zur Not erfüllt auch ein piepender Wecker oder ein kleines Radio diese Funktion. Diese Übung hilft nicht nur, die auditive Wahrnehmung zu schärfen, sondern trainiert auch die Fähigkeit, sich bewegende Geräuschquellen zu verfolgen.

1. Setzen oder stellen Sie sich bequem hin. Achten Sie darauf, dass die Wirbelsäule aufrecht und entspannt ist und Ihr Atem ruhig und gleichmäßig fließt. Ihr Übungspartner positioniert sich in etwa 1 Meter Entfernung von Ihnen. Schließen Sie die Augen und konzentrieren Sie sich auf die Ruhe und die Geräusche im Raum. Ihr Partner aktiviert die Geräuschquelle des Tongenerators und hält sie in der Hand. Deuten Sie mit einem Finger in die Richtung, aus der Sie das Geräusch wahrnehmen. Versuchen Sie, die Handbewegungen so präzise wie möglich auf die wahrgenommene Position der Geräuschquelle zu richten. Überprüfen Sie mit geöffneten Augen, ob Sie die Position korrekt erfasst haben. Bei Bedarf korrigieren Sie die Position Ihrer Hand zur Geräuschquelle.
2. Schließen Sie die Augen erneut. Nun beginnt Ihr Partner, die Geräuschquelle langsam durch den Raum zu bewegen. Ihre Aufgabe ist es, der Geräuschquelle mit dem Finger zu folgen. Halten Sie dabei die Augen geschlossen. Führen Sie diese Übung täglich 3 bis 5 Minuten durch, um Ihre akustische Orientierungsfähigkeit im Raum zu verbessern.

Hinweise

- Sollten Sie die Geräuschquelle »aus den Ohren verlieren«, gibt Ihr Partner Ihnen eine Rückmeldung. Starten Sie dann erneut von der korrigierten Position aus. Es ist wichtig, dass Ihr Partner während der Übung alle Raumrichtungen abdeckt.

- Identifizieren Sie Bereiche, in denen Sie Schwierigkeiten haben, dem Geräusch zu folgen. Diese Bereiche sollten Sie in zukünftigen Trainingseinheiten vermehrt berücksichtigen.

1

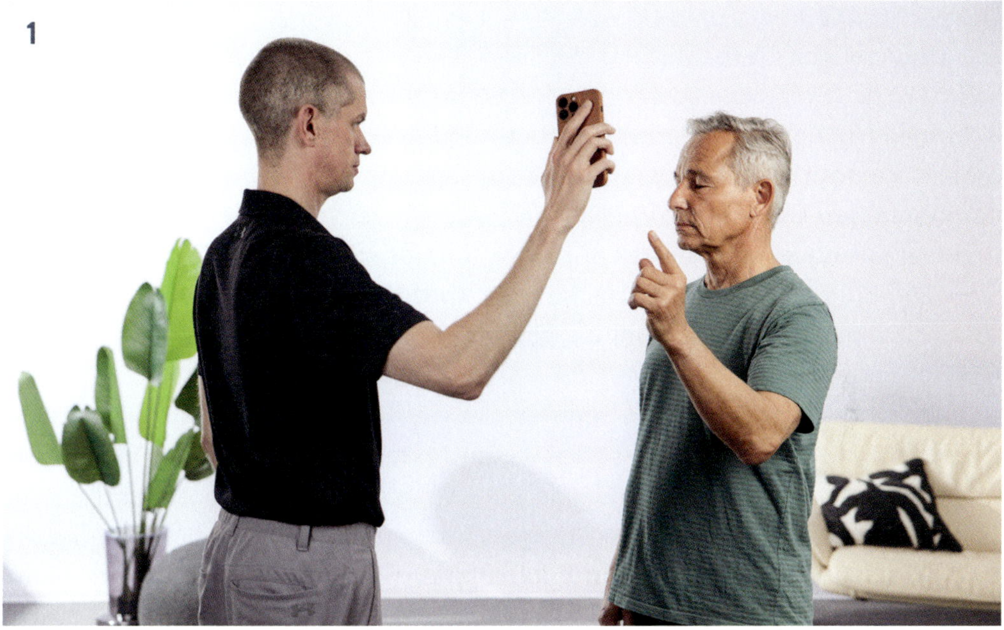

2

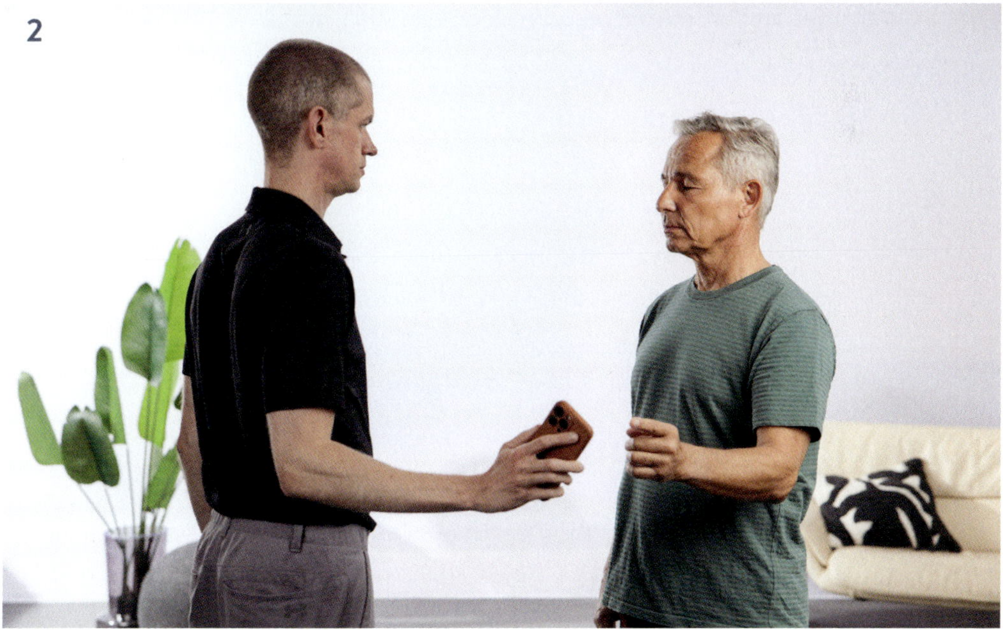

Trainingsempfehlungen und Übungsevaluierung zur Verbesserung des Gehörsinns

Die Übungen zur Verbesserung der Hörfähigkeit sollten Sie 2- bis 3-mal täglich für 3 bis 5 Minuten ausführen. Testen Sie Ihre individuelle Reaktion auf die einzelnen Übungen durch eine beliebige Übung aus Kapitel 3 (ab Seite 45) und nutzen Sie positiv oder neutral getestete Übungen. In den verschiedenen Trainingseinheiten können und sollten Sie zwischen verschiedenen Tonfrequenzen und Geräuschquellen (klatschen, Finger schnipsen) abwechseln. Identifizieren Sie während der Übungen Bereiche oder spezifische Frequenzen oder Geräusche, die Ihnen Probleme bereiten, sollten Sie genau diese verstärkt in das Training integrieren.

Bereiten Sie die Übungen mit für Sie positiv getesteten Vorbereitungsübungen vor. Meist sind ein bis zwei davon ausreichend. Sollten Ihnen die Hörübungen besonders schwerfallen, so können wir auch die neurologischen Zusammenhänge nutzen und einen kleinen Trick anwenden: Kombinieren Sie die Vorbereitungsübung mit der Hörübung. Beißen Sie zum Beispiel auf einen Holzstab, während Sie die Geräusche orten oder verfolgen. Fragen Sie sich: Höre ich jetzt besser oder lauter? Wenn ja, üben Sie vermehrt in dieser Weise.

Testergebnisse Hörtraining			
Übung	**Positiv**	**Neutral**	**Aufzuarbeiten**
Beißen ► links ► rechts			
Zähne vibrieren ► links ► rechts			
Grimassen schneiden ► lachendes Gesicht ► mürrisches Gesicht ► wütendes Gesicht ► verwundertes Gesicht			
Tonlandkarte zeichnen			
Tonfrequenzen erkennen ► 60 Hz ► 500 Hz ► 2000 Hz			
Töne verfolgen			

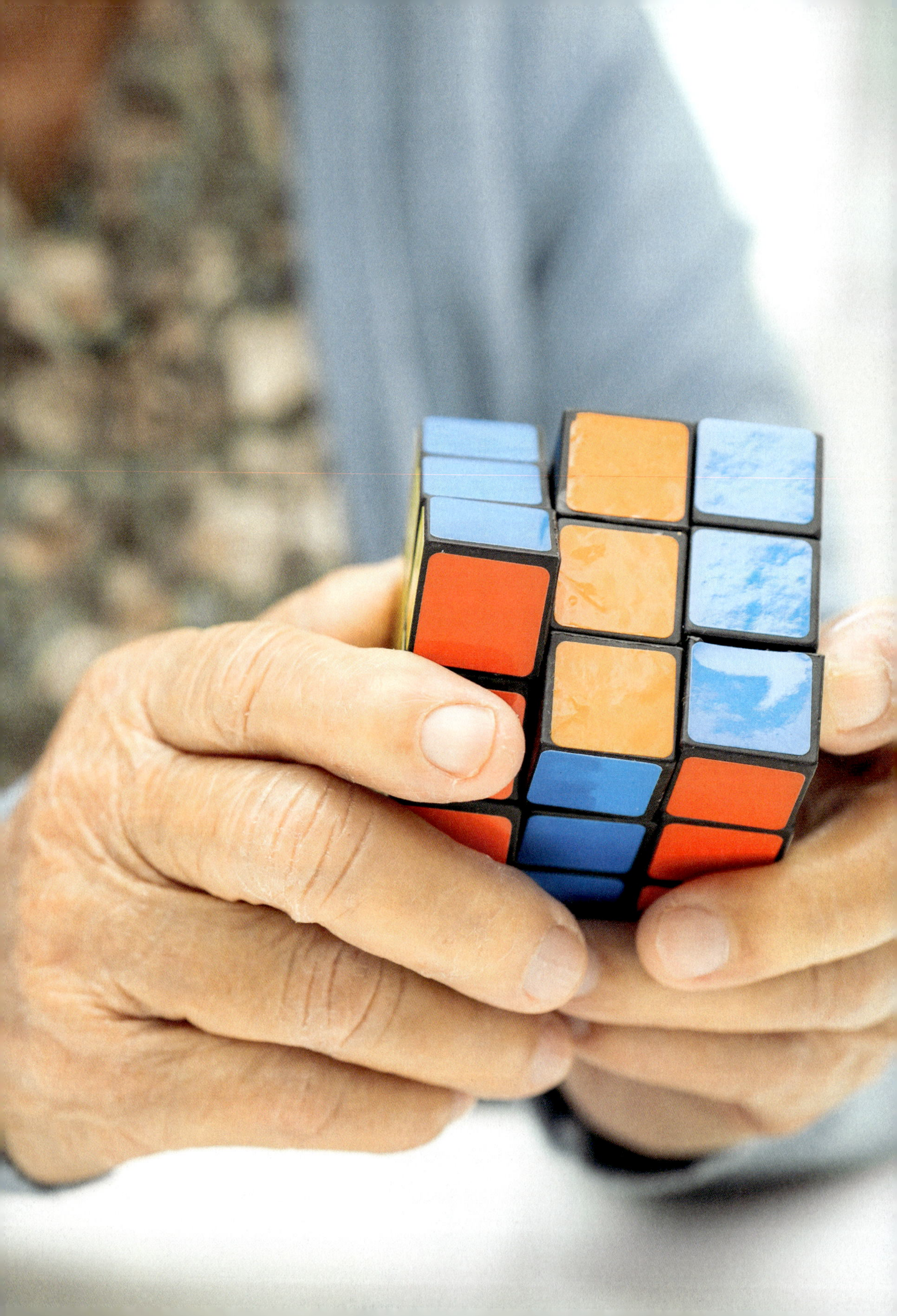

Kapitel 8

Das Geheimnis eines fitten Gehirns –

Demenz vermeiden

Das große Vergessen - was ist normal?

Geistige Gesundheit und kognitive Fähigkeiten sind essenziell für ein selbstbestimmtes und erfülltes Leben. Es ist jedoch vollkommen normal, dass Gedächtnis, geistige Flexibilität und Konzentrationsvermögen bis zu einem gewissen Grad abnehmen und sich die Denkvorgänge verlangsamen. Wie stark und schnell dieser Prozess ausfällt, steuern Sie jedoch selbst – durch Ihren Lebensstil. Die Abnahme der Gedächtnisleistung beginnt nicht erst im hohen Alter, sondern bereits in den 20er-Jahren. Aber sie ist sehr langsam und verläuft sukzessive. Zwischen dem 60. und 70. Lebensjahr beginnt der Abfall stärker zu werden. Dies kann unter anderem damit begründet werden, dass viele mentale Fähigkeiten nicht mehr so aktiv genutzt werden. Sie gehen in Rente und vielleicht kommt das eine oder andere Zipperlein mehr hinzu, was dafür sorgt, dass Sie sich weniger bewegen. Und schwups sind wir mitten im Kreislauf des Alterns angelangt, den Sie aus Kapitel 1 kennen (ab Seite 13). Sie erinnern sich? Halten wir also jetzt schon fest: Der Hauptfaktor zur Vermeidung einer Demenz ist körperliche und geistige Aktivität.

Was passiert nun in unserem Oberstübchen, wenn wir älter werden? Die Fähigkeit, zu denken, zu lernen und Erinnerungen zu formen, ist das Ergebnis komplexer Prozesse im Gehirn. Verschiedene Strukturen und Netzwerke des Gehirns arbeiten eng zusammen, um geistige Funktionen zu ermöglichen, darunter auch jene Bereiche, die für Aufmerksamkeit, Gedächtnis, Entscheidungsfindung und Sprache verantwortlich sind. Im Zentrum stehen hierbei der präfrontale Kortex, der für exekutive Funktionen wie Planung und Problemlösung zuständig ist, und der Hippocampus, eine Schlüsselregion für das Gedächtnis. Aber auch die Inselrinde, das limbische System und andere verbundene Bereiche, wie zum Beispiel der Thalamus sowie der Temporal- und Parietallappen, spielen bei der Verarbeitung und Speicherung von Informationen eine Rolle.

Es ist ein Irrglaube zu denken, das Gedächtnis könne irgendwann volllaufen. Dem ist nicht so. Ein Faktor, der dies verhindert, ist die Neuroplastizität im Hippocampus. Aber nicht alle Informationen und Erinnerungen an Erlebnisse gelangen überhaupt ins Gedächtnis oder sind immer gut zugänglich. Nur was den Thalamus, der als eine Art Türsteher im Gehirn fungiert, passiert, hat überhaupt die Chance, länger abgespeichert zu werden. Um sich etwas merken zu können, zum Beispiel einen neuen Namen, muss man aufmerksam sein, also im Hier und Jetzt sein und nicht abgelenkt. Diese Fähigkeit wird jedoch durch unseren schnelllebigen Lebensstil und die permanente Reizüberflutung nicht unbedingt gefördert. Dieses Problem betrifft im Übrigen nicht nur Ältere.

Ältere Menschen sind tendenziell jedoch häufiger vergesslich, da der Hippocampus mit zunehmendem Alter schrumpft und der präfrontale Kortex nicht mehr so gut arbeitet. Beides können Sie jedoch steuern. Für die Gesunderhaltung Ihres »Seepferdchens«, nach dem der Hippocampus aufgrund seines Aussehens benannt wurde, empfehlen wir Ihnen die Tipps zur Neuroplastizität auf Seite 39 und für den präfrontalen Kortex die Übungen in diesem Kapitel. Sie entscheiden somit, ob der Hippocampus in Ihrem Gehirn schrumpft oder gar wächst und wie es um Ihr Vorderstübchen bestellt ist.

Wie Sie bereits wissen, steht Ihnen ein Blumenstrauß an Möglichkeiten zur Verfügung, diesen Entwicklungen entgegenzuwirken und Ihre geistige Fitness zu fördern. Lassen Sie uns diese noch einmal aufzählen, weil es so wichtig ist: Gezieltes Training und Anregung der Sinne, Bewegung, eine ausreichende Energieversorgung (Ernährung und Atmung), genügend Schlaf und geistige Aktivitäten stärken Ihre kognitiven Reserven und tragen dazu bei, dass Sie geistig beweglich bleiben.

Alzheimer - unausweichlich oder doch vermeidbar?

Neben einer »normalen Vergesslichkeit« kann es im Alter jedoch auch zu stärkeren neurodegenerativen Prozessen kommen, die zu einer zunehmenden Verschlechterung der kognitiven Funktionen führen. Insbesondere dann, wenn wir älter werden oder erleben, wie nahestehende Menschen nicht mehr wissen, wie sie sich Kleidung anziehen oder wo die Toilette in ihrer Wohnung ist, fragen sich viele: Bekomme ich das auch?

Erkrankungen wie Alzheimer (und auch Parkinson) sind mit einem übermäßigen Abbau von Nervenzellen beziehungsweise einer herabgesetzten Neubildung von Neuronen, einer eingeschränkten Energieversorgung und der Ansammlung schädlicher Proteine verbunden. Diese Vorgänge stören neuronale Netzwerke und schränken die neuroplastischen Kapazitäten des Gehirns ein. Gerade der Hippocampus, das Zentrum unseres Gedächtnisses, ist hier besonders betroffen und schrumpft verstärkt.

Die Folgen sind starke Beeinträchtigungen des Erinnerungsvermögens, der Konzentration und weiterer geistiger Fähigkeiten. Für betroffene Menschen können solche Veränderungen bedeuten, dass tägliche Aktivitäten, wie das Erinnern an Namen, Adressen oder Nummern, das Führen von Unterhaltungen oder das Wahrnehmen von Terminen, zu unlösbaren Herausforderungen werden.

Oft wird angenommen, Alzheimer sei eine unumgängliche Alterserscheinung, doch dies ist nicht der Fall. Die Forschung weist darauf hin, dass Alzheimer nicht einfach eine Folge des Alterns sein muss, sondern dass auch hier unsere Lebensweise einen großen Einfluss auf die Entwicklung dieser Krankheit hat. Was wir tun (oder eben auch nicht tun), wie wir uns ernähren, die Teilnahme am sozialen Leben und wie aktiv unser Geist bleibt, beeinflussen das Risiko, an Alzheimer zu erkranken, maßgeblich.

In Anbetracht dieser Erkenntnisse kann Alzheimer also durchaus als vermeidbar angesehen werden, sofern wir unsere Lebensweise anpassen und aktive Präventionsmaßnahmen ergreifen. Daher erhalten Sie in diesem Buch eine Vielzahl an Ideen für Möglichkeiten, aktiv zu werden, und verschiedene Strategien, die darauf abzielen, das Gehirn zu fordern und zu fördern.

Für weitere Informationen zu diesem Thema empfehlen wir das Buch *Die Alzheimer-Lüge* von Michael Nehls, das wertvolle Einblicke und vertiefende Ansätze liefert, wie wir durch bewusstes Handeln unser Risiko, an Alzheimer zu erkranken, minimieren können.

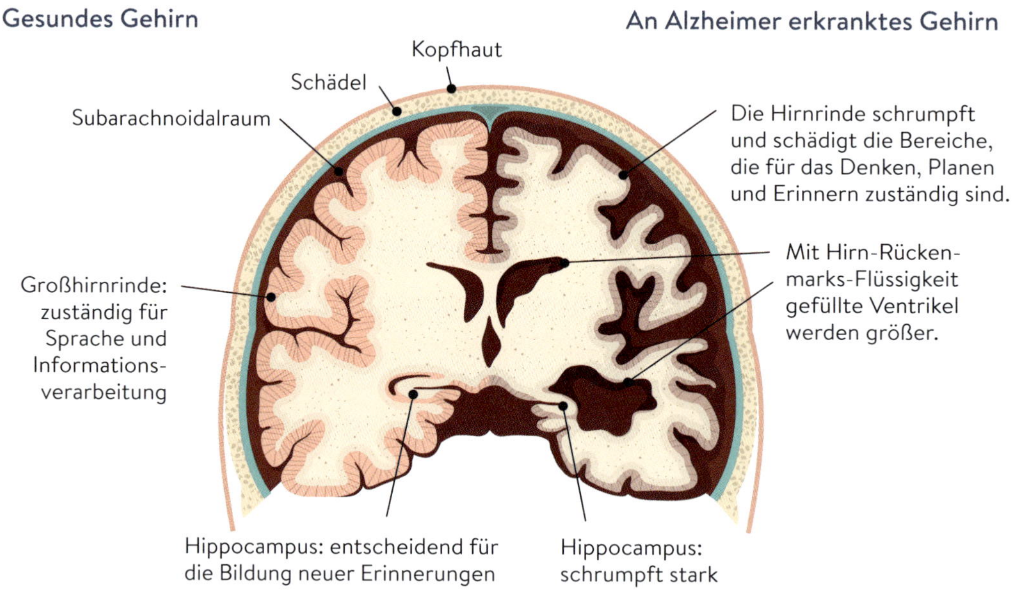

Bei Alzheimer kommt es zu einer verstärkten Abnahme von Hirnsubstanz, wovon insbesondere der Hippocampus und der präfrontale Kortex betroffen sind.

FISCH FÜR DIE GRAUEN ZELLEN

Wer regelmäßig Fisch isst, mindestens einmal pro Woche, darf sich über ein verringertes Risiko, an Alzheimer zu erkranken oder dass die kognitiven Fähigkeiten nachlassen, freuen. Was macht Fisch so hirngesund? Hier sind insbesondere die ungesättigten Omega-3-Fettsäuren zu nennen. Fette Kaltwasserfische wie Lachs, Makrele oder Hering sowie Meeresfrüchte sind reich an der Omega-3-Fettsäure DHA (Docosahexaensäure). DHA ist eine wichtige Fettsäure im Gehirn. Eine einfache Eselsbrücke hier ist das D wie in »DHA« und kann für »Denken« stehen. Zusätzlich wirkt DHA entzündungshemmend. Omega-3-Fettsäuren sind essenziell. Das heißt, dass sie über die Nahrung aufgenommen werden müssen. Wünschenswert sind mindestens zwei Portionen fettreicher Fisch pro Woche. Fisch punktet jedoch noch mit mehr als nur DHA. Er enthält viel Eiweiß, das wichtig für die Produktion von Neurotransmittern ist. Neurotransmitter sind kleine Botenstoffe, mit denen Nervenzellen kommunizieren. Zusätzlich finden sich in maritimen Lebensmitteln die Mineralstoffe Jod, Eisen, Kupfer, Zink und Selen, die das Gehirn gesund halten. Also, gibt es nächsten Freitag bei Ihnen mal wieder Fisch?

Energiekrise im Gehirn

Eine adäquate Energieversorgung ist nicht nur die Grundlage der körperlichen, sondern auch der geistigen Gesundheit. Glukose spielt dabei als Energielieferant für das Gehirn eine zentrale Rolle. Die Fähigkeit der Gehirnzellen, Zucker zu verbrennen, nimmt mit den Jahren jedoch ein wenig ab. Solange grundsätzlich noch genug Energie hergestellt werden kann, ist das erst einmal kein Problem. Bei der Entstehung einer Demenz kommt es jedoch zu einer größeren Störung der Energieversorgung. Hier liegt ein Energiedefizit von 10 bis 20 Prozent vor, das den eigentlichen Symptomen um Jahre bis sogar Jahrzehnte vorausgeht. Dieser Zustand ist schon sehr früh im Leben eines Menschen manifest und kann auffällig werden, allerdings sind die Anzeichen dafür sehr subtil und werden erst einmal nicht erkannt. Das Gehirn ist sehr flexibel und oft kompensieren andere Gehirnregionen die bereits vorliegenden Defizite.

Das Problem hierbei ist nicht, dass wir nicht genügend Energie aufnehmen, eher ist das Gegenteil der Fall, also dass wir vielleicht sogar zu viel Nahrungsenergie zuführen, die Gehirnzellen allerdings zu wenig Zucker aufnehmen können oder die Verwertung dort gestört ist. Das Ergebnis ist, dass das Energielevel sinkt. Verstärkt wird dieser Vorgang durch eine kohlenhydratbetonte und fettarme Ernährung. Kohlenhydrate im Übermaß sorgen für eine Insulinresistenz. Diese betrifft nicht nur den Körper, sondern auch das Gehirn. Nicht umsonst wird Alzheimer auch als Typ-3-Diabetes bezeichnet. Insulin spielt im Gehirn aber nicht nur für die Zuckeraufnahme eine Rolle, sondern ist auch unentbehrlich für das Lernen und das Gedächtnis. Das wird oft unterschlagen.

Was können Sie nun tun, um die Energielücke in Ihrem Gehirn zu schließen? Eine weniger bekannte, aber überaus effektive Energiequelle für das Gehirn sind Ketonkörper. Diese entstehen, wenn der Körper Fette statt Glukose zur Energiegewinnung nutzt. Ketonkörper stellen eine alternative Energiequelle für das Gehirn dar und werden auch dann noch aufgenommen und verwertet, wenn die Zuckerversorgung eingeschränkt ist. Ketonkörper haben eine hohe Energiedichte und besitzen darüber hinaus entzündungshemmende Eigenschaften, was sie besonders wertvoll macht.

In Fastenphasen, bei einer streng kohlenhydratarmen Ernährung, der sogenannten ketogenen Ernährung, oder auch bei längeren Essenspausen über Nacht bildet der Körper selbst Ketone. Alternativ ist es möglich, Ketone von außen zuzuführen, und zwar über exogene Ketone oder auch MCT-Fette. MCT steht für *middle chained triglycerides* – zu Deutsch mittelkettige Fettsäuren. Das bekannteste Lebensmittel mit nennenswertem Gehalt an MCT-Fetten ist Kokosöl. Aber auch Kokosprodukte wie Kokosmilch oder Kokosraspeln enthalten MCT, jedoch weniger.

Schon zwei bis drei Portionen täglich können die Ketonwerte im Blut leicht anheben und die Energielücke im Alter schließen. Bei bereits bestehender Demenz dagegen müssen höhere Ketonwerte erreicht werden, um eine Besserung zu erzielen. Sprechen Sie hier im Zweifelsfall mit Ihrem Arzt oder einer Ernährungsfachkraft. Bitte beachten Sie, dass Kokosöl beziehungsweise MCT-Fette nie die einzige Fettquelle in der Nahrung sein sollten, da sie keine ungesättigten Fettsäuren enthalten, die wiederum essenziell sind. Das haben wir gerade beim Fisch schon erwähnt.

Frische Luft für den Kopf

Atmen ist ein automatischer Vorgang, der essenziell für das Überleben und die geistige Gesundheit ist. Ohne ausreichend Sauerstoff kann die Schaltzentrale im Kopf nicht effektiv arbeiten. Dabei ist das Gehirn auf eine kontinuierliche Versorgung über die Durchblutung angewiesen, denn es besitzt keine eigenen Reserven für Sauerstoff. Eine Optimierung der Sauerstoffversorgung des Gehirns geht mit einer vermehrten Aktivität der Nervenzellen einher. Daher ist es unerlässlich, die Atmung nicht nur passiv zu erleben, sondern aktiv zu gestalten, um die kognitiven Funktionen zu unterstützen.

Die Atmung reguliert in erster Linie den Gasaustausch zwischen Sauerstoff und Kohlendioxid im Körper, der für die Energieversorgung der Zellen entscheidend ist. Die Bedeutung von Kohlendioxid (CO_2) im Prozess der Atmung darf dabei nicht unterschätzt werden. CO_2 ist kein Abfallprodukt des Stoffwechsels, sondern spielt eine entscheidende Rolle bei der Sauerstofffreisetzung in den Zellen. CO_2 ist notwendig, um den Sauerstoff von den roten Blutkörperchen zu lösen, sodass dieser dort ankommt, wo er gebraucht wird – in den Gehirnzellen und anderen Organen. Zusätzlich erweitert Kohlendioxid die Blutgefäße und erleichtert so die Blutzirkulation. Ist die CO_2-Konzentration im Blut dagegen zu niedrig, kann dies zu Energiemangel und einer verminderten Funktion des Nervensystems führen, was im Alltag als Müdigkeit, Konzentrationsschwäche oder schnelle Erschöpfung spürbar wird.

Ein klassisches Beispiel für zu wenig CO_2 im Körper und damit Energiemangel ist die Hyperventilation – ein häufiges Phänomen bei Stress oder Schmerzen, das durch eine zu schnelle oder flache Atmung charakterisiert wird. Während die Hyperventilation ein Extrembeispiel darstellt, ist es auch ganz allgemein tatsächlich so, dass viele Menschen zu schnell, zu viel und zu flach atmen. Und das hat Konsequenzen für die geistigen Fähigkeiten.

Viele der nachfolgenden Atemübungen zielen daher auf eine Verbesserung der Sauerstoff- und CO_2-Balance im Körper ab. Es geht darum, die Sauerstoffversorgung im Gehirn aktiv zu verbessern und so eine optimale Energieversorgung zu sichern, sodass Gehirn und Körper bestmöglich arbeiten. Betrachten Sie Atmung und frische Luft nicht nur als Lebensnotwendigkeit, sondern als Schlüssel zu einem aktiven und gesunden Leben.

Regel Nummer eins: Mund zu

Im Idealfall erfolgt die Atmung im Ruhezustand ausschließlich durch die Nase oder in Ausnahmefällen in einer Kombination aus Naseneinatmung und Ausatmung durch den Mund. Die Nasengänge sind enger als der Mund, was den Luftstrom verlangsamt und den Sauerstoffaustausch in den Lungen optimiert. Dies ermöglicht eine effizientere Sauerstoffaufnahme und fördert eine bessere Sauerstoffversorgung von Körper und Gehirn. Erfolgt die Atmung dagegen ausschließlich oder sehr häufig durch den Mund, begünstigt dies eine Hyperventilation, die die Sauerstoffversorgung des Gehirns beeinträchtigt. Zusätzlich wird in der Nasenschleimhaut das Molekül Stickstoffmonoxid (NO) produziert. Stickstoffmonoxid unterstützt die Erweiterung der Blutgefäße, verbessert die Durchblutung und reguliert den Blutdruck. Eine bessere Durchblutung trägt wiederum zu einer besseren Nährstoffversorgung des Gehirns bei. Wie essenziell dieser Faktor ist, haben wir bereits mehrfach angesprochen.

Der bewusste Wechsel auf Nasenatmung fordert und fördert die Achtsamkeit und trägt dazu bei, den Geist zu beruhigen. Dass Achtsamkeit und Atmung die Neuroplastizität fördern, haben Sie in Kapitel 2 (Seite 38) bereits kennengelernt. Beobachten Sie sich einmal in diesem Augenblick und prüfen Sie Ihre Atmung. Atmen Sie gerade durch den Mund oder die Nase? Achten Sie in den nächsten Tagen auch verstärkt im Alltag darauf. Als einfache Regel können Sie sich merken: »Mund zu«. Dies sollte Normalzustand sein, es sei denn, Sie sprechen, trinken oder essen gerade. Versuchen Sie die Nasenatmung so oft wie möglich aufrechtzuerhalten, nicht nur in Ruhe, sondern auch bei leichter Belastung wie spazieren gehen oder Treppen steigen. Um die Nasenatmung auch nachts zu unterstützen, wenn keine bewusste Atemkontrolle möglich ist, kann zum Beispiel ein Mundtape Hilfestellung leisten. Hierbei handelt es sich um ein spezielles Klebeband, das in der Nacht vertikal oder horizontal über die Lippen angebracht wird. Die ersten Nächte mag Ihnen das ungewohnt erscheinen, aber Sie werden sich schnell daran gewöhnen. Tragen Sie es gegebenenfalls zunächst für kurze Zeit tagsüber oder abends, um sich daran zu gewöhnen. Ihr Schlaf kann sich durch die veränderte Atmung deutlich verbessern, was wiederum einen wichtigen Faktor für Regeneration und Leistungsfähigkeit des Gehirns darstellt. Zusätzlich können Sie durch diese Maßnahme auch Schnarchen oder Schlafapnoe positiv beeinflussen. Sollten Sie nachts also wahre Wälder absägen oder unter Atemnot leiden, so kann ein Mundtape äußerst wertvoll für Sie sein.

Zu viel des Guten? Wann Sie stoppen sollten

Atemtraining ist enorm förderlich und hilfreich für die Gesundheit. Doch wie immer gilt: Die Dosis macht das Gift. Folgende Symptome sollten weder während noch unmittelbar nach den Atemübungen auftreten:

- Herzklopfen oder Brustschmerzen
- Benommenheit oder Verwirrtheit
- Schwindel
- Mundtrockenheit
- Muskelkrämpfe in den Händen und Füßen
- Taubheit und Kribbeln in den Armen oder um den Mund
- Kurzatmigkeit
- Schwächegefühl

Sollen Sie etwas davon wahrnehmen, beenden Sie das Atemtraining bitte umgehend. Reduzieren Sie in der nächsten Einheit den Trainingsumfang der Übung oder weichen Sie gegebenenfalls auf eine andere Übung aus.

Bauchatmung

Diese Atembewusstseinsübung verbessert die Sauerstoffversorgung im Körper und im Gehirn. Zusätzlich aktiviert sie den Vagusnerv, der eine zentrale Rolle im Parasympathikus des autonomen Nervensystems spielt. Die Aktivierung dieses Nervs fördert nicht nur die Entspannung des ganzen Körpers, sondern wirkt sich auch positiv auf den Schlaf aus, sodass das Gehirn optimal regenerieren kann.

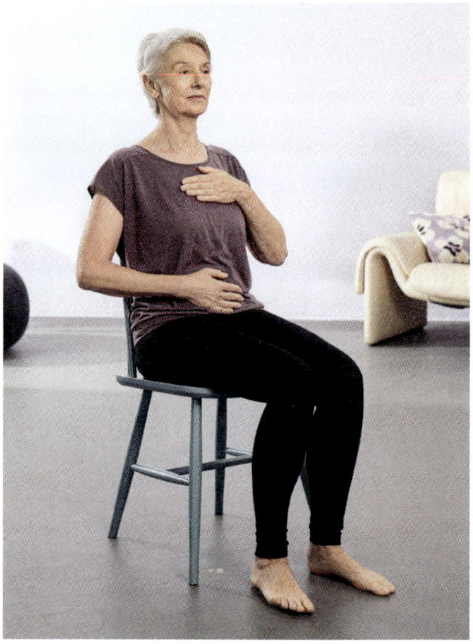

- Setzen Sie sich mit aufrechtem Oberkörper hin. Legen Sie eine Hand auf den Brustkorb und die andere Hand oberhalb des Bauchnabels auf den Bauch. Schließen Sie, wenn Sie möchten, die Augen. Dies erleichtert Ihnen die Konzentration auf die Atmung.
- Atmen Sie bewusst durch die Nase in den Bauch ein. Die Bauchdecke hebt sich dabei leicht an und drückt gegen die Hand. Der Brustkorb und die obere Hand bleiben ruhig. Atmen Sie durch die Nase wieder aus. Die Bauchdecke wird wieder flach und zieht sich nach innen. Der Druck gegen die Hand lässt nach.
- Führen Sie diese Atmung mehrfach am Tag für 10 bis 20 Atemzüge durch. Ziel ist es, die Bauchatmung als neues Atemmuster zu etablieren, sodass Sie sie in Ruhe ganz automatisch durchführen.

Hinweis: Atmen Sie, wenn möglich, ausschließlich durch die Nase. Vermeiden Sie es, einen tiefen Atemzug zu nehmen und dabei (zu) viel Luft einzuatmen. Stellen Sie sich dagegen vor, in die Tiefe zu atmen, und schieben Sie die Luft durch die Lunge nach unten in den Bauchraum. Führen Sie die Übung zum Beispiel morgens oder abends im Bett durch, um den Tag mit dem richtigen Atemmuster zu starten und zu beenden. Sie eignet sich auch hervorragend vor einer Mahlzeit. Wenige Atemzüge genügen, um die Verdauung positiv zu beeinflussen.

DAS ZWERCHFELL - EIN WICHTIGER ATEMHILFSMUSKEL

Der wichtigste Atemmuskel ist das Zwerchfell. Es ist bei jedem Atemzug aktiv. Bei der Einatmung füllt sich die Lunge mit Luft und der Brustkorb dehnt sich aus. Hierbei zieht sich das Zwerchfell zusammen und drückt sich nach unten in Richtung Bauchraum. Bei der Ausatmung dagegen entspannt sich das Zwerchfell und bewegt sich nach oben Richtung Brustkorb.

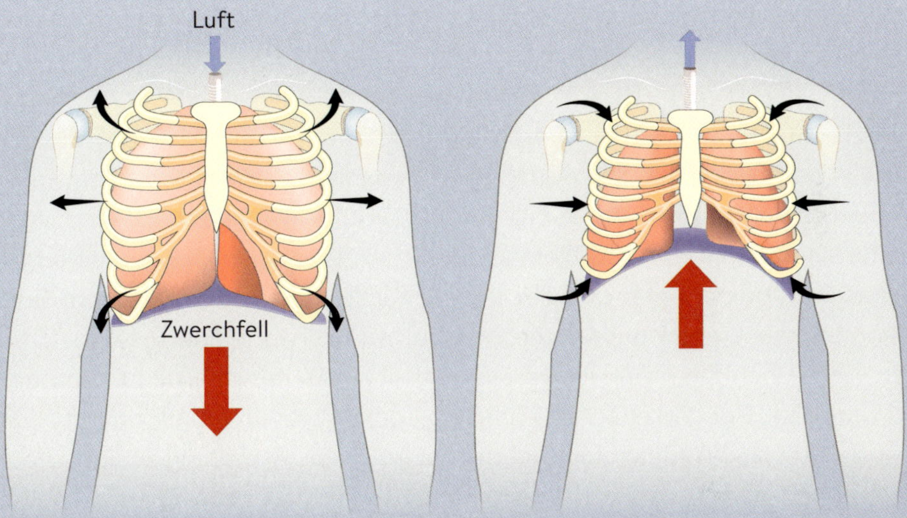

Bei der Einatmung spannt sich das Zwerchfell an und bewegt sich nach unten Richtung Bauchraum. Bei der Ausatmung entspannt es sich und hebt sich nach oben Richtung Brustkorb.

Eine flache Atmung, die vornehmlich im Brustkorb stattfindet, sorgt dafür, dass das Zwerchfell permanent unter Spannung steht und sich kaum bewegt. Daraus resultiert ein verringerter Gasaustausch, was zu einer schlechteren Energieversorgung von Muskulatur und Gehirn führt. Aber es kann noch mehr. Eine optimale Bewegung des Zwerchfells wirkt sich auch positiv auf Verspannungen im Oberkörper sowie Bewegung des Magen-Darm-Trakts aus. Es ist ein Muskel, den Sie also unbedingt trainieren sollten.

Zwerchfelldehnung

Eine sehr effektive Atembewusstseinsübung stellt die Zwerchfelldehnung dar. Hierdurch wird die Spannung des Zwerchfells reduziert und Sie lernen, es wieder optimal arbeiten zu lassen.

1. Legen Sie sich auf den Rücken und stellen Sie die Beine auf. Die Füße stehen hüftbreit auseinander. Kippen Sie das Becken nach vorn, sodass der untere Rücken flach auf dem Boden liegt. Versuchen Sie, diese Beckenposition während der Übung beizubehalten.
2. Legen Sie beide Arme über Kopf lang auf dem Boden ab. Diese Haltung verbessert die Dehnung des Zwerchfells zusätzlich. Atmen Sie tief durch die Nase in den Bauch ein. Die Bauchdecke hebt sich dabei zur Decke.
3. Legen Sie den Kopf leicht in den Nacken und öffnen Sie den Mund. Atmen Sie durch den Mund kontrolliert und vollständig aus. Die Arme bleiben dabei locker am Boden liegen und der untere Rücken bleibt fest auf dem Boden. Wenn Sie das Gefühl haben, die Luft bereits vollständig ausgeatmet zu haben, versuchen Sie, noch weiter auszuatmen, bis der natürliche Einatemreflex einsetzt. Bei korrekter Ausführung spüren Sie eine Dehnung in Rücken und Brustkorb. Wiederholen Sie die Übung 3- bis 4-mal mit einigen Pausen dazwischen.

Hinweise

- Der Fokus dieser Atemübung liegt auf der Ausatmung. Arme, Hals und Gesicht bleiben bei der Übung entspannt. Ein hörbares Atemgeräusch bei der Ausatmung ist normal und sogar erwünscht.
- Achtung! Eine starke Dehnung des Zwerchfells kann einen Hustenreiz hervorrufen. Das ist eine normale physiologische Reaktion und kein Grund zur Beunruhigung. Mit Gewöhnung an die Übung wird dieser nachlassen.
- Das lange und intensive Ausatmen, wie es für die optimale Dehnung notwendig ist, bedarf einiger Übung. Lassen Sie sich Zeit, sich auf diese Übung einzulassen.

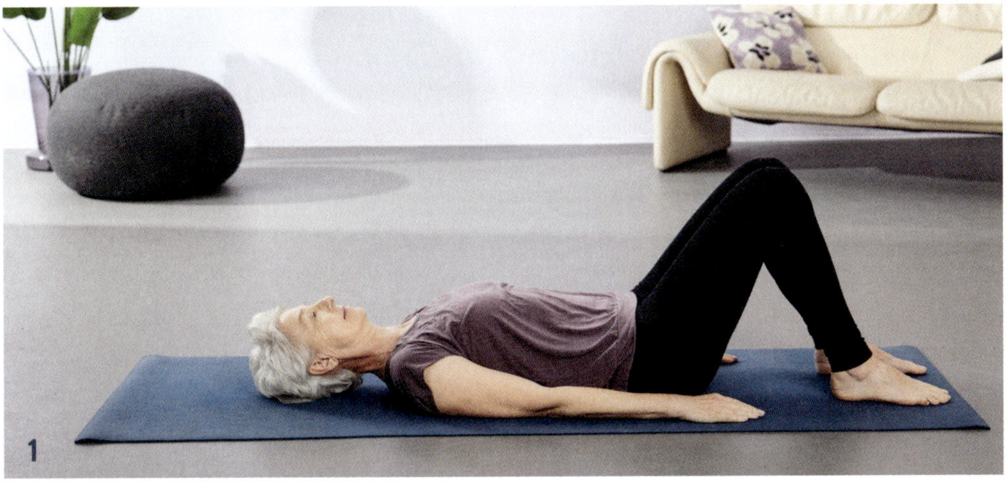

1

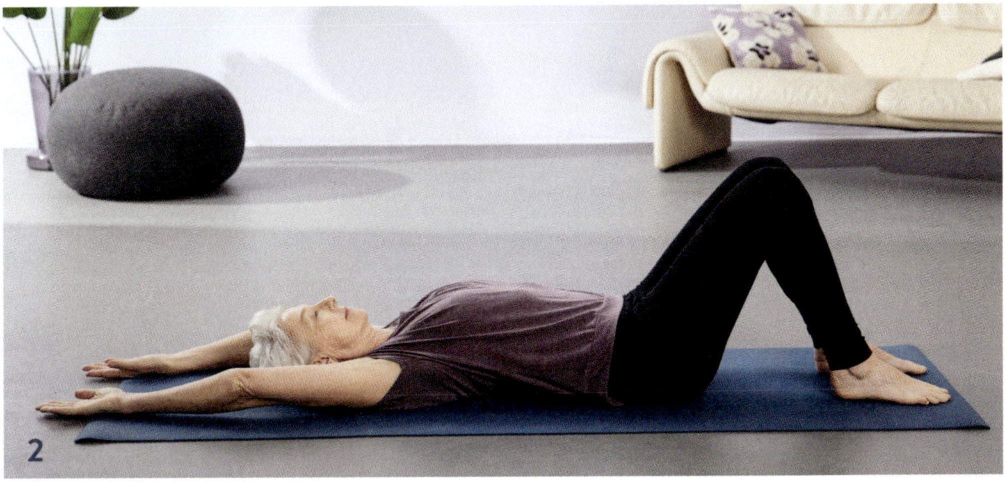

2

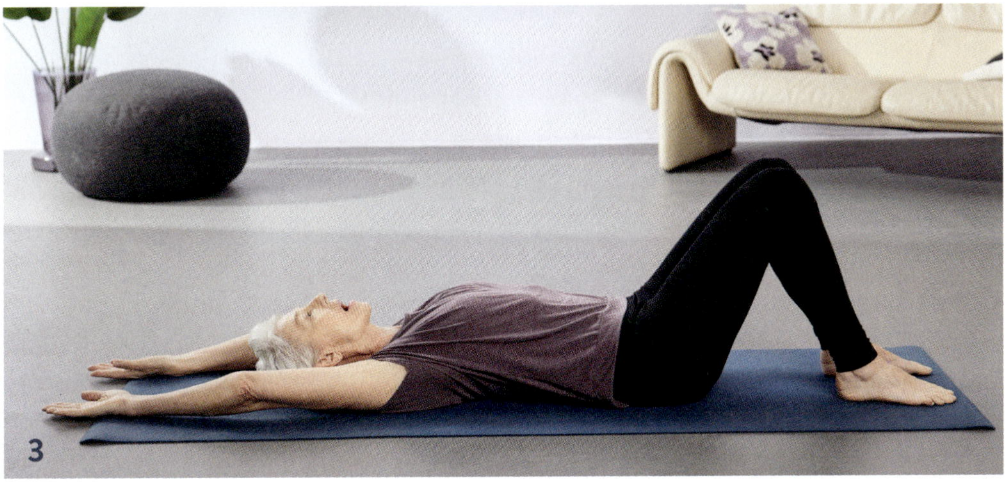

3

Verlängerte Ausatmung mit Takt

Verändern Sie mit dieser Übung die Gaszusammensetzung im Blut und fördern Sie die Koordination Ihrer Atemmuskulatur. Wie bereits erläutert, spielt Kohlendioxid (CO_2) eine entscheidende Rolle für die Sauerstoffversorgung von Körper und Gehirn. Die einfachste Möglichkeit, CO_2 zu erhöhen, ist, länger auszuatmen. Der erhöhte CO_2-Gehalt im Blut führt zu einer Erweiterung der Blutgefäße und erleichtert die Blutzirkulation. Dies verbessert nicht nur die Sauerstoffversorgung, sondern aktiviert auch verschiedene Bereiche im Gehirn, einschließlich Kleinhirn, Mittelhirn und Stammhirn. Diese einfache Übung können Sie überall und jederzeit durchführen. Starten Sie am besten jetzt direkt.

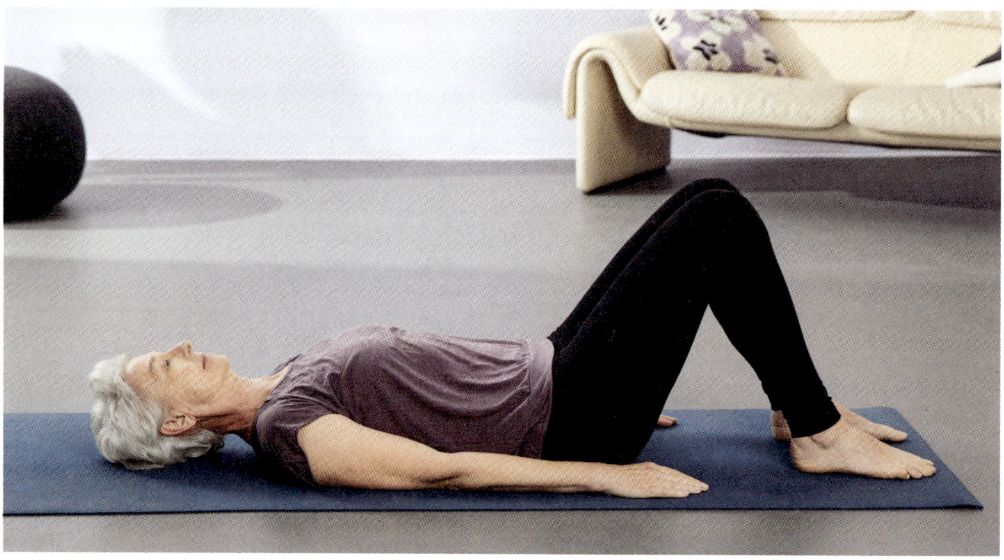

Setzen oder legen Sie sich so hin, dass es für Sie angenehm ist. Ziehen Sie die Wirbelsäule lang und wenden Sie Ihre Aufmerksamkeit der Atmung zu. Der Fokus dieser Übung liegt auf der Ausatmung. Atmen Sie für zwei Zeiten durch die Nase in den Bauch ein und im Anschluss für vier Zeiten aus. Die Ausatmung über die Nase ist wünschenswert, jedoch insbesondere am Anfang kein Muss. Versuchen Sie, diesen Atemrhythmus für bis zu 20 Atemzüge beizubehalten. Starten Sie langsam und legen Sie bei gegebenenfalls aufkommender Luftnot eine Pause ein. Optimalerweise führen Sie die Übung mehrmals täglich aus.

Hinweis: Zu Beginn hat es sich bewährt, ein Verhältnis von zwei zu vier zwischen Ein- und Ausatmung zu wählen. Es ist ratsam, diese Atemkontrolltechnik zuerst in Ruhe zu üben. Mit etwas Übung können Sie sie jedoch auch bei einem Spaziergang oder jeder anderen Tätigkeit ausführen. Als Zeiteinheit bietet sich der Sekundentakt an oder beim Gehen auch das Schritttempo: zwei Schritte einatmen, vier Schritte ausatmen. Integrieren Sie diese Atemübung zu verschiedenen Zeiten in Ihren Alltag.

Alltagstipp

WIE KAUEN UND GEHIRNGESUNDHEIT ZUSAMMENHÄNGEN

Es hat sich gezeigt, dass eingeschränktes beziehungsweise wenig Kauen mit einem höheren Risiko für kognitive Einschränkungen assoziiert ist und es sich keineswegs nur um einen mechanischen Prozess zur Zerkleinerung von Nahrung handelt. Regelmäßiges und bewusstes Kauen kann sich daher tatsächlich positiv auf die Hirnleistung auswirken, denn es aktiviert zahlreiche neuronale Bahnen und die Atmung wird positiv beeinflusst.

Aber Kauen kann noch mehr: Es stärkt die Kaumuskulatur, fördert die Durchblutung und trägt zur Gesunderhaltung von Zähnen und Zahnfleisch bei. Auch entzündliche Prozesse in der Mundhöhle werden mit der Entstehung von Demenz in Verbindung gebracht. Zusätzlich kommt auch die Zunge in Schwung und die Zungenbeweglichkeit wird gefördert. Jeder Biss ist wie ein kleines Workout für den Mundbereich.

Gründliches Kauen und die damit einhergehende Zungenbewegung kann auch die Verdauung erheblich verbessern. Durch das feine Zerkleinern der Nahrung werden die Nährstoffe besser aufgeschlossen und vorverdaut. Die längere Zeit im Mund gibt dem Gehirn die Chance, sich auf das, was kommt, vorzubereiten. Das bedeutet für Sie weniger Verdauungsprobleme wie Blähungen oder Sodbrennen.

Nehmen Sie sich Zeit beim Essen und achten Sie darauf, jeden Bissen gründlich zu kauen: ein kleiner Tipp mit großer Wirkung – für ein fittes Oberstübchen und weniger gesundheitliche Beschwerden.

Das »Vorderstübchen« aktivieren

Der Frontallappen ist ein sehr dynamischer und umfassender Bereich des Gehirns. Er ist nicht nur für die Bewegungskontrolle zuständig, sondern auch für Funktionen wie logisches Denken, Impulskontrolle, Zielsetzung, Urteilsvermögen, Problemlösung und Kreativität. Wenn Sie mehrere Dinge gleichzeitig im Blick haben müssen, wie zum Beispiel beim Kochen oder Autofahren, läuft der Frontallappen auf Hochtouren. Er analysiert Schwierigkeiten, setzt Prioritäten, ordnet Pläne und führt sie schlussendlich durch. Darüber hinaus beeinflusst er das soziale Verständnis und die Fähigkeit, gesellschaftliche Normen zu verstehen und zu befolgen, zum Beispiel dass Sie sich in einer Situation angemessen verhalten und nicht auf einmal im Schlafanzug in den Supermarkt gehen. Im Frontallappen sitzt auch das Arbeitsgedächtnis, das dafür sorgt, dass Informationen kurz abgespeichert und für das Handeln bereitgestellt werden, wenn Sie beispielsweise einem Gespräch folgen und auf das Gesagte des Gegenübers eingehen. Um richtig zu funktionieren, braucht der Frontallappen regelmäßige Informationen aus dem Hippocampus und kommuniziert auch intensiv mit anderen Gehirnarealen. Die Gesundheit des Frontallappens durch eine ausreichende Stimulation zu fördern, ist daher für die Aufrechterhaltung der kognitiven Funktionen und für ein aktives, selbstbestimmtes Leben unerlässlich.

Aufgrund seiner zentralen Rolle in so vielen Aspekten der kognitiven Verarbeitung und der Motorik ist der Frontallappen auch einer der energieintensivsten Teile unseres Gehirns. Daher ist für seine Funktion und seine Gesundheit eine gute Versorgung mit Sauerstoff und Glukose beziehungsweise Ketonen notwendig. Berücksichtigen Sie dies vor den nachfolgenden Übungen.

Der Frontallappen lässt sich durch eine Vielzahl von Aktivitäten stimulieren, die Denken, Planung und kreative Problemlösung beinhalten. Übungen, die Sie in spielerischer Form durchführen können, bieten nicht nur die Möglichkeit, diesen Teil des Gehirns zu aktivieren, sondern machen auch Spaß und fördern die Kreativität.

Impulsunterdrückung für bessere Entscheidungen im Alltag

Die Fähigkeit, Impulse zu kontrollieren, ist ein zentraler Aspekt menschlichen Verhaltens und essenziell für die Selbstregulierung. Sie wird maßgeblich vom Frontallappen gesteuert. Impulsunterdrückung – also die Fähigkeit, einem aufkommenden Impuls nicht nachzugeben – ist entscheidend, um im Alltag reflektierte Entscheidungen zu treffen und nicht rein reaktiv zu agieren. Mit zunehmendem Alter arbeitet der Frontallappen nicht mehr so gut und die Fähigkeit zur Impulsunterdrückung nimmt ab. Das kann sich beispielsweise darin äußern, dass ältere Erwachsene Schwierigkeiten haben, Gewohnheiten zu ändern – Sie kennen bestimmt die Alterssturheit –, unüberlegte Entscheidungen zu vermeiden oder am Straßenverkehr teilzunehmen. Diese Veränderungen sind teilweise auf strukturelle und funktionelle Veränderungen im Frontallappen zurückzuführen.

Der Frontallappen wird jedes Mal aktiviert, wenn Sie einen Impuls unterdrücken oder eine bewusste Entscheidung treffen müssen. Diese Gehirnregion spielt eine Schlüsselrolle bei der Bewertung von Handlungsalternativen, der Antizipation von Konsequenzen und der endgültigen Entscheidungsfindung. Diese Prozesse sind entscheidend, um nicht nur den ersten Impuls zu unterdrücken, sondern auch, um eine alternative, möglicherweise angemessenere Reaktion zu generieren. In praktischen Situationen äußert sich dies zum Beispiel, wenn Sie instinktiv auf eine Gefahr reagieren möchten, aber stattdessen innehalten, um die Situation rational zu bewerten. Ein einfaches Beispiel ist das Warten an einer roten Ampel: Trotz des Impulses, bei freier Straße weiterzufahren, unterdrücken Sie diesen Drang, um die Regeln einzuhalten und Unfälle zu vermeiden.

Training zur Impulsunterdrückung kann sehr effektiv sein, um die Funktionalität des Frontallappens auch im höheren Alter zu unterstützen. Hierbei werden meist kognitive Herausforderungen genutzt, die verlangen, dass eine automatische Reaktion unterdrückt werden muss und stattdessen eine andere, bewusste Reaktion durchgeführt wird. Solche Übungen stärken nicht nur die kognitiven Funktionen, sondern fördern auch die Fähigkeit, im Alltag bessere und sicherere Entscheidungen zu treffen. Lassen Sie uns starten.

Entgegengesetzte Blicksprünge

Material: zwei Stifte oder zwei Vision Sticks

Das visuelle System ist so angelegt, dass die Augen automatisch auf ein sich bewegendes Objekt springen. Das ist der erste Impuls. Würden Sie jedoch allen Impulsen in der Umwelt nachgeben, wäre das Gehirn vollkommen überfordert. Die entgegengesetzten Blicksprünge sind eine hervorragende Möglichkeit, diese Impulsunterdrückung zu trainieren. Hierfür benötigen Sie nichts weiter als einen Trainingspartner. Diese Übung ist für das Gehirn äußerst anspruchsvoll und verbraucht viel Energie. Führen Sie die Übung optimalerweise dann aus, wenn Sie sich ausgeruht und frisch fühlen und ausreichend mit Nahrungsenergie versorgt sind.

1. Stellen oder setzen Sie sich aufrecht hin. Ein Trainingspartner steht Ihnen circa 1,5 Meter gegenüber und hält die beiden Stifte in die Luft. Die Entfernung zwischen Ihnen ist so gewählt, dass Sie die Stiftspitzen klar und deutlich erkennen können. Achten Sie darauf, dass die Stifte sich auf Ihrer Augenhöhe befinden. Wählen Sie den Abstand zwischen den Stiften so, dass sich beide im Sichtfeld befinden. Blicken Sie geradeaus nach vorn auf einen Fixpunkt auf Ihrem Trainingspartner – dies kann Nase, Stirn oder Kinn sein.
2. Der Partner führt nun eine kurze Bewegung mit einem Stift aus. Ihre Aufgabe ist es, mit den Augen auf den Stift zu springen, der sich nicht bewegt. Wird der rechte Stift bewegt, blicken Sie entsprechend zum linken und umgekehrt. Halten Sie den Blick dort, bis die Spitze klar und deutlich erkennbar ist. Kehren Sie mit dem Blick anschließend wieder in die Mitte zurück. Führen Sie vier bis acht dieser Blicksprünge durch. Wichtig ist, dass der Partner eine zufällige und unvorhersehbare Abfolge der Stiftbewegung wählt. Sie sollen schließlich konzentriert bei der Sache bleiben.

Hinweise

- Sie sollten beide Stifte mit beiden Augen gut erkennen können. Überprüfen Sie dies, indem Sie in der Ausgangsposition nacheinander ein Auge kurz schließen und Sie jeweils beide Stifte noch sehen. Achten Sie bei der Übung darauf, dass der Kopf stets in der Mitte bleibt und Sie nur mit den Augen auf den sich nicht bewegenden Stift springen.

- Sollten Sie keinen Trainingspartner zur Hand haben, können Sie alternativ die Übung Blicksprünge (Seite 158) durchführen. Auch diese aktivieren den Frontallappen, wenn auch etwas weniger.

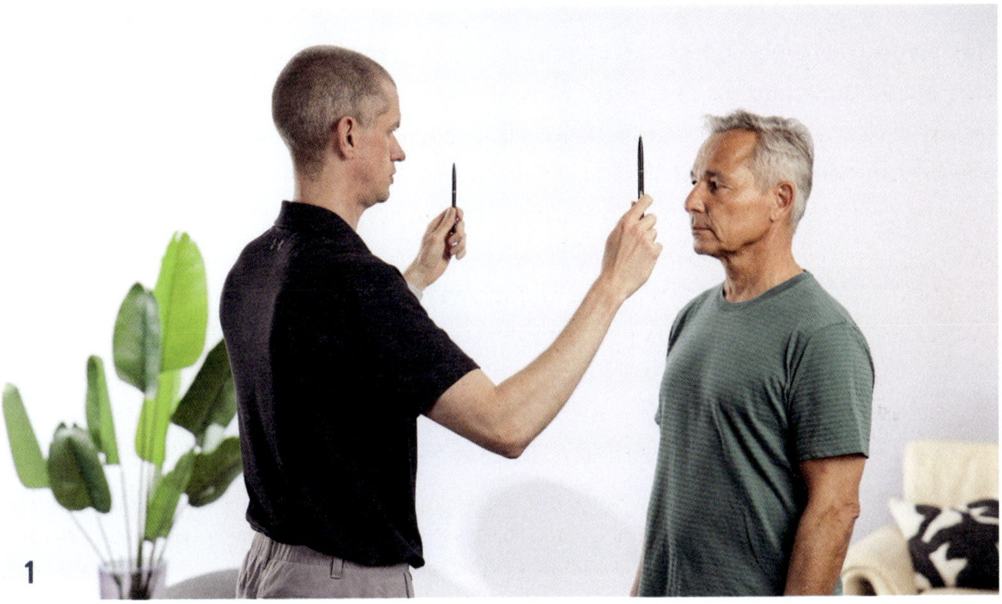

1

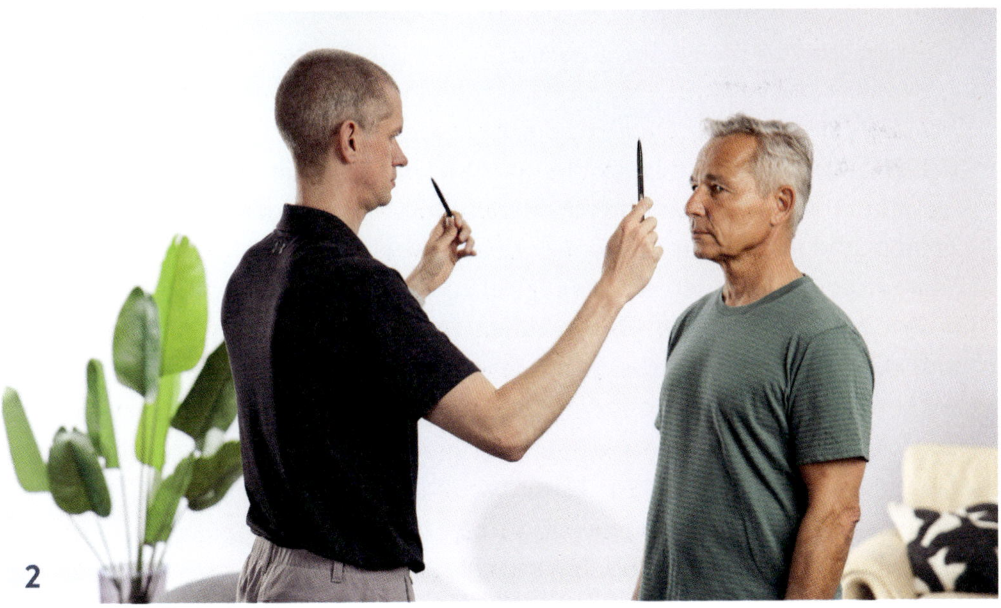

2

Stroop-Test

Material: Mobiltelefon mit entsprechender App

Der Stroop-Test ist eine hervorragende Übung, um die kognitive Flexibilität und die Fähigkeit zur Hemmung automatischer Antworten zu trainieren. Diese Fähigkeiten sind essenziell, um das Gehirn aktiv und agil zu halten, was wiederum die geistige Gesundheit fördert und die Auswirkungen des Alterns mindern kann.

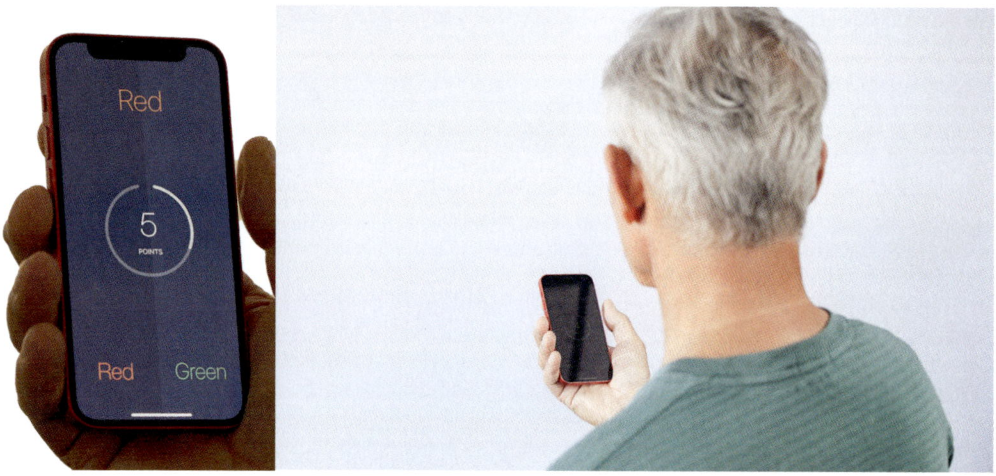

- Laden Sie sich eine entsprechende App auf Ihr Mobiltelefon und starten Sie den Stroop-Test. Geeignete Apps sind zum Beispiel die kostenfreie App Stroop Effect oder Neurally. Auf dem Bildschirm sehen Sie entweder das Wort »Red« (Rot) oder »Green« (Grün). Diese sind farbig geschrieben, entweder in Rot oder Grün. Unten sehen Sie ebenfalls jeweils das Wort »Red« und »Green« in einer Farbe geschrieben. Tippen Sie nun unten das Wort an, welches die Farbe beschreibt, in der das obige Wort geschrieben ist. Ein Beispiel: Oben steht das Wort »Red« in grüner Farbe geschrieben, dann tippen Sie unten das Wort »Green« (Grün) an. Ihre Antwort fällt also unabhängig davon aus, welche Farbe dieses Wort beschreibt.
- Sie haben 60 Sekunden Zeit, um so viele (korrekte) Antworten wie möglich zu geben. Wiederholen Sie diesen Vorgang mehrmals, um Geschwindigkeit und Genauigkeit Ihrer ausgewählten Zuordnungen zu verbessern.

Hinweise

- Es ist normal, dass dieser Test anfangs herausfordernd ist. Das Ziel ist es, das Gehirn zu trainieren, automatisierte Reaktionen zu hemmen und die kognitive Flexibilität zu steigern. Achten Sie darauf, dass Sie während des Tests nicht unterbrochen werden.
- Als Alternative zu den Apps können Sie auch ausgedruckte Karten nutzen. Diese funktionieren nach demselben Prinzip. Sie können solche Karten sowohl käuflich erwerben als auch selbst schreiben und ausdrucken.
- Nutzen Sie für die Übung zusätzlich eine Stoppuhr, um die Zeit zu messen, und notieren Sie Ihre Fortschritte.

Alltagstipp

ENTSCHEIDUNGEN SCHNELL TREFFEN

Wie Sie bereits wissen, ist der Frontallappen für Denken, Planen und Handeln verantwortlich. Dazu gehört auch, Entscheidungen zu treffen, was Sie sich im Alltag einfach zunutze machen können. Lassen Sie den Frontallappen arbeiten, indem Sie schnelle Entscheidungen treffen. Ziel ist es, einfache Entscheidungen binnen Sekunden zu treffen. An welche Schlange stelle ich mich an der Supermarktkasse an? Welches Gericht wähle ich im Restaurant von der Speisekarte? Ziehe ich heute braune oder schwarze Schuhe an? Es gibt unzählige Möglichkeiten, dieses einfache Training in den Alltag zu integrieren. Mit welcher Entscheidung starten Sie heute?

Koordination verbessern

Auch hier kommt der Frontallappen in Schwung. Das Training der Koordination kann Ihnen dabei helfen, die Entscheidungsfindung und allgemeine kognitive Leistungsfähigkeit zu verbessern, indem Sie üben, sich auf einen visuellen Reiz schnell und adäquat zu bewegen. Dies steigert nicht nur die geistige, sondern auch die körperliche Agilität. Die Koordinationsübungen, die wir in diesem Buch vorstellen, nutzen verschiedene visuelle Hilfsmittel wie Tafeln mit Symbolen, die eine schnelle und sichere Reaktion erfordern. Diese spielerisch gestalteten

Übungen können Sie ausgesprochen abwechslungsreich gestalten, sodass das Training nicht nur Spaß macht, sondern auch das Engagement und die Freude am Lernen herausgekitzelt werden. Das alles sind wichtige Komponenten, die es Ihnen einfach machen, eine langfristige Trainingsroutine aufrechtzuerhalten.

Sehen Sie die nachfolgenden Bewegungen in den Übungen als Beispiele an. Wir ermutigen Sie, selbst kreativ zu werden und eigene Variationen der Übungen zu entwickeln. Das Planen und Umsetzen eigener Ideen fördert die kognitiven Fähigkeiten zusätzlich, was sich wiederum positiv auf die Unabhängigkeit und Anpassungsfähigkeit im Alltag auswirkt. Indem Sie lernen, auf einen Reiz beziehungsweise eine Veränderung schnell zu reagieren, verbessern Sie Ihre Entscheidungsfähigkeit und erhöhen Ihre Sicherheit in alltäglichen Situationen.

KOORDINATIONSTAFEL FÜR BEWEGUNG NUTZEN

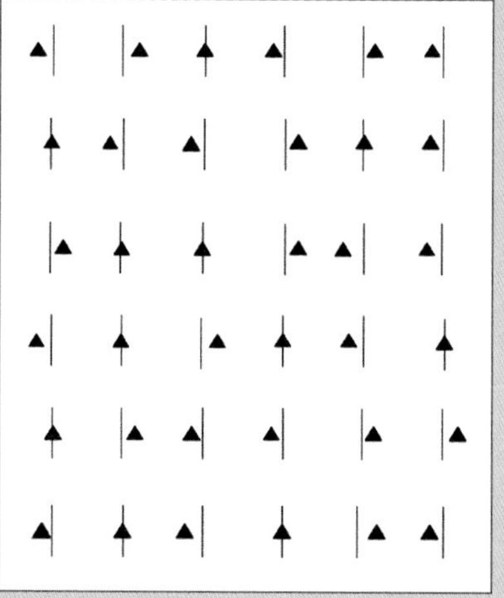

Ein innovatives Hilfsmittel, das speziell darauf ausgerichtet ist, die Hand-Augen-Koordination sowie die Fuß-Augen-Koordination spielerisch und effektiv zu trainieren, sind Koordinationstafeln. Diese Tafeln sind so konzipiert, die schnelle Aufnahmefähigkeit des visuellen Systems zu fördern und darauf eine festgelegte Bewegung durchzuführen.

Sie zeigen senkrechte Striche, die jeweils mit einem Symbol kombiniert sind. Beispielsweise finden Sie zu jedem senkrechten Strich ein Dreieck, das entweder links, rechts oder mittig platziert sein kann. Die Platzierung des Symbols gibt die Bewegungsseite vor. Die Tafeln können sowohl an der Wand angebracht als auch auf den Boden gelegt werden, abhängig von der durchzuführenden Übung. Der Grundgedanke ist, dass Sie auf die Anordnung der Symbole auf der Tafel reagieren und entsprechende Bewegungen ausführen. Wenn zum Beispiel ein Dreieck links neben dem Strich angeordnet ist, könnten Sie Ihren linken Arm oder Ihr linkes Bein heben. Befindet sich das Dreieck rechts, wird der rechte Arm oder das rechte Bein gehoben. Liegt das Symbol direkt auf dem Strich, bewegen Sie beide Arme.

Sequenzierung

Material: Sequenzierungstafel

Das Training der Sequenzierung fördert die Merkfähigkeit und trainiert dabei vor allem das Kurzzeitgedächtnis im Frontallappen sowie das Kleinhirn.

F	F	H	H	S
S	F	H	F	S
H	F	S	H	S
H	H	S	F	F
S	S	F	H	F
F	H	F	S	H

1
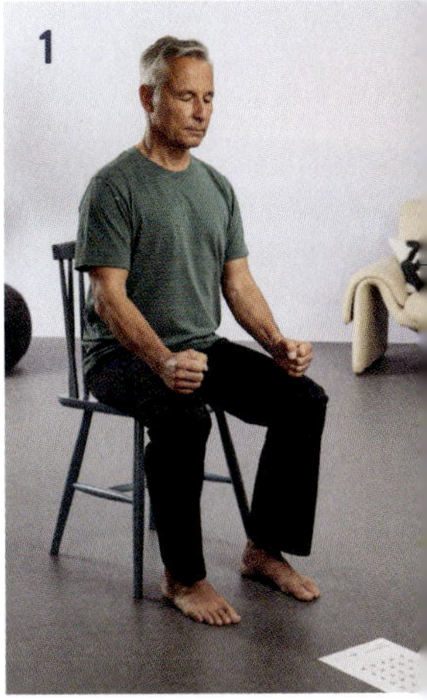

2
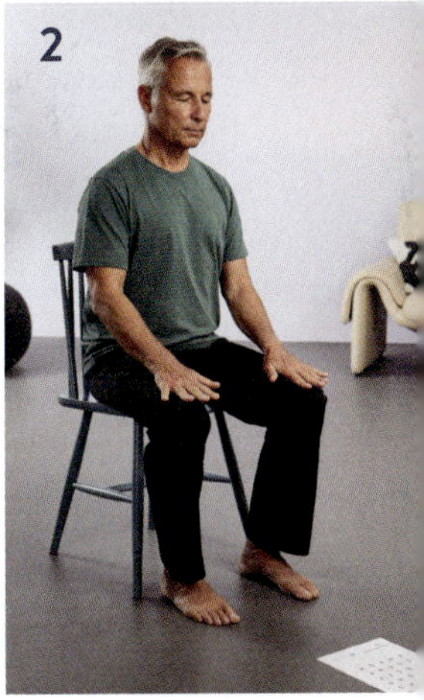

3
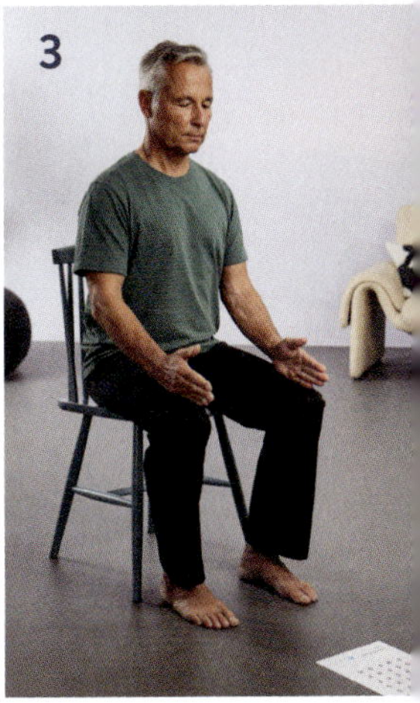

1. Setzen Sie sich mit lang aufgerichteter Wirbelsäule hin. Die Arme hängen locker zur Seite. Atmen Sie entspannt und gleichmäßig weiter. Legen (oder hängen) Sie die Tafel vor sich auf den Boden oder an eine Wand und richten Sie den Blick darauf. Beginnen Sie nun, mit beiden Händen entsprechend den Buchstaben auf der Tafel eine bestimmte Bewegungsabfolge auszuführen. Auf der Tafel sehen Sie die Buchstaben »F« (Faust), »H« (Hand) und »S« (Seite). Jeder Buchstabe steht dabei für eine bestimmte Bewegung. Klopfen Sie sich bei dem Buchstaben »F« mit beiden Fäusten auf die Oberschenkel.
2. Klopfen Sie sich beim Buchstaben »H« mit beiden flachen Händen auf die Oberschenkel.
3. Klopfen Sie sich beim Buchstaben »S« mit den Handaußenkanten auf die Oberschenkel. Wiederholen Sie die Abfolge nun mit geschlossenen Augen. Beginnen Sie mit der ersten Zeile und bringen Sie bei erfolgreicher Wiederholung mit geschlossenen Augen einen weiteren Buchstaben und damit eine weitere Bewegung hinzu, sodass Sie mit der Zeit immer längere Abfolgen erzielen.

Hinweis: Sie können die festgelegte Bewegungsabfolge sowie die Bewegung an sich beliebig variieren. Dies sollten Sie sogar tun, um Ihr Gehirn zu fordern und zu fördern. Denken Sie daran: Das Gehirn braucht und liebt Abwechslung, um gesund zu bleiben. Was könnten Sie also noch wählen? Handaußenseite, Fingerspitzen, Füße ... Lassen Sie Ihrer Kreativität freien Lauf.

Links-rechts-Koordination

Material: Koordinationstafel

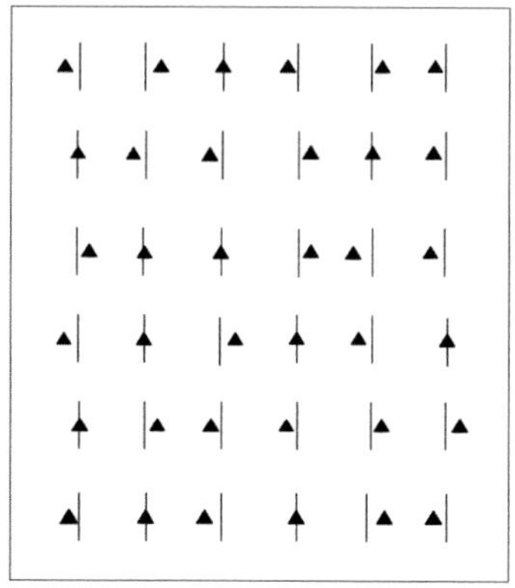

Dies ist eine hervorragende Übung, um die Entscheidungsfähigkeit zu trainieren. Nebenbei werden auch die motorischen Fähigkeiten und die Reaktionsgeschwindigkeit verbessert, was besonders im Alltag von großem Nutzen ist. Ziel dieser Übung ist es, möglichst schnell und präzise auf die abgebildeten Symbole zu reagieren.

1. Stellen oder setzen Sie sich mit lang aufgerichteter Wirbelsäule hin. Platzieren Sie die Koordinationstafel auf Augenhöhe gut sichtbar vor sich. Sie sollten die Symbole klar und deutlich erkennen können. Die Arme hängen locker zur Seite. Atmen Sie entspannt und gleichmäßig weiter. Lesen Sie die Koordinationstafel Zeile für Zeile, wie ein Buch.
2. Befindet sich das Symbol links von der Linie, heben Sie die linke Hand.
3. Ist das Symbol rechts der Linie, heben Sie die rechte Hand.
4. Liegt das Symbol auf der Linie, heben Sie beide Hände.

Hinweise

- Gehen Sie die Symbole der Reihe nach von oben nach unten durch und führen Sie die entsprechenden Handbewegungen aus. Ihr Ziel ist es, die Symbole auf der Tafel so schnell wie möglich fehlerfrei in Bewegungen umzusetzen.
- Statt der Hände können Sie auch Bewegungen mit dem Fuß durchführen. Das Prinzip bleibt dasselbe. Wie wäre es zum Beispiel, wenn Sie mit dem rechten beziehungsweise linken Fuß nach rechts und links tippen und beim Symbol auf der Linie leicht in die Hocke gehen oder die Fersen anheben?

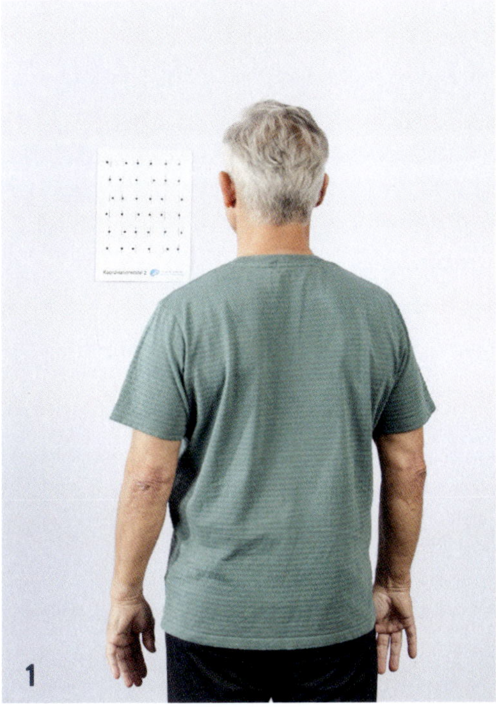

1

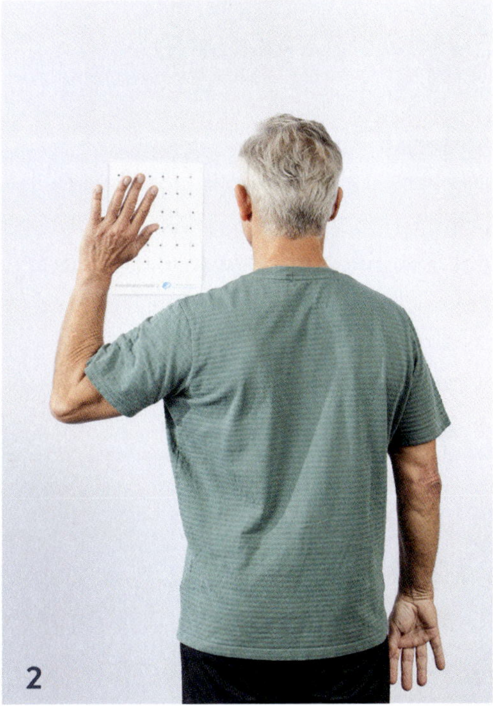

2

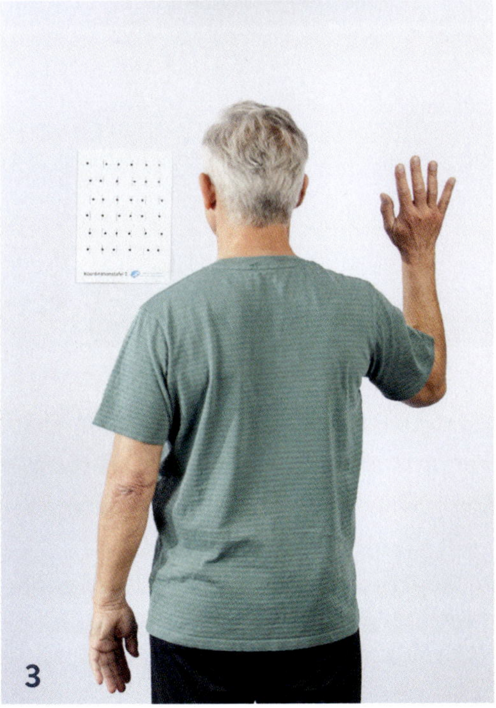

3

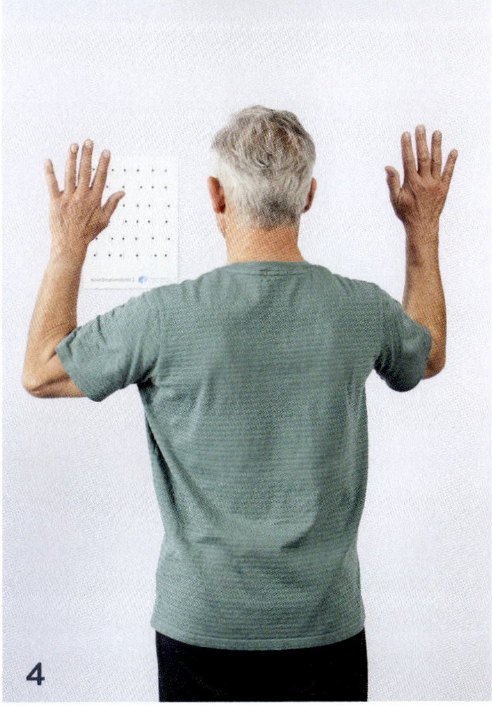

4

Symboltraining

Material: Pfeiltafel

Statt Symbolen (wie auf Seite 206) sind auf dieser Trainingstafel Pfeile abgebildet, die Ihnen die Bewegungsrichtung angeben.

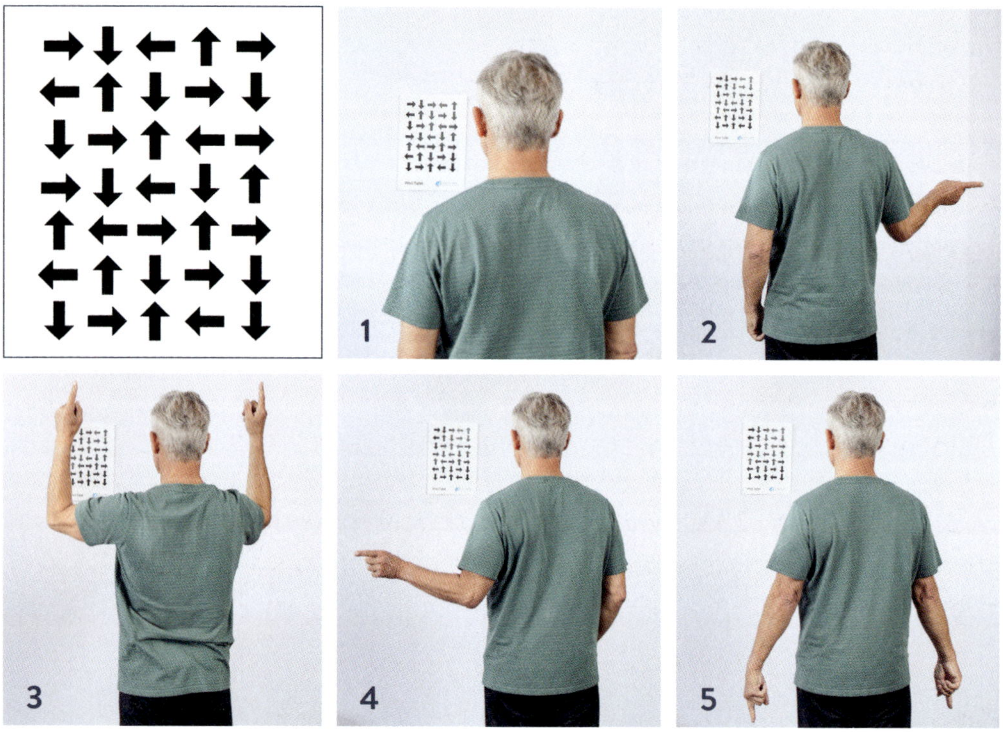

1. Stellen oder setzen Sie sich mit lang aufgerichteter Wirbelsäule hin. Platzieren Sie die Pfeiltafel auf Augenhöhe gut sichtbar vor sich. Sie sollten die Pfeile klar und deutlich erkennen können. Die Arme sind locker. Atmen Sie gleichmäßig und entspannt. Lesen Sie die Pfeiltafel Zeile für Zeile.
2. Zeigt der Pfeil nach rechts, zeigen Sie mit dem rechten Zeigefinger nach rechts.
3. Geht der Pfeil nach oben, zeigen Sie mit beiden Zeigefingern nach oben.
4. Zeigt der Pfeil nach links, so zeigen Sie mit dem linken Zeigefinger nach links.
5. Geht der Pfeil nach unten, zeigen Sie mit beiden Zeigefingern nach unten.

Hinweis: Gehen Sie die Pfeile der Reihe nach von oben nach unten durch und führen Sie die entsprechenden Handbewegungen aus. Ihr Ziel ist es, die Symbole auf der Tafel so schnell wie möglich fehlerfrei in Bewegungen umzusetzen.

Das Gehirn durch Variationen auf Trab halten

Das Gehirn liebt Abwechslung und braucht neue Reize, um gesund und leistungsfähig zu bleiben. Dies ist ein wichtiger Faktor für Neuroplastizität (Seite 36). Diesem Fakt können Sie durch das Koordinationstraining hervorragend Rechnung tragen und dieses entsprechend immer wieder abwandeln und neu gestalten. Nur so bleibt das Gehirn aktiv und Sie haben Spaß an den Übungen. Folgende Möglichkeiten könnten Sie nutzen:

- Nehmen Sie statt der Hände die Füße.
- Variieren Sie die Bewegung – Hände klatschen, mit einem Finger zeigen, mit der Fußspitze auf den Boden tippen, die Ferse heben ...
- Lesen Sie die Tafel senkrecht von oben nach unten statt zeilenweise von links nach rechts.
- Lesen Sie die Tafel rückwärts – beginnen Sie unten rechts.
- Kehren Sie die Richtung um – wenn sich das Symbol links befindet, bewegen Sie die rechte Hand. Zeigt der Pfeil nach oben, so zeigen Sie nach unten.

Variieren Sie nach Herzenslust, werden Sie kreativ und nutzen Sie die zahlreichen Möglichkeiten. Scheuen Sie sich nicht, die Aufgabe mit der Zeit immer anspruchsvoller zu gestalten.

Geruchserkennung als Schlüssel zur Gehirngesundheit

Der Geruchssinn spielt eine zentrale Rolle in der Wahrnehmung unserer Umgebung. Über Gerüche nehmen wir nicht nur die subtilen Nuancen unseres Essens wahr, sie warnen uns auch vor Gefahren wie Feuer oder verdorbener Nahrung. Die Bedeutung des Geruchssinns geht jedoch über die einfache Dufterkennung hinaus. Er ist eng verknüpft mit Erinnerungen und Gefühlen, und nicht zuletzt kann er ein Indikator für unsere geistige Gesundheit sein.

Der Hauptweg, durch den Düfte das Gehirn beeinflussen, ist die olfaktorische Wahrnehmung – das Einatmen der Düfte. Beim Einatmen durch die Nase gelangen

Duftmoleküle an die Rezeptoren in der Nase. Von dort werden die Signale direkt an das limbische System des Gehirns gesendet. Dieses System ist verantwortlich für Emotionen, Erinnerungen und bestimmte automatisierte körperliche Reaktionen. Insbesondere die Amygdala und der Hippocampus, beides Bestandteile des limbischen Systems, spielen eine zentrale Rolle in der Verarbeitung von Emotionen und Erinnerungen. Die gezielte Aktivierung und das Training des Geruchssinns stimulieren ferner Gehirnregionen, die für die Integration sensorischer Informationen zuständig sind, vor allem den mittleren Anteil der Inselrinde. Dieser Bereich des Gehirns spielt eine zentrale Rolle für die geistige Fitness und die Verarbeitung von interozeptiven Signalen. Gerüche können diese Bereiche direkt beeinflussen und auch die Ausschüttung von Neurotransmittern wie Serotonin und Dopamin veranlassen. Darüber hinaus ist für das Erkennen und Benennen von Gerüchen eine Aktivierung des Frontallappens erforderlich. Dieser Bereich des Gehirns ist nicht nur für motorische Fähigkeiten, sondern auch für höhere kognitive Prozesse wie die Entscheidungsfindung und die Persönlichkeit zuständig (mehr dazu auf Seite 198). Dies erklärt, warum ein Geruch der Auslöser sein kann, dass sich unsere Stimmung bessert, dass wir Stress abbauen und die Gedächtnisleistung gestärkt wird.

Durch bewusstes Riechen verschiedener Düfte und regelmäßige Riechübungen, bei denen verschiedene Gerüche bewusst wahrgenommen und identifiziert werden, lässt sich somit nicht nur der Geruchssinn schärfen, sondern auch das Gehirn anregen.

DIE PARKINSONKRANKHEIT FRÜHZEITIG ERKENNEN

Der Geruchssinn spielt eine wichtige Rolle bei der Früherkennung von neurodegenerativen Erkrankungen wie Parkinson. Ein nachlassender Geruchssinn kann eines der ersten Anzeichen sein, oftmals weit bevor motorische Symptome auftreten. Dies äußert sich häufig darin, dass bestimmte Gerüche nicht mehr erkannt werden oder die Unterscheidung verschiedener Gerüche beeinträchtigt ist. Die Dufterkennung von selbst stärkeren alltäglichen Gerüchen wie Banane, Minze, Kaffee oder Anis kann bei Parkinsonpatienten bereits im Frühstadium deutlich gestört sein. Sollten Sie einen Geruchsverlust bei sich feststellen, ist eine ärztliche Abklärung ratsam.

Gerüche wahrnehmen und identifizieren

Material: reine ätherische Öle

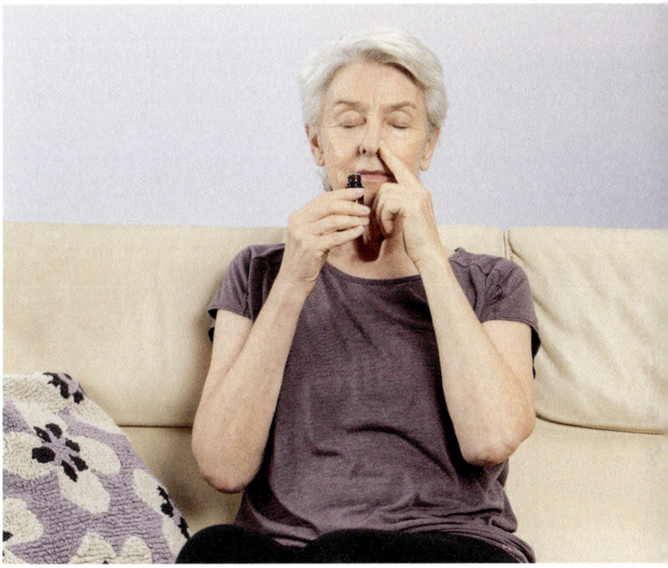

- Halten Sie verschiedene Gerüche bereit. Stellen oder setzen Sie sich aufrecht hin. Nehmen Sie einen Duft zur Hand und verschließen Sie mit einem Finger das linke Nasenloch. Führen Sie das Duftfläschchen unter die Nase. Atmen Sie dabei ruhig und gleichmäßig durch das rechte Nasenloch ein und aus und schließen Sie die Augen, damit Sie sich besser konzentrieren können. Fragen Sie sich: Nehme ich einen Geruch wahr? Wie intensiv ist der Geruch? Welcher Geruch ist es? Halten Sie den Duft einige Sekunden unter die Nase, bevor Sie das Duftfläschchen wieder wegführen. Wechseln Sie die Seite und wiederholen Sie den Vorgang mit dem linken Nasenloch. Stellen Sie sich die gleichen Fragen. Gibt es hier Unterschiede? Nehmen Sie den Geruch früher oder später wahr? Ist er intensiver oder schwächer? Können Sie den Geruch identifizieren?
- Führen Sie das Geruchstraining mit zwei bis vier unterschiedlichen Düften mehrmals am Tag durch, zum Beispiel immer vor einer Mahlzeit. Wenn es Ihnen auf einer Seite Schwierigkeiten bereitet, den Duft zu riechen oder zu identifizieren, dann führen Sie das Training vermehrt auf dieser Seite durch. Das Gleiche gilt für einen Duft, den Sie nur schwer oder gar nicht erkennen können.

Hinweis: Die Düfte können aus unterschiedlichen Kategorien kommen. Wählen Sie Düfte aus, die Sie als angenehm empfinden. Verwenden Sie reine ätherische Öle. Synthetische Duftstoffe oder Duftmischungen sind nicht zu empfehlen.

Ihre Duftauswahl	
Duftnote	**Beispielaromen**
Blumig	Rose, Lavendel, Jasmin
Minzartig	Pfefferminz, Menthol
Fruchtig	Orange, Zitrone, Bergamotte
Würzig	Zimt, Nelke, Kaffee, Vanille

Alltagstipp

GERUCHSTRAINING FÜR JEDEN TAG

Gehen Sie in die Küche oder den Garten oder in einen Park, um Geruchstraining einfach in den Alltag zu integrieren, und suchen Sie dort nach Düften. Das können Lebensmittel wie Obst und Gemüse sein. Sie trinken regelmäßig Kaffee oder Tee? Hervorragend, dann riechen Sie am Kaffeepulver, am Teebeutel oder an dem fertigen Getränk. Oder plündern Sie Ihren Gewürzschrank. Zimt, Nelke und diverse Kräuter finden Sie dort sicherlich. Auch den Garten können Sie nutzen. Riechen Sie bewusst an einer Rose aus Ihrem Blumenbeet und an anderen Blüten. Sicher werden Sie in Ihrer Umgebung fündig und können mehrmals am Tag üben, Gerüche bewusst wahrzunehmen.

Zusätzlich hat sich gezeigt, dass eine minimale Geruchsanreicherung in der Nacht zu einer Verbesserung sowohl von neuronalen als auch kognitiven Funktionen führt. Wie wäre es mit Rose, Orange, Pfefferminz, Rosmarin oder Lavendel? Das ist ein einfacher Weg, die Gedächtnisleistung zu verbessern. Mit welchem Duft wollen Sie Ihr Schlafzimmer bereichern?

Trainingsempfehlungen und Übungsevaluierung zur Verbesserung der kognitiven Leistung

Die Atemübungen stellen eine essenzielle Säule der Energieversorgung dar. Führen Sie positiv oder neutral getestete Übungen mehrmals täglich für einige Minuten durch. Damit Sie langfristig und nachhaltig von einem guten Atemtraining profitieren, ist es wichtig, dass Sie zu jeder Zeit des Trainings Ihre Atmung bewusst wahrnehmen. Je entspannter und fokussierter Sie das Atemtraining durchführen, desto effektiver wird die Übung und desto signifikanter wird das Ergebnis sein. Gehen Sie vom Einfachen zum Schweren. Die Übungsreihenfolge ist entsprechend so angelegt. Bitte beachten Sie auch die Hinweise auf Seite 191, damit Sie die Signale erkennen, wann es zu viel sein könnte und Sie besser eine Pause einlegen.

Im späteren Verlauf, wenn Sie die Übungen beherrschen, lassen sich die Bauchatmung und die verlängerte Ausatmung auch mit alltäglichen Aktivitäten wie einem Spaziergang, leichter Hausarbeit oder Büroarbeit kombinieren.

Die Übungen zur Verbesserung der kognitiven Fähigkeiten und hier insbesondere des Frontallappens sind energetisch sehr anspruchsvoll. Das werden Sie schnell merken. Bevor Sie daher mit den spezifischen Übungen zur Aktivierung des Frontallappens beginnen, ist es vorteilhaft, eine Atemübung durchzuführen. Dies hilft nicht nur, den Körper und das Gehirn mit Sauerstoff zu versorgen, sondern bereitet auch das neurologische System auf die bevorstehende Aktivität vor. Zusätzlich sollten Sie darauf achten, nicht mit leerem Magen in das Training zu starten. Wenn Sie Neues lernen und die Übungen aufmerksam durchführen, erhöhen Sie den Glukosebedarf im Gehirn. Essen Sie eine Kleinigkeit oder trinken Sie etwas frisch gepressten Saft.

Ziel der Impuls- und Koordinationsübungen ist es, so genau wie möglich, aber auch so schnell wie möglich zu arbeiten. Zwei bis drei Einheiten pro Tag für wenige Minuten sind ausreichend. Wenn Sie merken, dass Sie ermüden oder die Fehlerquote steigt, machen Sie eine Pause. Dies kann zu Beginn bedeuten, dass Sie kein ganzes Trainingsblatt auf einmal schaffen. Lassen Sie sich davon nicht entmutigen. Mit der Zeit werden Sie besser und schneller.

Beachten Sie auch die Hinweise zu den Variationen und zur Abwechslung auf Seite 209. Sobald Ihnen eine Übung leichtfällt oder Sie wie Speedy Gonzales durch die Trainingstafel flitzen, ändern Sie die Übungsausführung und gestalten das Training anspruchsvoller.

Testergebnisse des kognitiven Trainings			
Übung	**Positiv**	**Neutral**	**Aufzuarbeiten**
Bauchatmung			
Zwerchfelldehnung			
Verlängerte Ausatmung mit Takt			
Entgegengesetzte Blicksprünge			
Stroop-Test			
Sequenzierung			
Links-rechts-Koordination			
Symboltraining			
Gerüche wahrnehmen und identifizieren			

Noch einige Worte zum Schluss

Wir bedanken uns recht herzlich, dass Sie uns bis hierher gefolgt sind, und hoffen, dass Sie einiges über Ihr Gehirn und dessen maßgeblichen Einfluss auf Ihren Körper gelernt haben. Nun liegt es an Ihnen, das erworbene Wissen, die Tests und die Übungen sinnvoll zu nutzen. Wie setzen Sie diese in Ihrem Alltag um? Denn eines ist klar: Nur durch Machen können Sie etwas verändern.

Um Ihnen die Umsetzung zu erleichtern, möchten wir Ihnen zum Schluss noch einige hilfreiche Tipps an die Hand geben, die berücksichtigen, wie unser Gehirn neue Routinen und Verhaltensweisen etabliert.

Sicher kennen Sie den Spruch: »Der Mensch ist ein Gewohnheitstier.« Auch dieser Spruch ist tatsächlich im Gehirn begründet, denn unser Gehirn nutzt Gewohnheiten, um Energie zu sparen. Sie erinnern sich an die Relevanz einer guten Energieversorgung: Neue Dinge in den Alltag zu integrieren, ist deshalb eine kleine Herausforderung. Wir können aber auch hier die Arbeitsweise des Gehirns für uns nutzen, um es uns so einfach wie möglich zu machen.

Gewohnheiten laufen immer nach dem gleichen Schema ab. Der Gewohnheitskreislauf besteht aus drei Elementen: Auslöser, Routine und Belohnung. Nutzen Sie diesen Kreislauf, insbesondere die Elemente »Auslöser« und »Belohnung«, und es wird Ihnen so leicht wie nie zuvor fallen, dieses Trainingsprogramm durchzuhalten.

Starten wir mit dem Auslöser: Was machen Sie täglich? In welchen Situationen können Sie die ein oder andere Übung integrieren? Hier einige Ideen: Zähneputzen und danach gurgeln, Kaffee kochen und dabei eine Mobilisationsübung durchführen, nach dem Aufstehen im Badezimmer eine sensorische Aktivierung einbauen. Denken Sie darüber nach. Es werden Ihnen sicher viele Kombinationsmöglichkeiten einfallen. Verbinden Sie eine bestehende Gewohnheit mit etwas Neuem. Es wird Ihnen hierdurch viel leichter fallen, in die Umsetzung zu gehen. Der Auslöser kommt, Sie machen Ihre Übung. Einfach, oder?

Um das Ganze abzurunden und auch Ihr Gehirn bei Laune zu halten, braucht es nun noch eine Belohnung. Unser Gehirn liebt Belohnungen. Geben Sie ihm diese! Belohnen Sie sich daher nach einer Übungseinheit, zum Beispiel, indem Sie zu sich selbst sagen: »Das hast du klasse gemacht!« Vielleicht ist es auch eine Tasse Tee oder wie wäre es mit einem Re-Test? Durch den Re-Test können Sie direkt die positive Wirkung der Übung wie etwa eine bessere Beweglichkeit spüren. Na, wenn das keine Belohnung ist! Die Aktivierung des Belohnungszentrums fördert die Motivation, was Ihnen wiederum hilft, das Training dauerhaft umzusetzen. Und darum geht es schließlich.

Erinnern Sie sich an die Fähigkeit der Neuroplastizität? Um neue Verknüpfungen im Gehirn zu schaffen, benötigt es Wiederholungen. Nur durch Wiederholungen bauen Sie neue Routinen auf. Welche der Übungen oder Tipps können Sie jeden Tag umsetzen? Blättern Sie in den entsprechenden Kapiteln nach.

Und noch ein letzter wichtiger Hinweis: Fangen Sie immer klein an! Es muss kein 30-Minuten-Trainingsprogramm sein – ganz im Gegenteil. Gerade im neurozentrierten Training reichen kleine Einheiten von 1 bis 5 Minuten oder wenige Wiederholungen aus, um das Gehirn nicht zu überfordern, selbst wenn es nur drei bis fünf Atemzüge oder Kniekreise sind. Ist das Trainingspensum zu hoch, kann Ihnen schnell die Luft ausgehen, Sie halten nicht durch und verlieren schlussendlich auch die Lust am Üben.

Wir möchten Sie zur »Magie der kleinen Schritte« animieren. Machen Sie einen Schritt nach dem anderen. Auch eine Wiederholung ist besser als keine, Hauptsache, Sie kommen ins Tun! Nur wenn Sie konsequent an der Umsetzung dranbleiben, werden Sie auch die Früchte des Erfolges ernten. Tag für Tag. Monat für Monat. Jahr für Jahr.

Noch ein paar letzte Gedanken am Schluss: Welche der Übungen macht Ihnen am meisten Spaß? Vielleicht sind es sogar mehrere Übungen. Bei welcher Übung haben Sie das beste Ergebnis im Re-Test erzielt? Schauen Sie sich dazu Ihre Notizen an. Sie haben sich zu den einzelnen Übungen sicher welche gemacht, oder? Starten Sie damit, steigern Sie sich von Mal zu Mal und genießen Sie Ihren Erfolg!

Über die Autoren

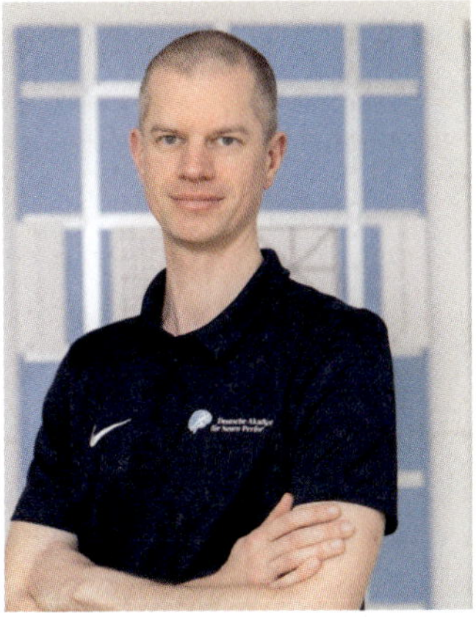

Andreas Könings ist Personal Trainer, Coach, Ausbilder und einer der führenden Experten für neurozentriertes Training. Mehrfache Verletzungen in der Jugend beendeten seine sportliche Laufbahn im Basketball vorzeitig. Dem Sport allerdings weiter verbunden, arbeitete er mehrere Jahre als Teammanager für die Telekom Baskets Bonn in der Basketball-Bundesliga (BBL) und schloss währenddessen sein Sportökonomiestudium mit Diplom ab. In dieser Zeit kam er mit dem neurozentrierten Training in Kontakt und blickt nunmehr auf eine 15-jährige internationale Erfahrung zurück. Sein Wissen über die angewandte Neurologie sammelte er unter anderem in den USA bei verschiedenen Instituten.

Als erster deutscher Z-Health® Master Practitioner und Inhaber der Deutschen Neuro-Akademie gibt Andreas Könings seine Erfahrung und sein tiefgründiges Wissen in Ausbildungen für neurozentriertes Training an ambitionierte Trainer, ganzheitliche Therapeuten und Ärzte weiter. Ziel ist immer, Training und Therapie aus neurozentrierter Sicht zu verbinden, um Schmerzen sowie Bewegungseinschränkungen effizient zu reduzieren und Bewegungsabläufe zu optimieren. Zudem gibt er sein Wissen in zahlreichen Fachartikeln, seinem YouTube-Kanal »Neuroathletik Training – Die Schmerzrevolution« sowie in seinem Podcast »Training neu**ro** gedacht« weiter.

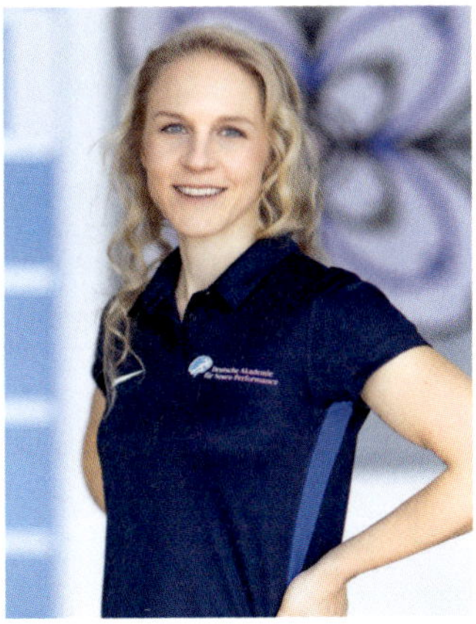

Lisa Könings ist Mitinhaberin der Deutschen Neuro-Akademie, zertifizierte Ernährungsberaterin (DGE), Z-Health® Practitioner, Personal Coach, Referentin, unter anderem im Rahmen des betrieblichen Gesundheitsmanagements, Mitglied beim Berufs-Verband Oecotrophologie (VDOE), beim Verband für Ernährung und Diätetik (VFED) sowie bei der Deutschen Gesellschaft für Ernährung (DGE). Neben ihrem Studium der Diplom-Ökotrophologie absolvierte sie zudem eine Ausbildung zur Gesundheits- und Fitnesstrainerin und nahm an zahlreichen Fortbildungen bei den genannten Verbänden teil. Mit dieser einzigartigen Kombination setzt sie neue Maßstäbe in der Ernährungsberatung unter Anwendung neurozentrierter Prinzipien. Deshalb führte sie ihr Weg über das Qualitätsmanagement in einem Großkonzern zu einer eigenen Praxis, in der sie ihre wahre Berufung lebt: Menschen mit ernährungsassoziierten Problemen eine ganzheitliche Hilfe zu bieten, die die Beschwerden ursächlich behandelt und ihnen somit wieder mehr Lebensqualität ermöglicht, getreu dem Motto: Train smart. Eat smart. Be smart.

Des Weiteren gibt sie ihr Wissen und ihre Vision, Ernährung, Training und Lebensstil neurozentriert anzugehen, in Fachartikeln und als Podcasterin an ein breites Publikum weiter.

Dank

Unser besonderer Dank gilt Dr. Eric Cobb, dem Gründer von Z-Health Performance Solutions und weltweit führenden Experten für innovative, neurologisch ausgerichtete Rehabilitations- und Sportperformance-Programme, durch dessen Pionierarbeit im Bereich des neurozentrierten Trainings wir auf diesen Ansatz gestoßen sind. Danke auch an die vielen Institutionen, Autoren, Podcaster und Neurowissenschaftler, von denen wir lernen durften, sowie die zahlreichen Trainerkollegen aus der angewandten Neurologie für den kontinuierlichen Austausch zu diesem Thema.

Ebenfalls möchten wir uns bei allen unseren Klientinnen und Klienten sowie unseren Seminarteilnehmerinnen und -teilnehmern für ihre Treue und ihr Vertrauen bedanken. Durch ihren stetigen Input und ihre Fragen sorgen sie dafür, dass wir uns permanent herausfordern, in unserer täglichen Arbeit wachsen und beständig besser werden.

Und zu guter Letzt bedanken wir uns für die gute Zusammenarbeit mit dem riva Verlag, für sein Vertrauen in uns sowie die Möglichkeit, neurozentriertes Training im deutschsprachigen Raum immer bekannter zu machen.

Weiterführende Literatur

Aleman, André (2014): *Wenn das Gehirn älter wird. Was uns ängstigt. Was wir wissen. Was wir tun können*. C. H. Beck, München

Birkenbihl, Vera F. (2013): *Stroh im Kopf? Vom Gehirn-Besitzer zum Gehirn-Benutzer*. riva Verlag, München

Butler, David. S.; Moseley, Lorimer G. (2016): *Schmerzen verstehen*. 3. Auflage, Springer, München

Deepak, Chopra; Tanzi, Rudolph E. (2013): *Super-Brain. Angewandte Neurowissenschaften gegen Alzheimer, Depression, Übergewicht und Angst*. Nymphenburger bei KOSMOS, Stuttgart

Doidge, Norman (2017): *Neustart im Kopf. Wie sich unser Gehirn selbst repariert*. 3. Auflage, Campus Verlag, Frankfurt am Main

Gonder, Ulrike; Heilmeyer, Dr. med. Peter (2017): *Essen! Nicht! Vergessen! Demenzrisiko einfach wegessen – oder: Wie die Ernährung vor Alzheimer & Co. schützen kann*. Systemed im riva Verlag, München

Hamann, Brigitte (2023): *Gehirnenergie. Geistig und körperlich fit bis ins hohe Alter*. Kopp Verlag, Rottenburg

Könings, Andreas; Könings, Lisa (2023): *Schmerz ist Kopfsache: Mit neurozentrierten Übungen Beschwerden in den Gelenken, im Verdauungstrakt und chronische Schmerzen selbst behandeln*. riva Verlag, München

Lienhard, Lars; Schmid-Fetzer, Ulla; Cobb, Dr. Eric (2019): *Neuronale Heilung: Mit einfachen Übungen den Vagusnerv aktivieren – gegen Stress, Depressionen, Ängste, Schmerzen und Verdauungsprobleme*. riva Verlag, München

McKeown, Patrick (2022): *Atme und heile dich selbst. Wissenschaftlich belegte Atemtechniken für ein gesünderes, glücklicheres und längeres Leben*. riva Verlag, München

Nehls, Dr. med. Michael (2017): *Die Alzheimer-Lüge: Die Wahrheit über eine vermeidbare Krankheit*. Heyne Verlag, Dresden

Nestor, James (2021): *Breath – Atem: Neues Wissen über die vergessene Kunst des Atmens*. 15. Auflage, Piper, München

Steele, Paul (2024): *Yin Yoga für Späteinsteiger. Sanfte Flows für einen beweglichen, schmerzfreien und gesunden Körper*. riva Verlag, München

Wackerhage, Prof. Dr. Henning; Heiber, Marie (2023): *Starke Muskeln im Alter. Wie Sie Sarkopenie vorbeugen, Stürze verhindern und lange mobil bleiben*. riva Verlag, München

Verwendete Materialien und Apps

Bezugsquellen

Die in diesem Buch verwendeten Materialien wie Vision Stick, Snellen-Chart, Rasterbrille, Trainingsbänder, Pezziball sowie das Z-Vibe können beispielsweise über artzt.eu bezogen werden. Ebenfalls gibt es dort auch ein Neuro-Starter-Set, wenn Sie tiefer in das neurozentrierte Training einsteigen möchten. Alternativ finden Sie viele der genannten Materialien auch bei Perform Better unter www.perform-better.de.

Trainingstafeln: Die zum Testen und bei verschiedenen Übungen verwendeten Neuro-Trainingstafeln erhalten Sie direkt bei uns in der Deutschen Neuro-Akademie unter www.neuroathletik-training.de.

Verwendete Apps

Apps bieten eine gute Trainingsmöglichkeit oder sind zur Bedienung von unterschiedlichem Equipment nötig. Hier finden Sie Informationen zu den Apps, die wir für die Übungen in diesem Buch verwendet haben.

Snellen-App: Zum Testen des Sehvermögens gibt es eine Vielzahl unterschiedlicher, zum Teil auch kostenfreier Apps. Diese lassen sich sowohl für IOS- als auch Android-Systeme unter dem Suchbegriff »Snellen« im jeweiligen App-Store finden. Sie können beispielsweise mit der App *Neurally* den auf Seite 55 erwähnten Sehtest durchführen. Nutzen Sie dazu die Funktion »Vision Charts«.

Funktionsgenerator/Tongenerator: In Kapitel 7 ab Seite 177 nutzen wir zum Erzeugen der Töne während einiger Übungen für das Hörtraining die App *Function Generator PRO*. Mit dieser können Sie verschiedene Frequenzen auf Ihrem Mobiltelefon erzeugen.

Übungsregister

Sachregister

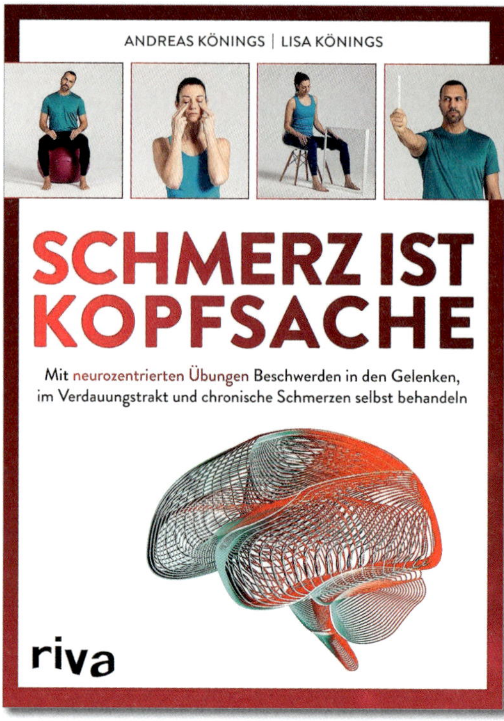

Auch als **E-Book** erhältlich

224 Seiten
22,00 € (D) | 22,70 € (A)
ISBN 978-3-7423-2448-1

Andreas Könings | Lisa Könings

Schmerz ist Kopfsache

Mit neurozentrierten Übungen Beschwerden in den Gelenken, im Verdauungstrakt und chronische Schmerzen selbst behandeln

Egal, ob Beschwerden in Knie, Schulter oder Hüfte, Magen-Darm-Probleme, chronische Schmerzen oder auch diffuse Leiden, die sich nicht zuordnen lassen – neurozentriertes Training kann der Weg zur Beschwerdefreiheit sein. Denn Schmerz entsteht im Gehirn. Daher wird der Fokus bei der Behandlung auf das Nervensystem gelegt, um optimale und nachhaltige Erfolge zu erzielen. Die Neuroathletiktrainer Lisa und Andreas Könings erklären, wie Wahrnehmung und Entstehung von Schmerz mit dem Nervensystem verbunden sind und zeigen, wie die über 80 bebilderten Übungen gezielt gegen unterschiedliche Beschwerdebilder eingesetzt werden. Tipps, wie Ernährung das Gehirn beeinflusst und welche Lebensmittel für mehr Energie, ein starkes Immunsystem, einen widerstandsfähigen Darm und somit einen gesunden Körper sorgen, sind eine hilfreiche Ergänzung.

riva